史品高 著

行走圣经

健康生活
从行走开始

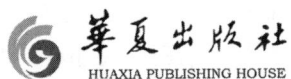

华夏出版社
HUAXIA PUBLISHING HOUSE

图书在版编目（CIP）数据

行走圣经/史品高著. —北京：华夏出版社，2016.1
ISBN 978-7-5080-8661-3

Ⅰ.①行… Ⅱ.①史… Ⅲ.①步行－健身运动－基本知识 Ⅳ.①R161.1

中国版本图书馆CIP数据核字（2015）第275017号

行走圣经

著　　者	史品高
责任编辑	梅　子

出版发行	华夏出版社
经　　销	新华书店
印　　刷	三河市少明印务有限公司
装　　订	三河市少明印务有限公司
版　　次	2016年1月北京第1版 2016年1月北京第1次印刷
开　　本	720×1030　1/16开
印　　张	20.5
字　　数	320千字
定　　价	39.80元

华夏出版社　地址：北京市东直门外香河园北里4号　邮编：100028
　　　　　　网址：www.hxph.com.cn　　电话：（010）64663331（转）
若发现本版图书有印装质量问题，请与我社营销中心联系调换。

我为什么要撰写这本书（代序）

　　10多年前，我由于长期坐办公室，经常加班熬夜，加之平时缺乏保健的理念与方法，不知不觉患有多种慢性病，诸如小脑萎缩、膝关节疼痛、前列腺肥大、胆囊结石、腰椎颈椎疾患等。由于活动少，饮食不节，体态臃肿，体力下降，行走时弯腰驼背，一副老态龙钟之相。伴随而来的是失眠、便秘，干一点活就腰背酸痛、两眼冒花，天气稍有变化就感冒难愈。

　　由于小脑萎缩，整天脑子总是昏沉沉的；由于膝关节疼痛，上下楼梯只能叉开腿缓慢移动；由于前列腺增生，致使夜起频繁；胆结石发作起来更是疼痛难忍；颈椎病使我手指发麻，连写字都感到困难；上下班仅一公里多的路程，行走时也感到体力不支。于是乎，我只好整天忙着跑医院，今天找这个专家，明天又去看那位教授，耗费了大量的医药费，竟没有一种疾病得到控制。其间，北京某三甲医院一位主任医师悄悄地告诉我老伴："根据核磁共振检查的结果，你家先生的小脑脑沟已加宽了2厘米，小脑萎缩是不可逆转的，照此发展下去，两年后必患老年痴呆，三年后就可能成植物人了。"当我在北京一家最权威的三甲医院治疗前列腺增生时，一位专家先后给我治了一年，每次给我开着同一种药，说着同一句话："继续服上次开的药。"当我问及治疗的相关问题时，这位专家说："你要我多说一句话，你就得去挂个200元的号。"这位专家的话极大地刺痛了我。从此，我不再看医生、不再服用药品和保健品，并开始反思：看了多少年的医生，耗费了国家巨额资金，我的多种慢性病为什么连一种都没有得到控制？

2001年，我辞去了某金融部门的职务，思想观念也从关注经济收入转向关注自己的健康上来。首先，我订购了多种保健方面的书报刊物，有针对性地学习有关健身知识。当我在一些报刊上看到："运动可以代替药物"、"行走是最好的运动"等论述后，我就下功夫系统地收集、研究有关行走运动等方面的健身知识，并认真加以实践。

经过一年多的努力，我不仅逐步掌握了行走运动等方面的知识，而且通过行走使我的健康状况有了明显的改观。病痛的缓解使我尝到了运动的甜头，我更加如饥似渴地系统学习古今中外有关行走等运动的方法、技巧和科学实验成果，把学到的知识一点一滴地累积起来。与此同时，特别注意有针对性地学习与自己所患疾病相关的祛病健身知识，并指导自己加以实践。

两年多后，行走等运动使我所患的多种疾病竟奇迹般地不药而愈：小脑萎缩基本痊愈了，脑子比以前好使了；久治不愈的前列腺增生，通过辅以穴位按摩也已痊愈；膝关节疼痛通过做徒手跳跃等运动基本根除。由于行走时十分注意走姿，腰椎和颈椎不疼了，睡眠也得到了改善，体重下降了15公斤，小肚腩也完全消失了。由于行走时注意抬头、挺胸、收腹、提臀，形象大为改观，我重新恢复了青春的活力。

五年多来，通过持之以恒的行走使我久治不愈的多种慢性疾病痊愈的事实，和当今医疗不仅对诸多慢性病束手无策，即使能够医治的疾病，甚至许多"治好了"的疾病也是绝大多数治标不治本，仅仅是缓解症状的现实使我逐步认识到，人们想获得健康并不像现代医学告诉我们的那样困难和复杂，许多慢性病需要的不是什么专家开出的灵丹妙药，它需要的往往只是非常平凡而简单的理念和方法。

这里所说的理念就是："最好的医生是自己"；"行走能从根本上改变我们的健康状况，行走能治愈人体诸多的疾病"；"人体有不可思议的自愈能力，许多罹患所谓绝症的人，只要用顽强的意志与疾病抗争，坚持行走等运动，就一定能战胜绝大多数病魔"。

要想击败病魔，找回健康，就必须切实掌握正确的行走动作和技巧，随便走走达不到祛病健身效果。任何人只要真正重视自我保健，就能实现自我主宰健康长寿的命运。

2006年秋天，我萌发了撰写行走健身科普书的冲动，并着手行动。

一、本书的宗旨

针对当前看病难、看不起病、看不好病等诸多现实问题，针对广大民众缺乏健身的正确理念与方法，为了从根本上改变健康靠医生的思想，笔者把近年来对行走运动的研究和收集到的古今中外有关行走锻炼的精华，本着"真诚、无私、共享"的心愿，以"传播健康、传播行走"的责任感，阐明"行走是维护人类健康的法宝"，以警醒那些仍在被病魔煎熬的人们和广大民众：不要等到失去健康的时候才去珍惜健康；不要等到卧床孤独的时刻才去寻找健康；只有重视自我保健，才能主宰自己的命运；千万不要把自己的健康交给"专家"，交给药物，交给手术台，交给诸多蒙人的保健品，也不要迷信那些被机器检验出来的指标!

二、本书的特点

本书的最大特点是"传播健康",内容突出在"实用"两字上狠下功夫。具体体现在以下几个方面:

1. 适用面广,童叟皆宜。本书适用的对象包括从出生几个月的婴儿直到百岁以上的高龄老人。对不同年龄段、不同性别的人群,依据不同的特点,提供各不相同的行走方式、技巧以及与此相关的全面强身健体知识,指明怎样运动是对的,怎样运动是不对的。正面、负面都讲,优点、缺点都阐明,对祛病强身提供最佳指导。

2. 注重效果,启迪读者。本书论述了行走运动防治多种慢性病、强身健体、提高生活质量的作用,知识面广,实用性强,用无数令人信服的事实论证了行走是一剂"万灵药",它几乎可以防治所有的慢性疾病,给你健康,给你快乐,使你长寿。

3. 科学健身,理念创新。本书在论述行走是最好的运动的同时,指明不能把行走当作唯一的运动。它警示健身者选择健身项目,要像我们吃饭、配菜一样,也要讲究粗细搭配,荤素搭配,干稀搭配,这样营养才能均衡,有利于健康。

为使健身者达到全面的健身效果,本书在行走的动作要领和技巧的论述上不仅提供了内容翔实、健身效果极佳的方法,而且精选了多种最佳养生方法和科学健身理念。如指明心脑运动、关节伸展运动和肌肉运动三者相结合,才能真正拥有健全的体格;提出了养生之道以"动"养身,以"静"养神的理念,并精选了最佳"自然静坐法",精选了走得更远、更快、更自在的力量训练法,收集了一套在国内失传的古代"祛病延年养生十六宜"。这些专论,都是当今健身者极难见到的国粹瑰宝,它为全民保健防病,延年养生提供了最佳方案。

4. 依据最新科学研究成果,立论有据。本书对行走运动祛病健身的功效,依据古今中外特别是现代大量最新科学实验和众多实例,证明无论何种人群,只要真正掌握了行走运动的方法和技巧,就一定能祛除病魔,恢复健康。立论科学、真实、有据。它不仅是一部实用性很强的书,而且是集实验成果最多的书,是一部确具祛病健身的工具书。

三、温馨提示

1. 本书的某些养生之道有来自大陆失传已久而流存海外古籍中的,有来自道家、佛家秘籍从不外传的,也有私家秘籍的养生秘诀,在本书中第一次公开与读者见面。

2. 作者未请专家作序或点评,因本书吸收了中外诸多专家的论点和大量的科学实验成果,让广大读者评价,才是更真实的。

3. 本书付印之时正值2008北京奥运会如期举办之时,也算是作者对喜迎奥运的一点奉献吧!

感谢海内外亲朋好友、诸多科学实验机构为本书提供的宝贵资料!恭喜你拿起这本书,你已经迈向了健康之路。让我们伴随着2008奥运的步伐一起行动起来,去迎接健康快乐的未来!

目 录

第一章　行走，人类最好的运动
　脚是"人体之根"，是人体的"第二心脏"……… 2
　行走的十大生理功能与五大养生功效………… 4
　行走，一项风靡全球的健身运动……………… 7

第二章　行走的动作要领和技巧
　行走时脚部动作要领…………………………… 17
　行走时的技巧和姿势…………………………… 20
　行走前的热身运动……………………………… 26
　行走后的放松运动……………………………… 29

第三章　行走的健身作用
　行走，健康长寿的终身"药方"……………… 34
　行走，提高你的生命质量……………………… 38
　行走，塑造你健美的身材……………………… 40
　行走，使你变得更聪明………………………… 45
　行走，增强男女性功能………………………… 49
　锻炼"爱情肌"，可矫性冷淡………………… 52
　行走，使孕妇健康又分娩顺利………………… 53

行走，提高你的免疫力 …………………………………… 55
行走，有效逆转女性更年期综合征 ……………………… 56
行走，使伤口快速愈合 …………………………………… 57
行走，有助于戒掉烟瘾 …………………………………… 58
行走，促进营养吸收 ……………………………………… 59

第四章　行走是最好的"特效治疗药"

睡前散步防失眠 …………………………………………… 62
行走，抗抑郁的良方 ……………………………………… 63
行走，让老年人远离失智 ………………………………… 66
行走，肥胖的克星 ………………………………………… 69
行走，抵御糖尿病最坚实的屏障 ………………………… 79
行走，防治心脏病的有力武器 …………………………… 88
行走，治疗冠心病 ………………………………………… 94
行走，治疗脂肪肝 ………………………………………… 94
行走，最好的降压药 ……………………………………… 96
行走，防治高脂血症 ……………………………………… 101
行走，使血管变柔软、变"年轻" ……………………… 102

第五章　行走，多种疾病的灵丹妙药

行走＋意志，敢叫肿瘤"低头" ………………………… 106
行走，使偏瘫患者康复 …………………………………… 115
行走，使你远离骨质疏松 ………………………………… 117
行走，治疗关节炎效果令人惊讶 ………………………… 122
行走，让你重塑背部健康 ………………………………… 126

行走，有效防治前列腺疾病 …………………………… 128

行走，治疗静脉曲张 …………………………………… 129

行走，有效防治便秘 …………………………………… 131

行走，增强心肺功能 …………………………………… 132

行走，有效治疗支气管炎、肺气肿 …………………… 133

行走，有效缓解哮喘 …………………………………… 134

行走，让你远离流感 …………………………………… 135

登高行走治老年病 ……………………………………… 135

行走，治慢性肾病 ……………………………………… 136

行走，使硬化的动脉变软 ……………………………… 136

行走，治疗尿结石和胆结石 …………………………… 137

行走，有效降低脑中风发病率 ………………………… 137

行走，降低妇女中风发病率 …………………………… 137

行走，可防治心衰 ……………………………………… 138

第六章 多种行走方法及其疗效

普通行走法 …………………………………………… 140

自在逍遥步 ……………………………………………… 141

慢步行走 ………………………………………………… 141

健　走 …………………………………………………… 142

多种行走运动健身法 ………………………………… 144

上班族的行走运动法 …………………………………… 144

走跑交替锻炼法 ………………………………………… 147

赤足行走法 ……………………………………………… 149

踩鹅（鸽）卵石行走法 ………………………………… 151

男人走"猫步"可强肾 ………………………………… 155
古老的"禹步"更强身 ………………………………… 155
倒行健身法 …………………………………………… 157
爬行，健身祛病好处多 ………………………………… 161
登山健身法 …………………………………………… 165
爬楼梯健身法 ………………………………………… 170
脚大趾蹬地行走治膝痛 ………………………………… 172
雨中、雨后行走法 …………………………………… 172
水中行走法 …………………………………………… 174
越野行走法 …………………………………………… 178
十六种另类行走保健法 ………………………………… 181
走步机行走法 ………………………………………… 185

第七章 四季行走，与自然交流

春天，最美的行走季节 ………………………………… 190
夏练三伏排体污 ……………………………………… 191
秋日行走观美景 ……………………………………… 193
冬练三九蓄体能 ……………………………………… 194

第八章 行走的装备

选择合适的运动鞋 …………………………………… 198
挑选合适的运动装 …………………………………… 200
行走与科学补水 ……………………………………… 202

第九章　婴幼儿和青少年的行走锻炼

走爬锻炼要从婴幼儿开始 …………………………… 206

青少年更要积极参加行走锻炼 ……………………… 213

让孩子们玩得"更野些" ……………………………… 215

让孩子们对行走产生兴趣 …………………………… 215

每天锻炼一小时，恰到好处 ………………………… 216

第十章　老年人健身行走应遵循的原则

老年人的概念 ………………………………………… 218

健康的心态是延缓生理性衰老的关键 ……………… 218

老年人要靠自己主宰健康 …………………………… 221

80岁运动不言迟 ……………………………………… 222

老年人健身要选择适合自己的项目 ………………… 224

老年人行走要讲究姿势 ……………………………… 234

老年人行走锻炼时要特别注意安全 ………………… 237

第十一章　科学运动才健身

生命在于运动，运动要讲科学 ……………………… 240

根据运动目的选择健身项目 ………………………… 242

正确认识"有氧"、"无氧"运动 …………………… 242

健身需要有氧运动，但不拒绝无氧运动 …………… 244

选择健身项目不能"单打一" ……………………… 245

明明白白选择健身项目 ……………………………… 246

选择最佳的行走运动时间 …………………………… 252

行走要掌握的三个原则 ……………………………… 254

运动不讲科学，危害身体健康 …………………… 260
行走运动的自我监测 …………………………… 264

第十二章 健康是生命的守护神

健康概念包括的三个方面 ……………………… 268
保证身体健康是最大的节约 …………………… 268
健康是人生的第一财富 ………………………… 270
健康是金钱买不到的 …………………………… 275
保持身体健康是一种人生责任 ………………… 276

附 录

自然静坐法 ……………………………………… 282
祛病延年的养生十六宜 ………………………… 286
养生十六宜行功的方法和健身效果 …………… 287
运动与锻炼的异同 ……………………………… 298
增强肌力，能有效预防多种慢性疾病 ………… 299
如何运动才全面 ………………………………… 302
走得更远、更快的力量训练 …………………… 305
怎样让行走运动持之以恒 ……………………… 310
外出健身带瓶橄榄油 …………………………… 311

第一章
行走,人类最好的运动

1992年,世界卫生组织对各项运动进行了充分调研后,最终得出的结论是:"行走是世界上最好的运动。"

人类众多的运动技能经数万年的进化之后,留给现代人最经济、最有效、最便捷的方法就是行走

行走,是不需要体育场馆的运动,是无药的处方,是无须节食的减肥妙方,是药房里找不到的美容品,是用不着药丸的镇静剂

世界正处在"行走革命"之中,21世纪行走运动是实现健康长寿和幸福人生的金钥匙

1992年，世界卫生组织对各项运动进行了充分调研后，最终得出的结论是：行走是世界上最好的运动，它具有健身和防治疾病的神奇作用，它绝对不是高尔夫球、保龄球、游泳所能比的。2000年，世界卫生组织总干事布伦特兰又一次强调："行走是最简便、最有效的体育运动。"

早在2500多年前，被称为"医药之父"的古希腊外科医生希波克拉底（约公元前460～前377年）就告诉我们："如果一个人想保持工作能力、健康以及有充分价值和欢乐的生活，就应该使行走成为日常生活的一部分。"他又说："阳光、空气、水和运动，是生命和健康的源泉。"希波克拉底把运动视作同阳光、空气和水同等重要，可见人一旦离开了运动，就会失去健康。

脚是"人体之根"，是人体的"第二心脏"

人人都知道行走运动可以为自己带来健康，但行走运动是如何使身体健康的呢？

科学家们经过长期研究发现，就其本质而言，人们所进行的一切运动都不能直接给人体带来益处，运动的作用只有一个：活跃人体内的各种生理活动，而正是这种生理活动才使生命的活力增强。

行走运动是世界上最好的运动，无疑也是增进体内生理活动最有效的方法。

人类生活了几百万年，从猿进化到人，整个人的身体结构是行走进化的结果。据医学通过对人体的各种解剖，也充分证实，其生理功能、心肺状态、骨骼、肌肉等各个方面都最适合行走。因而，行走运动是实现身体更多部位、更多系统参与，从而使人体获得"丰富"的刺激和锻炼的运动。

行走运动是以脚和双腿为主要活动对象的，双脚有"人体之根"和"第二心脏"的美称。达·芬奇提出："脚是世间最伟大的工程设计。"从解剖学的观点看，人体的五脏六腑无不与脚有关：人体有500多条肌肉，其中2/3集中在下半身，双脚是全身的支柱；人体有206块骨头，每只脚各有26块独立骨头，19条不同的肌肉，50根肌腱，25万个汗腺和33个关节；脚踝以下有51个穴位，其中脚掌就有15个穴位；脚部有6条经络及众多穴位在此交错汇集。6条经络即足少阳胆经、足厥阴肝经、足阳明胃经、足太阴脾经、足太阳膀胱经及足少阴肾经。人通过行走，便可刺激胆、肝、胃、脾、膀胱、肾及各内脏器官，从而增加它们的活力。

再从双腿在人体中的重要地位来看：

人体50%的肌肉在腿上。双腿的肌肉含量、骨骼重量、血管和神经分布量几乎占了人体的一半。行走的每一步，双腿都参与运动，肌肉、骨骼、血管、神经参与量最大，因此，达到的健身效果也最好。

人体50%的血液在腿上。人除卧姿外，血液总量的一半都在下肢。从人体的血液循环特点看，静脉血的回心过程是依靠肌肉收缩来完成的，行走时，腿部每一次运动，都等于有节奏地将血挤送给心脏。所以，中医认为行走时腿部的肌肉收缩，相当于按摩心脏。

人体50%的经络在腿上。中医认为，气从脚底生，人体内12条经络中的肝、脾、胆、胃、肾、膀胱经络都从腿部经过。因此，行走时通过腿部运动，极大地增强了腿部力量，从而起着疏通穴道、按摩经络的作用。

行走时，轻松有力地挥臂，又可活跃手上6条经络，从而使人体内的12条经络全都得到按摩。

行走是运用脚掌与地面机械摩擦来刺激脚底的经络与穴位的运动。

经络，内属于脏腑，外属于肢节，沟通内外，贯串上下。行走运动，也只有行走运动才能将人体相应的脏腑器官与各系统的功能串联成一个有机的整体，使全身气血畅通、营养均衡，达到强身健体、防治疾病、健脑、养颜、延年益寿的目的。脚是智慧之根，行走是健康之本。

行走的十大生理功能与五大养生功效

科学研究提示，在所有运动项目中，行走运动最利于人们的健康。

在美国，有人赞扬行走运动的功能，形容行走运动具有特殊的魔力。众多的行走爱好者认为："行走，是不需要体育场馆的运动，是无药的处方，是无须节食的妙法，是药房里找不到的美容品，是用不着药丸的镇静剂，是不用心理分析家的治疗法，是真实不虚的青春之源，是不费分文的度假。"

对于行走运动给身体带来的好处，美国学者曾总结出10条。其实，根据现代医学研究成果，行走运动的好处远远超出了美国学者总结的10条。

行走运动不受年龄、性别、体质以及气候、温度、场地和经济条件等各种因素的制约；行走是无论何时何地，一年四季天天都可以进行的运动，而且因人而异，可快可慢，不易受伤，是能坚持一生的运动。

（一）行走运动的十大生理功能

从生理学的观点看，行走与各种球类运动不同，是按自己控制的速度，并以一种有节奏、有规律的方式锻炼身体，可以调节人体的各种生理过程和协调各器官的功能。

根据美国心脏学院院长福克斯博士的研究证实，行走具有十大生理功能：

1. 行走运动能增加血管的数量，特别是侧支微血管的增加，能促进血液做更畅通、更有效的循环。

2. 行走运动可以软化血管，增加血管的弹性，从而减少因受压力而招致破坏的危险性。

3. 行走运动可以使身体内的很多肌肉，尤其是大腿肌肉能够做连续的收缩和放松运动，促使肌肉中的大量血管也跟着连续收缩和放松，从而增进肌肉与血液循环的运动效率，加强氧的吸收、运送和有效的运用。

4. 行走运动可以强化心脏的效率，使心脏跳动的频率减低而输送更多的血液，以便能应付突发的紧急事件。

5. 持续地进行行走运动，可以增加体力与耐力，解除紧张和压力，提高应付紧急事故的能力，而且能带给人更多的生活乐趣，使人在各种挑战的压力下不易感染疾病。

6. 行走运动可以减少脂肪及胆固醇的分量，降低动脉管壁脂肪与废物的储存量，防止血管硬化和阻塞；减少血液凝结，保持心脏和血管的顺畅，不使流入心肌的血液发生阻塞，有利于心肌梗死的预防。

7. 行走运动可以减少血糖，使血糖不致有变成脂肪的机会。

8. 行走运动可以调节激素的分泌，这对循环系统是一种好现象，因为太多的副肾激素会引起对于动脉的诸多不利因素。

9. 行走运动可以控制体重与降低血压，因为大多数肥胖而有高血压的人，易罹患心脏病和糖尿病。

10. 行走可促进新的骨骼细胞生成，帮助身体完成相当庞大的新陈代谢——相当于每7年产生一套全新的骨骼。

（二）行走运动对养生保健具有五大功效

1. 防治疾病

西方俗谚说："我有两位医生——我的左腿和右腿。"美国心脏病权威怀特医生支持这个说法，他还进一步解释说："轻快地行走五英里，对成人的健康比任何药物和心理治疗都有更多的好处。"

行走运动因为可以促进血液循环，强化新陈代谢，平衡情绪，是一种温和的全身运动，所以对于肥胖症、高血压、心脏血管病变、糖尿病、肺气肿、哮喘、关节炎、神经衰弱和因肌肉软弱而造成的腰背痛等各种成人慢性病，都有很好的预防与辅助治疗的作用。

2. 增进健康

行走运动之所以能增进健康，其中的奥妙就在于：它是一种接近完美的全身运动。它能活动筋骨，锻炼肌肉，强健腿足。脚部的气血畅通，又能够使全身气血循环畅旺，可以让内脏受到气血的滋养，加强新陈代谢，促使全身各个系统的生理功能自然而然地强盛起来，达到整体性的身心健康。

3. 和畅情志

行走运动是一种解除紧张和忧虑的有效方法。一个人如果心烦意乱或是有什么不能解决的问题，感到忧虑不安时，最好的办法是外出散步，呼吸一些新鲜的空气，头脑就会清醒，情绪就能平静，忧烦就可抛到一边，解决问题的方法也能想得出来。

行走也是一种生活的艺术。不论在乡村、在山野、在森林、在湖边、在曲径通幽的小道上，作一次完美的行走，从沿途赏心悦目的丰富色彩，到眼前能引起近观细赏的自然之美，都可以激发人的美感。

同时，步行确实是繁忙生活中的无上享受。每天只要以一个小时的时间来从事行走运动，就可以为人带来情志和畅、心旷神怡和精神焕发的满足，和充满希望的明天。

4. 启迪智慧

行走运动可以增加大脑新陈代谢的活力，强化思考力，激发创造力，促进人发挥智慧与潜能。在大自然中漫步沉思，绝妙的灵感和深邃的哲思会不断地涌现。历代不少大文豪、哲学家、科学家、宗教家、艺术家都曾在漫步沉思中获得灵感与智慧，孕育而成了不朽的传世之作。

5. 抗老益寿

德国在很久以前就有一句谚语："迈向健康长寿的最佳办法，就是行走。"

我国在更早的时候也有句俗谚："你如果想获得长寿，最好每天早上踏晨露。"也就是说，古今中外善于养生保健的人已经懂得，在晨曦中行走，确有延年益寿的作用。

一个经常从事行走运动的人，在六十岁时仍像二十岁的行走者那样健康。这是因为人体的行走机器用得愈多就愈灵活，生理功能也就变得愈年轻。

行走，一项风靡全球的健身运动

发达国家从过去几十年前就已经开始提倡行走健身，到现在更把行走作为21世纪人类获得健康、长寿、幸福的法宝。尽管国籍不同，行走的具体方法各异，全球越来越多的人涌入到行走的行列，行走运动已越来越成为势不可挡的世界潮流。

（一）行走，从欧洲到美国

最先倡导行走运动的国家是芬兰，从1916年起到现在，行走运动已成为该国的一种传统运动，之后逐步扩展到芬兰周边的欧洲国家，当今，行走运动已风靡全球。

西方社会较早地进入工业化时代，在工业化的初始时期，这些国家的国民由于缺乏运动，许多"富贵病"开始蔓延。国民心脏病发病率高达52%的英国，为摆脱"世界心脏病发病率最高的国家"这一不光彩的称号，从很早就开始研究各种能改善心脏功能的行走方法，并坚决执行它。如以万步行走运动代替心脏病的用药；积极宣传各种各样的行走方式，结果使英国70%的心脏病患者因行走运动而增进了健康。

1955年，作为美国总统的私人医生怀特向全美发表演说，提出美国人在日常生活中缺乏运动，导致多种文明病（肥胖症、糖尿病、心脏病、高血压）的产生。20世纪60年代，在美国每年死于心脏病的就达100万人以上。在这严峻的形势下，库珀博士提出了将走跑运动作为锻炼身体的最好方法。时任美国总统的肯尼迪提出了运动不足将危及国家强盛的理论,他在1962年12月发表了题为《软弱的美国人》的演说,提出了"文明化→体能下降→亡国"的观点,并指出,美国人随着机械化、文明化的进程,体能正在下降,这会导致对国家的危害。随后,在肯尼迪总统的倡导下,提出了解决运动不足,做一个健康人的运动指标,于是,行走运动被提升到了空前的高度。

(二)行走,当今美国的时髦运动

20世纪70年代,在世界范围内掀起一场健康革命的时候,跑步(健身跑)曾在美国风靡一时。但由于跑步时心脏要承受很大的负荷,对中老年人来说,会给心脏带来超强负担。当这场革命的倡导者吉姆·夫伊斯克到了中年时,自己竟在跑步中猝死,于是美国和其他一些国家,又掀起"进行更加安全的健身运动"的呼声,于是人们开始采用最古老、最原始的运动方式——行走运动。

从20世纪80年代开始,在美国行走运动已取代了慢跑运动,其间,美国大众体育的锻炼箴言是:"要行走,不要跑步!"1985年,美国参加行走的人数,在所有体育项目中排第5位,而到80年代末,已上升到第2位,参加行走运动的人数达到了2500万人。据最新报道,目前全美已有5000多万人参加行走运动,比参加健身跑的人高出2倍多。

今日美国,从加利福尼亚海滩到纽约的曼哈顿区的人行道上,无论男女老少都在行走,上班男士们往往提前二三站下车,然后再行走到公司,女士们则干脆行走到公司后,才把手提包中的高跟鞋取出来换上。伴随着行走热而来的是徒步旅行热,在节假日里,人们穿着休闲服,背着轻便旅行包,奔向原野,走向村舍,这已经成为美国不少家庭度假的新方式。在徒步旅行中,人们体验到了在紧张的竞争社会中难以品味到的闲情逸趣。行走,已成为当今美国的时髦运动。

（三）偏爱行走的历届美国总统

数十年来，许多国家的领导人为了改善本国国民的健康状况，号召国民参加体育运动，并带头参加行走运动。以美国为例，在历届总统中，就有不少是行走运动的爱好者。

第2任总统约翰·亚当斯（1797～1801）他每天坚持行走5～8公里。感冒期间，他更是每天行走16公里。

第4任总统詹姆斯·麦迪逊（1809～1817），他个子矮小，身高1.63米，体重45.5公斤。这位不健壮的总统每天坚持行走运动，并从法国进口了一个计步器，以测量每天行走的公里数。

第6任总统约翰·昆西·亚当斯（1825～1829），他每天都要行走几公里，并以此为乐。

美国历史上唯一连任四届总统的杰出领袖、第32任总统罗斯福（1933～1945），33岁的时候不幸患了脊髓灰质炎症，疾病使罗斯福瘫痪，但他一边治疗，一边加强行走等体育运动，通过行走运动恢复他肌肉的功能。罗斯福非常自信地说："我不相信这个娃娃病能够整倒我一个堂堂男子汉，我要战胜它……"当罗斯福的病情稍有好转时，他便在病床上活动手脚，他每天借助于挂在病床边的机械进行锻炼，训练肌肉的活动功能，然后下床挂着拐杖练习行走。

行走不仅使罗斯福所患的脊髓灰质炎症得到了康复，而且使他所患的哮喘病也得到了痊愈。

当罗斯福登上总统宝座后，仍坚持步行运动。运动使他身材仍然丰硕英俊，形体优美，肌肉像一个运动员那样发达，容貌不减当年。

第33任总统哈里·杜鲁门（1945～1952），他每天以120步/分的军人步速行走大约3公里。

第34任总统德怀特·艾森豪威尔（1953～1961），他每周行走80公里，不仅治愈了心脏病，而且身体也变得异常结实。

第35任总统约翰·肯尼迪（1961～1963），他更是酷爱行走，平均每周步行80公里，来调治战争中遭受的背伤。他宣称："我们不想让美国是个国民只观看体育运动的国家。"他以自己的行动和强有力的号召来敦促美国人参与健身运动。

肯尼迪总统不仅自己热爱行走运动，他还批评国民："我们是以欣赏运动来代替自己亲自运动。"号召全体国民都参加到行走运动的行列中来。

第38任总统杰拉尔德·福特，享年93岁，他打破了美国总统的长寿纪录。福特的长寿秘诀就是热爱行走。

第39任总统吉米·卡特（1977～1981），是一位走跑信徒，他在执政期间，经常在白宫走跑。1979年3月，他出访中东时，还在以色列首都大街上身着运动装跑步。

第41任总统乔治·布什（1989～1993），也是一位热爱走跑运动的总统，在任期内他每次出访途中，在"空军一号"座机上总要安放一台跑步机，时刻不忘行走运动。乔治·布什说："走路让我受益良多，首先，有助于我晚上睡眠；其次，走路可以磨炼我的意志；最后，让我身心得到放松，精神得到振作。"

第42任总统比尔·克林顿，一个有着家庭遗传体重超重和心脏病史的人，他至今身体非常好，他的健身秘方就是严格执行他的健康医生为他制订的每周在白宫进行5天的走跑运动。

前任总统的小布什也是走跑爱好者，他带头坚持走跑，号召全美国人参加走跑运动。在2002年的一项比赛中，年过半百的小布什，仅用20分29秒就跑完了5公里，比我们的大学生跑得还快，展示了运动给他带来的良好体质。

（四）行走，降低心脑疾病的死亡率

自第二次世界大战以后，美国心血管病死亡率逐年上升，但从1968年起，开始大幅度下降，从1972年以后的20年间，高血压人数降低了30%以上，心肌梗死率下降了37%，脑卒中死亡率下降了

59%，冠心病死亡率下降了52%。随着慢性病发病率的大幅度降低，美国人的人均寿命延长了6年，预计近年女性平均寿命达90岁，男性平均寿命达85岁。行走运动功不可没。

在英国，心脏病发病率曾高达52%，被列为世界第一，由于该国采取了多种措施普及行走运动，使英国70%的心脏病患者逐渐恢复了健康。

日本从1951年起脑卒中死亡率开始占人口疾病死因的首位，并节节上升，至1970年止，20年间曾高达40%，但自1971年普及行走运动后逐年下降，至1989年止，19年下降了44%。

在法国、德国、爱尔兰、瑞士等许多国家都把行走运动作为战胜心脏病的法宝，而且都取得了极佳的效果。

（五）行走热潮在世界风行

据最新报道，目前仅北美洲每天就有9000万人参加行走运动。在欧洲，行走运动和徒步旅行正在日益成为时尚的健身运动方式。

英国在开展行走运动方面极具代表性。由于该国心脏病发病率曾被列为世界第一，为此而采取多种措施普及行走运动，使70%的心脏病患者逐渐恢复了健康；在纽卡斯尔，每年还举行"预防乳腺癌行走大会"；在一些健美学校中，还把健走作为一门必修课。

在法国巴黎，一些大公园总是免费吸引着成千上万的人进行走跑运动。

在德国，则将走跑运动作为预防冠状动脉粥样硬化性心脏病的一种预防医疗方式。

在芬兰，双手拄杖越野行走开展得十分普遍。目前，在芬兰全国516万人口中已有近50万人以这种方式进行健身锻炼。

在爱尔兰，因心脏病导致死亡的人数一直占第一位，为此，该国实施了"金色徽章"项目，并由心脏病基金会具体负责，对那些行走里程达1万公里的人授予金色徽章。

在瑞士，则提倡国民进行水中行走和滑雪式行走。

在亚洲，日本于20世纪70年代掀起了快走之风，以后，行走运动就成了这个国家最流行的健身方式之一。该国公布的《关于体力和体育活动舆论调查》公报中，有24.3%的公民以"行走"作为一种自觉锻炼形式，行走在日本人的生活中，已经从"追求健康"转变为"乐在其中"的运动。由于参加行走的人太多，白天街道和运动场十分拥挤，各地除了兴建专供走跑的公园外，还兴建了许多有灯光照明设备的夜间走跑场地。

在韩国，1987年7月创立了行走本部后，在该国体育振兴会的大力支持下，这个国家先后举行了国民健康行走日、汉江市民行走大会、汉城（今首尔）行走大会、KBS国民健康行走革命、万步行走运动等形式多样的活动。

在新加坡，有大约45%的人选择行走作为他们的健身方式。

在韩国以及我国的香港不仅许多成年人选择行走健身，而且在一些中小学里，老师们号召学生在上学的往返途中做"大步快走"的运动。相关的保健专家认为，少年儿童大步快走，有助于锻炼肺活量和肌肉的耐力，同时还可以让大脑获得适当的休息，有利于提高学习效率。

在我国大陆，也已开始大力推广有氧健身运动。在大连，自2003年以来，每年举办一届国际徒步行走比赛大会，4年累计参加60万人次，在北京、江西和广东等地也先后多次掀起万人健身行活动。

由国家体育总局倡导和实施的全民健身计划中，也把健身走列为简单易行、行之有效的锻炼方式，并已成为目前我国最为普及的健身方法。

"全国亿万职工迎奥运健步走活动"、"全民健身与奥运同行"，2007年9月22日在全国31个省会城市、自治区首府、直辖市同时启动。就在此前，2007年9月初，卫生部曾向全国人民发出了健康生活方式的倡议，提出了"每日1万步，吃动两平衡，健康一辈子"的口号。

行走运动已有200多年历史，现已成为世界性的时尚健身活动，它不仅锻炼人的体魄与耐力，陶冶人的心灵和情操，促进人际交流，而且激励人们热爱自然、热爱生活的情感，使久居都市人们的疲惫心灵得到休憩。

行走运动就有这样的功效，它可以从各方面保障人的健康——生理上、心理上、情感上、精神上；它将使人的生活变得充实，而且它给人以意志力、创造力和充沛的精力，它是使人充满活力的源泉。难怪古希腊的外科医生希波克拉底说："行走是人类最好的灵丹妙药。"

需要特别指出的是，在目前医疗水平尚不完善的条件下，有许多疾病还很难治愈，特别是癌症、心脑血管病、糖尿病，病死率还很高，在这种情况下，行走运动尤其显得重要。

第二章
行走的动作要领和技巧

我们每天都在行走,但能掌握行走要领与技巧达到健身效果的并不多见

良好的走姿和完美的技巧能大幅度提高行走速度和效果

无论何时开始行走,热身运动和放松运动始终都是需要养成的习惯

我们每天都在行走，但真正掌握了行走技巧并达到健身效果的并不多见。

行走运动是一种既自然又轻松的运动，但又是一种不易掌握、需要精细调节的运动。

我们在马路上看到行人的走姿各不相同，少数人或许还称得上步履轻盈，但是对更多人的行走姿势不敢恭维。这是因为他们在行走中采用了不良的走姿。如行走时有的步履蹒跚，上体左右摇晃或前后摆动，有的挺腹、驼背、含胸、弯腰，有的喜欢把两手反背在腰上，有的把手插在裤兜里，拖着脚，斜着肩膀，也有低头、仰颈歪脖的。这些不正确的走姿，不仅不能使行走者达到祛病强身和健美体型的目的，相反，会给行走者的身体带来诸多的负面影响。

因此，如果希望通过行走获得祛病、强身、怡情、益智和延年等多种功能作用，则要掌握有效的方法。所以，在刚刚开始行走运动的前几周，要着重掌握行走的技巧。也就是说，在你还没有完全掌握行走的基本技巧之前，行走速度要比平时行走还要慢，认真走好每一步。当你一旦掌握了行走技巧，那么不仅行走的速度会得到提高，行走的效果也会令人惊讶。

用行走运动来养生保健，要收到实质的效果，最关键的要领，除了要保持正确的行走技巧（动作和姿势）外，还要采用有效的行走方法。

有关行走运动的方法，从专家们采用的科学方法及分析实验，认为行走运动的分类应当按人的年龄、身体状况、身心锻炼目的的不同进行区分。正常的行走运动大体可分为下列几种：一是"自在逍遥走"，二是"慢步走"，三是"中速行走"，四是"快步行走"（俗称大步快走或健走），用于比赛的主要是竞走运动。

此外，还有多种多样的健身行走方法。

每一种行走方法不同，行走的对象不同，健身目的和健身效果也各不相同，因此，对行走运动的动作和姿势要求，也不完全一致。下面论述的主要是以健走为代表的行走动作和姿势要求，其他散步等行走方法除有特殊要求外，也都可以参照施行。

行走时脚部动作要领

（一）脚的结构

行走运动最关键的部位是脚。脚，作为结构最为复杂的人体部位之一，是足三阴经之始、足三阳经之末，位置低，周天血液循环慢，有人体"第二心脏"之称。人的每只脚有33个关节、26块骨、19块肌肉、109根韧带、25万个汗腺。脚上有60多个穴位，它们与五脏六腑的12条经脉密切联系，布满了相应于全身各器官的反射区。可以说，人体健康与否，在很大程度上取决于脚部是否健康。

（二）行走时的脚部动作和要求

日常人们在行走时，大多数人都会把全脚掌快速地直接着地，这不仅降低了行走的速度，还会给脚部造成冲击，损伤关节或是肌肉。特别是对于肥胖者来说，由于体重大，冲击力就更大。因此，正确的走姿十分重要。

我们所推荐的行走的脚部动作就是跟马萨伊人学行走。非洲肯尼亚马萨伊人是世界上独特的民族，他们从来不知道背痛和关节痛是怎么回事，因为他们最善于行走。

科学家们通过长期观察发现，马萨伊人是世界上最会行走的民族。他们行走的速度很快，步幅适中。行走时总是挺直腰板，平视前方，其身体重心与普通的走法不同，能最大限度地利用那些以前被"闲置"的肌肉。因此，消耗的热量也就大。

具体地说，马萨伊人行走的具体方法是：行走时，就好像鸡蛋在侧滚，利用从高处滑落的力量来继续滚动，把重心由脚后跟逐渐移向脚大趾，即沿着脚后跟→脚外侧→小脚趾部位→脚大趾的顺序接触地面。在脚趾全部落地后，用脚大趾用力蹬踏地面，并把另一只脚踢出去，同时后脚跟要连贯地踏出，再沿着脚后跟到脚大趾的顺序蹬踏地面，同时用两腿后部的肌肉发力向前走，依此顺序循环。

健走要走得快，步伐要更有力，还要做到以下几点：

一是脚在踢出时动作要有力，这样步幅自然就大了，行走速度也就快。

二是在脚踢出去时，脚面和小腿的角度以105°为宜。我们平时行走脚面和小腿的角度大约在135°左右，这个角度对于健走来说就太大了，会因为行走姿势不稳而影响效果。

三是摆动双臂时，两肘要尽量大幅度弯曲，以肩膀为固定点，像钟摆一样来回摆动双臂。按照这种方法摆臂，能帮助人从臀部得到更大的动力。

四是控制好臀部。健走时不能因为用力摆臂而像鸭子一样摇摇摆摆地前进。要把你的臀部想象成大腿的延伸部分。当大腿向前迈进时，小腿自然地会跟着向前跨出去。

五是身体向上拔，保持较高位置。臀部和双腿不断运动时，可以为腰部提供更充裕的运动空间，以便腰部和髋部能够自如地前后运动。

六是在脚趾与地面接触时，脚趾要内扣并用力抓地，这样有利于改善微循环，把身体远端的血液推向心脏和大脑，并可调节阴阳平衡。

像这种类似于滚鸡蛋的健走运动，我们只要每天坚持30分钟，就可以使全身的肌肉得到有效的锻炼，这就是健走取得实效的诀窍。这种行走方法对能量的消耗较大，不仅对治疗肥胖和各种"成人病"很有益处，而且可以降低血脂、预防动脉硬化；使肌肉的弹力增加，还能有效防止身体老化、疲劳和功能衰退。健走一周大约可以消耗掉2100～3000卡热量，减掉500克的体重。

脚的连续动作：

伸展膝部并将左脚向前迈，先让脚后跟着地。

将身体重心向位于后侧的右脚大趾处移，并用力蹬地向前。

伸展膝部并将右脚用力向前伸。

用左脚脚尖和脚大趾蹬地向前，伸展膝部并将右脚用力向下踏。

好的行走动作：

①首先是脚后跟开始着地。

②将身体重心先从脚后跟移向脚小趾处，再移向脚大趾处。

③将重心移到脚大趾处并全脚掌用力蹬出。

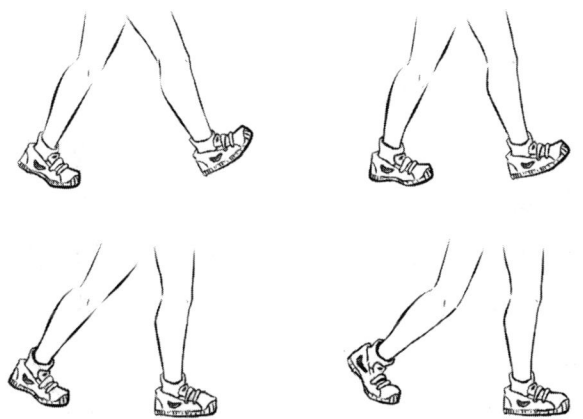

不良的行走动作：

从脚后跟开始着地，然后不向脚大趾移动重心，而是直从脚小趾踢出。这样做，不仅易疲倦，还可能引发脚和腰的多种病痛。因此，对身体重心的移动要特别注意。

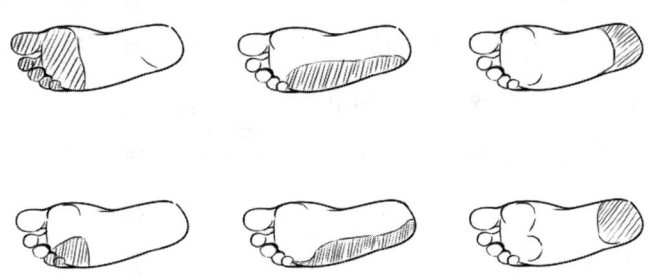

散步的老年人如对上述脚部动作感到难以适应，也可采用脚跟→脚掌→脚尖的顺序蹬踏地面。但在脚与地面接触时，脚趾要内扣并用力抓地，这样做有利于改善微循环，把身体远端的血液推向心脏和大脑，并可调节阴阳平衡。

行走时脚跟先着地，这样会对骨骼产生一定的机械刺激，具有撞击性的特点，对于增强骨骼、防止骨质疏松具有良好的效果，并且还可以调节肾经，刺激肾经，达到固肾、强肾的效果。

行走时的技巧和姿势

为了达到行走的运动效果，一旦开始步行运动，就要养成并保持步行运动的基本技巧和正确姿势。

（一）全身放松

就是要端正身体的姿势（姿势的作用就在于集中思想，使心境处于平和状态），身体的各部位得到调整，有利于气血贯通。

（二）意守呼吸

就是要保持用鼻自然吸气，不要憋气，使呼吸频率在行走中自然形成。随着步伐的加快，呼吸频率也将发生变化，愈来愈急促。

（三）心境愉悦、面带微笑

微笑是放松身心的灵丹妙药，也是对待人生的智慧选择。科学家认为："乐观是养生的唯一秘诀。"马克思说："一种美好的心情，比十副良药更能解除生理上的疲惫和痛楚。"热爱行走运动的人最快乐，微笑就是写在脸上的证据。行走时面带微笑，至少可以带来以下生理效应：

1. 能使人感觉轻松自信，从而使机体充满活力。

2. 能吸进更多的氧气，排出更多的废气，保持呼吸通畅，促进新陈代谢。

3. 能加速血液循环，增强心血管功能，使局部和整个身体血供充足。

4. 对人的心理活动有明显的影响，能调节大脑的功能，消除紧张情绪，解除疲劳，排除忧虑、烦恼和不快。

5. 能使人性格开朗，精神振奋，头脑清醒，有利于身心健康。

6. 能刺激大脑产生一种激素——内啡肽，内啡肽是存在脑和神经组织里的生化物质，这种物质类似吗啡，具有镇静和欢乐作用，是天然的镇静剂和麻醉剂。

笑趣盎然笑生益，笑意玲珑笑养生。让无时无刻不存在的笑与多姿多彩的行走运动相映成趣，这本身就是陶冶情操、有益身心的事。笑是一种心情，更是一种对人生的态度！

（四）舌抵上腭

舌抵上腭，古人称为"舌抵天庭"。就是用舌尖轻抵上腭。其作用在使任督二脉交流。古代养生术认为任脉乃阴海，督脉乃阳海，舌抵上腭即可沟通阴阳二海，使其交流。此外，舌抵上腭，还可疏通经络，调和脏腑、气血和身心，使人神清气爽，身强体健。

（五）昂首挺胸

1. 昂首，就是微微抬头，使头顶百会穴直冲天宫，也就是使百会穴与天宫成一条直线。

头一抬，下巴微向后缩，后颈就自然放松，头的位置就正确了，便不会出现前倾、后仰、左歪、右斜等不正确的姿势。所以，百会朝天是衡量头的姿势摆得是否端正的要领。

2. 挺胸，即挺直腰杆。挺胸就是使胸部自然地扩张开，两臂微向后收，背脊自然地伸直。挺胸能扩大胸腔，激活胸腺，肺活量可增加20%～50%，空气吸入多，身体组织所获得的氧气量也随之增多。当一个人获得较多氧气供应时，就能增强抗体功能和免疫力。

①挺胸能增强大脑的记忆力。人的大脑所需的氧是全身需氧量的40%，其血液的需要量是其他器官的30倍。供给大脑的血液越多，人的思维记忆能力就发挥得越好。大脑生理学也证明，姿势挺拔，肌肉保持紧张，就能刺激大脑，促进大脑积极活动。

②挺胸能防痴呆。人到老年，由于性激素水平降低，骨的生长减缓，钙盐沉积减少，骨质变得疏松，容易造成驼背缩胸，久而久之，易使人患老年痴呆症。而挺胸由于增加了肺活量，可使丰富的血液顺利输送到胸部，保证大脑所需的乙酰胆碱、卵磷脂等营养物质的供应，从而保持敏捷的思维、良好的记忆。

③昂首挺胸能有效防治颈椎病和腰椎病。行走时昂首朝前看、挺胸、双臂大幅摆动，有助于调整长期伏案的姿势，防治颈椎与腰椎疾病。人的头部重量约占体重的1/10，由颈椎与覆盖颈部到背脊的肌肉所支撑，如果驼背或姿势不良，肩胛肌的负担过重，肩膀和颈椎就容易僵硬酸痛。

④挺胸有助于减少脊柱的病变，延缓衰老进程，一改老态龙钟而为积极向上，使人显得精神焕发、朝气蓬勃；挺直腰背还可减轻腰背酸痛感。

（六）收紧小腹

收紧小腹就是有意识地将小腹微微向内收缩。因为一般人腹部的脂肪及肥肉积聚较多，使得小腹突出，骨盆前倾，无法使步行的姿势保持正确。收腹则有助于挺胸和背脊伸直，使上半身很自然地架在腰上，这样就不会弯腰驼背，压迫内脏，导致腹部肌肉衰弱，影响内脏的正常功能，加速老化。

（七）伸直膝部

上身稍向前倾，然后用脚跟、脚外侧和脚尖的弹力向前行进，膝部就会自然地伸直，这样就能轻快地迈大步，预防膝部的伤害；同时，由于下肢能屈能伸的肌肉互相交替轮流伸缩，使得大量的血液被输送到整个运动的肌肉上，不容易产生疲劳，并形成灵活优美而又充满活力的姿态。

（八）提肛敛臀

提肛就是行走时把肛门和会阴略上提（如存大便状）；敛臀就是臀部不要后凸，这样可使后腰平坦，避免背下部的过度紧张，并有助于支撑它的肌肉，从而保持腰脊的直竖，这对减肥和健身都具有重要作用。

（九）伸颈收颔

伸颈收颔会使胸部自然舒展，背部也会挺拔；人的下颔前伸，胸部就难于充分展开，头就会后仰，背部也会曲缩。

（十）头、颈、脊柱呈直线，身体重心保持平稳，上体略向前倾

行走时不要使头部和上身晃动，并务使头部保持在双肩、背部和胸部上方的中央，这不仅有助于延缓腰椎、颈椎和肩部发生病变，减轻腰腿部疼痛，同时还可减低脊柱的弧变。大步快走是最佳的脊柱基本功能维系方法。快走时，需要脊柱自然维系生理曲度，椎旁肌肉处于紧张的工作状态，但负荷并不大。所以快走非常有益于脊柱和全身健康。但如果头部过于前倾或后仰，颈部和肩部的肌肉将会紧张，引起疲劳和肌肉痉挛。

（十一）目视前方

目视前方就是视线向前看15～18米处，略微内收下颔颏，但要尽量少看地面，否则会增加颈部压力。

（十二）双肩平稳放松，微向后张

行走时全身应处于放松状态。如果肩膀拱起，则表明你正忍受压力；全身放松，肩膀自然下垂，可以有效摆脱压力。

（十三）双臂自然摆动，大步向前

行走时必须先使两臂自然地下垂，以肩膀为固定点，像钟摆一样前后大幅度摆动双臂，摆幅以 30°～35°为宜。同时轻快而有节奏地大步向前迈进。摆臂时尽可能舒适地将肘部的弧度保持得宽些，向前摆至胸部的高度，弯曲度一般为 85°～90°；朝后摆至肩胛骨的高度。摆动手臂时必须逐步增强力度，至双肩开始疲劳时则可回复到自然的体侧摆动姿势；当肩臂力量增加了，上下摆动双臂时将半握的拳头挥到靠近胸部的中心点。这样自然就会步伐加大，上半身也会自然地挺直。这种姿势会使呼吸更顺畅，并将吸入体内的氧气随着血液顺畅地输送到身体的每一个角落；全身的肌肉也随着身体的移动而活动，对新陈代谢起到有效的促进作用。

另外，双臂前后自然摆动，可以减除肩部的疲劳，使上肢肌肉得到充分的锻炼，保持整个身体的平衡，提高行进速度。双臂摆动的频率越高，步伐越快，越能起到健胸的作用。

人体有 12 条经络，6 条经络在双手。双臂自然摆动，可有效激活手上的 6 条经络，达到周身气血通达平和，百脉流畅，从而进一步提高健身的效果。

（十四）注意深呼吸，为身体提供足够的氧气

腹式呼吸是最好的呼吸方法。所谓腹式呼吸，就是吸气时尽量使腹部充盈，这样就可以最大限度地向肺部输送氧气。具体地说，吸气时向前行走 4～5 步，并鼓腹；呼气时用口把气徐徐呼出，呼气时向前行走 8～9 步，并同时收紧小腹。

行走是有氧运动，行走时正确的呼吸关系到能否为运动中的肌肉

提供足够的氧气，以满足它们的需要。其实，我们当中有许多人在行走中并没有真正做到深呼吸。当我们在进行大步快走时，由于步速加快，呼吸就会变得深重。这时需要大量的氧气深入肺部。因为氧气只有深入肺部才能到达肺泡。呼吸得太快或太浅，只能到达喉咙和支气管，而不能到达最重要的肺泡。

在许多书本上都有建议人们用鼻子吸气，用嘴巴呼气，因为用鼻子吸气，鼻孔里的鼻毛可以对吸入的空气加以过滤，空气就会变得潮湿、温暖和清洁，这种方法使得呼吸更为容易。但用嘴呼吸或口鼻同时呼吸也是可以的，特别是在运动量较大的时候，由于人体对氧的需求较安静时增长了几倍甚至几十倍，此时如果感到用鼻吸入的氧气量跟不上机体运动的需要时，即可采用口与鼻同时呼吸的方式。用口与鼻同时呼吸时，要加大呼吸深度，尽力采用深呼吸，这样不仅有利于最大限度地满足机体对氧气的需要，还能提高行走的效果。

（十五）步幅要大，速度要快

健走时不要求速度快，但步幅一定要迈得大，尽量把步子迈出去，步子迈得越大，健身效果越明显（步幅就是行走时每一步的幅度，步幅的大小一般以自身身高的45%为宜。步幅是指从后脚的大脚趾到前脚大脚趾的距离）。健走的速度每小时要求达到5～8公里（一般行走步幅可小一点，时速为4～5公里）。

健走要求我们主动用力加大步伐，就是让腿部的更多肌肉、神经参与进来，这样才能起到有效地锻炼身体的作用。步幅是大步快走运动获取锻炼效果的重要指标，不同的步幅有不同的锻炼效果。

（十六）脚掌与地面的接触要紧密，且富有弹性

用这种方法行走时就能积极使用全身肌肉，有助于减轻腰痛、肩痛并改善内脏功能。

（十七）腰部重心置于所踏出的脚上

腰部重心置于所踏出的脚上，可以增加臀部和大腿内部肌肉的活动量，有助于减少体内脂肪。

行走虽然是一种自然轻松的活动，而且并不复杂，但当你希望通过行走来改善身体健康状况时，掌握正确的行走动作和姿势就至关重要。为此，在刚开始行走训练的前几周，要着重掌握行走技巧。也就是说，在你完全掌握基本技巧之前，行走速度应慢一点。一旦掌握了行走技巧，那么在行走速度得到提高的同时，不仅安全系数得到提高，更重要的是行走效果也将得到极大的提高。

行走前的热身运动

（一）为什么要做行前热身运动

热身运动就是在行走运动开始前的预备运动，它可以防止人在运动过程中受到伤害，并通知中枢神经唤醒行走时需要用到的肌肉，使行走运动达到最佳状态。

开过车的人大概都会有这样的体会，在没有润滑油的情况下开车或者试着从三挡启动汽车，汽车就会发出颤抖的噪音。人的身体也是如此，在做行走运动之前，关节需要用一种被称为滑液的体内润滑剂进行润滑，而且身体也需要慢慢"挂挡"，这样才能有效地运转。

做热身运动必须视情况、年龄、季节、体温等，一般的热身运动大约要用5～7分钟，可以实行两次。

（二）热身运动的作用

1. 热身运动就像其字面意义一样：是要提高身体温度，为行走作准备

体温升高，会释放出使血管扩张的激素，从而使更多的血液从心脏器官流向运动中的肌肉。这些激素还作用于心脏起搏点，提高心率

和心肌收缩力，使富含氧气的血液流向肌肉。

随着体温的升高，关节间的滑液不再黏稠，关节各部位的运动变得更灵活，增加了弹性和活动范围，以适应将要进行的运动，这就意味着受伤的几率大大减少。天气越冷，做热身运动的时间就应越长，这不仅可以提高体温，还会使肌肉和肌腱更富弹性。

再形象一点说，人的肌肉纤维类似口香糖，当我们放入口里以前，它是硬的，容易折断，放进嘴里嚼几下，随着温度上升，它就可以变得柔韧，可以拉得很长。

2. 热身运动可以逐渐提高心率，使心血管系统做好将要运动的准备，从而克服内脏器官的生理惰性

任何物体都必须克服惰性才能前进，如我们乘坐汽车、火车时，由启动到高速行驶，需要克服物理惰性。人体的运动除具有与物体同样的物理惰性外，还具有生物体所特有的生理惰性。运动被认为是一种复杂的反射活动，神经冲动到达肌肉要通过反射弧传导，这就需要一定的时间，而支配内脏的植物性神经的兴奋冲动，由大脑皮质发出后，需经过较多的皮质下中枢，才能到达所支配的内脏器官，故有较大的惰性。合理适宜的预备运动可以有效地增加氧运输系统的活动，提高肺通气量和心输出量，通过一定的良性刺激，心肌和骨骼肌的毛细血管网扩张，参加活动的工作肌得到更多的氧供应，从而可以较快地克服内脏器官的生理惰性。

3. 热身运动可以提高中枢神经系统的兴奋性

为了使人体能够尽快地进入运动状态，首先应该使大脑这个司令部兴奋起来，促使有关的内分泌腺活动增快，为随之而来的运动做好精神上、心理上的准备。通过一些身体活动，可在人的大脑皮质相应的神经中枢留下痕迹，人的运动中枢和内脏中枢在已有了适宜兴奋的基础上，就可以大大地缩短对运动的适应过程。不做热身运动，有时会引发精神突然紧张、情绪慌乱等不良心理反应。

在炎热的夏季，高气温和日照辐射使人们本身具有较高的体温，

肌肉的黏滞性降低，伸展性加强，热身运动的时间可以比在冷环境中运动时缩短，但并不能省略不做，因为升高体温仅是热身运动的作用之一。在夏季进行健身前的热身运动时间可缩短到 10 分钟左右。

据测试，行走前做好热身运动，可使机体代谢率增加 13%，体温升高 2℃，肌肉收缩速度增加 20%。

（三）热身运动的方法和动作（如下图）

1. 双脚略微分开，轻缓地原地跑；
2. 双脚分开与肩同宽，双臂上举过头，以 360°转动；
3. 将上身前后摆动；
4. 双臂上举，左右摆动；
5. 双手叉腰，活动颈部；

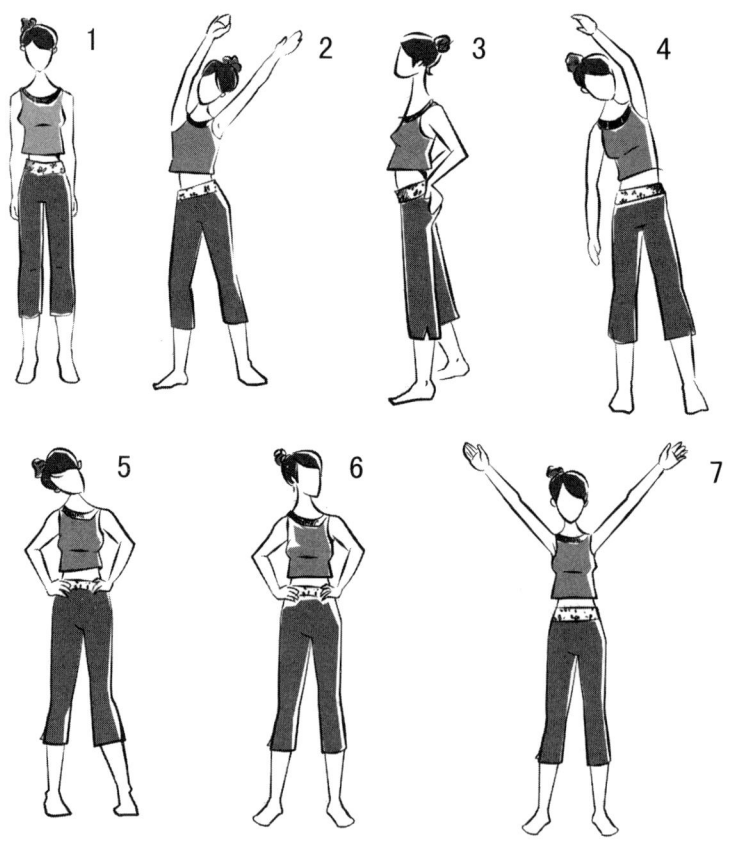

6. 将头左右转动；

7. 以腰为中心，将上身以 360°来回转动。

行走后的放松运动

人们一般都比较重视行走前的热身运动，而忽视行走后的放松运动。事实上，放松运动也是不可或缺的重要一环。

（一）为什么要做放松运动

放松运动即伸展运动，它和热身运动概念雷同，但严格来说却是不一样的运动。伸展运动是为了提高身体的柔软度。

当你在行走时，心率上升，心跳更有力；但当你即将停止运动时，有必要给身体一点时间来恢复正常。放松运动能够逐渐降低心率和减缓呼吸、放松神经、使过劳的肌肉放松，还可以拉长肌肉并提高其柔韧性。在做放松运动时，血液从肌肉流回内脏，血液温度降低，呼吸放慢，过速的脉搏逐渐恢复平稳，升高的血压也逐渐回归正常，兴奋的情绪也归于平静，从而使身体恢复到正常状态。

血液被输送到全身是依靠肌肉的一种类似挤奶动作的运动，腓肠肌——小腿后面的一块大肌肉，在这一过程中起着重要的作用，因此被称为第二心脏。你每走一步，肌肉就会收缩，把血液输送到腿部。如果突然停止运动，血液就会淤积在小腿，导致流向脑部的血液不足。经常会有这种情况，有人突然停止运动后会出现昏厥。因此，当你停止行走时，一定要做好放松运动。

据报道，做好行走后的放松运动，可使行走的效果增加两倍。

放松运动的重点是脚、膝和腰，关键是把这些部位充分活动开，最终使生理机能恢复到起始状态。

（二）放松运动的方法

行走后做伸展运动会使过劳的肌肉放松，还可以拉长肌肉并提高其柔韧性，恢复生理功能，提高行走运动的效果。所谓伸展运动，就是通过拉伸肌肉来达到增强肌肉柔韧性的目的，做放松运动时，一次伸展，并不是1～2秒钟就急速地做到位，而是要在宽松的状态下，徐徐地持续拉到10～30秒钟，才能收到良好的效果。

放松运动主要是上下肢体的伸展：

1. 下半身伸展

（1）脚部伸展与放松：

认真地搓揉脚掌，像要把血液引导到上半身去一样，由脚踝处向上按摩到膝盖后侧部分。

（2）膝盖、脚踝的伸展：

双手叉腰后坐好，一脚先弯曲，另一脚用力向前伸，拉伸脚踝轻轻地前后摆动，再换另一脚做同样动作。

（3）大腿内侧伸展：

将双脚脚掌相对贴紧坐好，双手轻按膝盖。

（4）大腿伸展：

上身直立，一脚向后，慢慢坐下，身体慢慢向后仰。这样可伸展向后弯的大腿肌肉。之后再换另一侧，最后，双手抱膝慢慢往胸前拉动。

（5）小腿伸展：

坐在椅子上，把腿伸直，可以充分伸展小腿和背脊肌肉。

2. 上身伸展

（1）上身向前伸展：

坐在椅子上，将上身向前倾，下颏上挺。

（2）上身向后伸展：

坐在椅子上，视线朝向腹部，用力收紧下颏，将背向后推。

（3）腰部伸展：

坐在椅子上，双脚交替踩地的同时腰部微挺。然后，双脚着地，放松肌肉。多次反复上述过程。

（4）上身扭动伸展：

双脚伸开坐好，上身向后，左右扭动。

3. 各部位伸展运动的方法

（1）肩、臂伸展：

将两手相握，并上举过头。然后，双脚分开与肩齐。双手手指交叉，手掌向上，全身用力向上伸展。

（2）上身伸展：

双脚分开且与肩齐。然后，双手手指交叉，上举过头，手掌向上，用力将上身向两侧侧弯。

（3）腰背伸展：

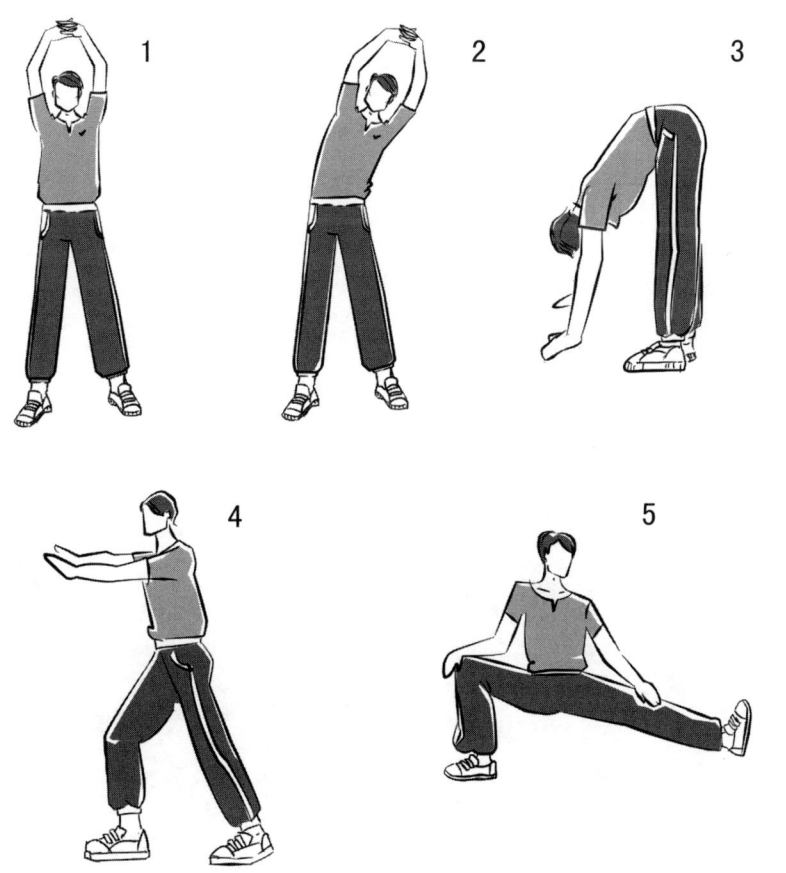

将上身缓缓向前屈，使背、臀、脚后侧的肌肉伸长。回复时，屈膝再伸直。

（4）腿肌向后伸展：

双手扶墙站稳后，将脚向后伸。

（5）小腿伸展：

双腿左右分开，一腿屈膝，另一腿伸展，脚趾向上，再向下压。左右轮换两次。

伸展运动还应注意椎体锻炼，椎体腔内含脊髓，是中枢神经系统的重要组成部分。为此，在行走锻炼时，每周要有规律地活动颈、胸、腰和尾椎，尤其是颈、腰椎，可依次作前后屈、左右转动和顺、逆时针方向转动。幅度由小到大，速度由慢到快，次数适量。

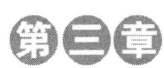

行走的健身作用

在人世间，能同时令你健康和长寿的方法只有一个，那就是行走

行走，它可以从各个方面保障你的健康——生理上、心理上、情感上、精神上。它将使你的生活变得充实

行走使你保持青春的活力和快乐的性格，行走塑造你健美的身材，行走使你变得更聪明

正确的行走，既可娱身，又可娱心；既能健身，又能健心，还能造就健美的体型；当你行走锻炼获得了以上好处又消除了各种疾患时，你会为自己的行走而感到无比欢快和自豪。

爱默生说："健康是智慧的条件、快乐的标志。"柯蒂斯说："要快乐首先要健康。"行走给你带来快乐，行走给你带来信心，行走使你生活更有乐趣，行走使你更年轻，行走使你更有朝气，行走给你带来健康长寿，行走是一种"万灵药"。

行走，健康长寿的终身"药方"

在人世间，能同时令你健康和长寿的方法只有一个，那就是行走。

我国民间素有"走为百练之祖"之说。行走可以长寿，在我国古代即已被认识：《十叟长寿歌》中说："昔日行路人，海滨逢十叟，年皆百岁余，精神加倍有，诚心前释求，何以得高寿？"答疑是："四叟拄木杖，安步当车久。"说的就是经常行走得以长寿的经验。

（一）行走，使已经丧失的健康得以恢复

行走运动可以舒筋活血，促进机体新陈代谢，提高人体生命活力，推迟衰老。研究证实，坚持每天行走60分钟，可以使已经丧失的健康恢复20%，高血压平均推迟10年。

（二）行走者更长寿

不久前人们还认为，人过50岁便会每况愈下，妇女过了更年期就会臃肿发胖；即使是那些从锻炼中明显获益的人，也仅仅把锻炼作为

对付中年人常见的肥胖和心血管病的权宜之计。而据最新研究得出的结论是，行走是健康与长寿的终身"药方"，并且它的"剂量"也不用很大。研究表明，仅10分钟的步行，在一天里重复几次，就会使人在身心方面有完全不同的感受。

行走可以长寿，从许多科学研究成果中已得到充分证实：

1. 1997年，国外通过对1645名65岁以上老年人以4年前瞻性研究发现，每周行走4小时以上的老年人比每周行走少于1小时的老年人，其心血管病住院率减少69%，死亡率减少73%。

2. 据美国"檀香山心脏计划"对2678名81～93岁的老年人进行的调查，每天行走2.5公里以上的老年人比每天行走少于2.5公里的老年人心肌梗死减少一半。

3. 据英国切尔福对17944名年龄在40～65岁的男性公务员，进行了长期跟踪调查，调查结果表明：不喜欢运动的公务员的死亡率为8.4%，而喜欢运动的公务员其死亡率仅为4.2%。

4. 美国《内科学文献》杂志刊载的两篇研究报告明确指出，经常锻炼可以将人的寿命延长3.5年；人们每天哪怕是轻快地走上半小时，也会对心脏有好处。这项称为"弗雷明汉研究"的课题，对美国马萨诸塞州弗雷明汉市年龄超过50岁的5200名志愿者进行了调查，调查的时间跨度长达46年。结果表明，平衡、舒缓的运动能够有效预防心脏疾病，延年益寿。研究人员分析指出，从50岁开始进行适量运动的受调查者，比不做运动的调查对象，寿命延长1年多，患心脏病的时间延缓1年。

适度运动可增强心、脑、肺、胃肠、神经、内分泌和免疫各系统功能。美国哈佛大学研究表明，人在35岁以后，这些功能每年以0.75%～1%的速度退化，缺乏运动的人其退化的速度是经常运动的人的两倍。可见，运动对中老年人来说，是生命进程中多么重要的大事。

5. 1998年的诺贝尔医学奖获得者路易斯·伊格纳罗经研究后指出，一氧化氮能促使血管扩张并抑制血栓形成。一氧化氮的缺乏可能导致糖尿病、心血管疾病，而补充一氧化氮可预防与逆转此类疾病。规律运动（所谓规律运动是指：运动强度为运动时的心率数加年龄达到170～180，运动频度为每周3～5次，每次运动持续时间20～60分钟）能够稳定且持续地产生充足的一氧化氮，使机体能够有效地预防心血管疾病与其他疾病。

6. 美国密歇根医学院一项历时14年的跟踪调查，选择了9611位50～60岁的中老年人为调查对象。接受调查的人被分为三类：15.2%的人"很少运动"，平均每月散步不到一次；13%的人"经常运动"，并且运动的间隔和强度都很有规律；其余的人为"偶尔运动"。14年后，他们当中有810人死亡。通过对年龄、性别、病史、健康情况、收入等进行综合对比分析，科学家得出结论：保持规律运动可使人的死亡率降低38%。

7. 我国有一组资料，把老年人分成两组：一组一天平均走4.2公里，一组基本上不走路，结果发现，走4.2公里的这组老年人的死亡和得冠心病的人数比不走路的那组低60%。

我国著名的长寿地区广西的巴马，这里的百岁老人不仅能够生活自理，而且保持着上山背柴、洗衣做饭、下地劳动等生活习惯，看上去只有七八十岁的样子。胡夫兰得在《人生延寿法》中写道："没见过一个懒汉能够长寿。"有人调查动物也是如此，野外大象可生存200年，关进动物园的大象只能活80年；野兔在野外可活15年，家兔仅能活5年左右。

据科学家们调查显示，每天行走30分钟的人，可延长寿命8～10年。

（三）行走者长寿实例

行走者长寿的实例不胜枚举，下面仅列举几位有代表性的人物重视行走的事例：

1. 湖南邵阳县塘渡口镇梅溪村有一位老人，2006年时102岁，她的长寿秘诀就是脚步不歇。她说："我这双脚一天不走就发抖，两天不走成老朽。"记者跟她开玩笑问道："那要是三天不走呢？"老人接住记者的话茬儿，又幽默地说："三天不走啊，活不了多久。"

2. 原全国政协副主席雷洁琼95岁时，电视台采访她，问她如何能做到身体这样好，她说："唯一的爱好就是天天走路。"陈立夫活到100岁，也是靠坚持每天走路。

3. 北京东华门边上有个庙叫普渡寺，该寺住着一位道士，很穷，靠政府每月给他补贴生活。这位穷道士每天早上起来拄着拐棍儿，从东华门走到建国门，接着又从建国门绕回东华门，两个小时，一年四季天天如此走。那个寺庙旁边原来住着一些名人，几十年下来，名人不知何处去，唯有道士享天年。其实这个道士没有什么营养或好吃的东西，就是每天靠一根棍子走两个多小时，但他一直坚持，到现在90多岁了，身体仍然非常好。这个事例也证明行走可以长寿。

4. 在山东省，有一个新兴的城市——乐陵市（改市前为县），该市有一个老邮差名叫刘德盛，他从事邮差工作42年。新中国成立前后，乐陵的邮差有一辆脚踏车已经是了不起的事了，但乐陵县因道路状况太差，有些区域只能步行。因此，刘德盛每天都要走很远的路。因为每日走路不止，使刘德盛得以高寿。到2000年，这位老人已经105岁，却仍能下田劳动，刘德盛的事例证明了行走可以长寿。

5. 吉林省长春市西郊乡村中有一位铁匠名叫高永利，他每天清晨早起，行走在乡间的便道上，终生无病，活到94岁。他的同乡毛连起，与高永利一样长年坚持行走，无病而终，享年92岁。

6. 天津武清区大孟庄镇前幼庄村有一位老太太，今年104岁，她81岁练行走，累计行走2万多公里。老太太耳不聋，眼不花，每年还为自己做两双裹脚鞋，衣服破了也自己缝补，而且从不戴花镜。武清的这位老太太的事例更证明行走可以健康长寿。

7. 在福州市松鹤老年公寓里，住着一位远近闻名的快步健走"明星"，他就是公寓里97岁的头号运动健将李维圣老人。

李维圣坚持快步健走已有70个年头。早在1938年时，李生了一种怪病，久治不愈，后来，一位老中医给他开了个"处方"，"处方"上只写了6个字："快步走，出身汗"。从此，李按照此方坚持每天快步走1个小时。不久，李不仅恢复了健康，怪病也不翼而飞，而且身体日益强壮起来。从此，李就与快步走结下了不解之缘。

如今，97岁的李维圣老人仍然身手敏捷，神采奕奕，生活完全自理。

8. 成都市双流县江安村有一位牟云寿老人，1905出生，今年103岁，牟老不仅脸上没有老年斑，而且耳聪目明，腿脚也特别灵活，看上去没有耄耋之年的感觉，至今还挑粪到菜地里浇菜。

牟老在向记者介绍自己长寿的秘诀时说："我胃口好，从来都不挑食，儿孙们煮什么我就吃什么，从来不搞特殊。我唯一的爱好就是迷上了散步，每天上午、下午都要外出，不管晴天还是雨天，我都要从家步行半个小时去茶馆。散步时必挺胸抬头，活动手脚；下雨天散步更有情调，让人心旷神怡。散步确实是一种很好的身体锻炼项目。"

9. 苏联生理学家巴甫洛夫（1849～1936）一生喜爱行走。每天上班，他都坚持以每小时5公里的速度行走，常年如此。年逾60岁时他还领导着三个实验室。三个实验室相距20公里，他骑自行车往返其间。70岁后，巴甫洛夫还骑车到几十公里外旅游。他一直没有放弃行走。

10. 英国的罗宾逊一生不吃药，不看医生，却活到88岁。因为他一生热爱走路，喜欢郊游。罗宾逊也证明了走路可以长寿。

11. 日本的泉重千代（1865～1986），享年121岁，被吉尼斯世界纪录认定为世界上最年长的人。他一生除了热爱劳动外，每天清晨起床后，坚持散步，散步是他一生中最大的快乐。泉重的事例更加有力地证明，行走可以长寿。

行走，提高你的生命质量

生命质量是指一个人每天发挥生理功能的程度以及机体精神状态和生活状况方面的幸福感和满足感体验。它由日常生活能力、心理状态、维持人际关系的能力和身体是否舒适愉快四个要素构成。

生命质量的高低60%取决于自己。生命质量是一幅广阔的图画，生理健康、心理健康、独立程度、社会关系、个人信仰和外界影响等，构成图画里的一笔一画。我们要像艺术家一样，不断地把更多富有意义和开心的东西画进生命的图画里。

如何提高生命质量，有专家提出"五防"：防感冒、防肥胖、防失眠、防疲劳、防生气。这五防是一项系统工程，不能单靠一方面。

毫无疑问，健康是你生命质量中最重要的，健康是每天生活愉快的必要条件。令人担忧的是，当我们迈入21世纪的时候，虽然科学技术、医学技术出现了惊人的进步，与过去相比，人的寿命已明显延长，但人类的生存环境在迅速恶化；人们只能生活在污染日益严重、日益拥挤的城市里。污浊的环境成了许多疾病的罪魁祸首。另外，富裕已经使我们身体发胖，工作的压力使许多白领高知早逝，有的患精神抑郁症，有的身体很弱，有的在伤残和疾病中苦苦挣扎，有些人患了疾病却没有得到应有的治疗，有的虽然要求治疗，却没有得到所需的帮助。因此，在这纷繁杂乱的世界里，要想提高自己的生命质量，我们每一个人都应该学会主宰自己的健康命运，而不要把自己的健康都交给"专家"。

追求长寿是每一个人的美好愿望，但如果仅有长寿而无健康的身体，长寿也会失去意义，只有在健康基础上的长寿才是最理想的长寿。虽然长寿与遗传、营养、环境和医疗卫生等诸多因素有关，但最重要的其实是运动和锻炼。因为运动不但能祛病强身健体、延年益寿，它还有培养良好心理素质的功效。

行走能给你的心灵带来愉悦，使你远离焦虑，消除紧张；行走使你精力充沛和旺盛，能提高你的"性趣"；行走使你健美，青春永驻，童心常在；行走是智慧的源泉，使你更加聪明，富有创造力；行走能提高你的自信心和意志力，使你顺利克服困难，迎接挑战；行走可以疏经活血，促进机体新陈代谢，提高生命活力，推迟衰老；行走能提高你的免疫力，使你健健康康地享受幸福的晚年。

行走，是提高你生活质量和生命质量最有效的法宝！

行走，塑造你健美的身材

健美的体型，是每个人都向往的。但何谓健美？从人体学来看，健美往往与适中的身材、匀称的体型、发达的肌肉、端正的五官和美好的肤色有关。目前，众多运动医学专家一致认为，长期坚持行走，不仅可以减少体内多余的脂肪，而且由于行走运动时，肌肉负荷不大，所以能使肌肉蛋白质比例增加，使肌肉变得结实，使体型更趋健美。

美国专家认为：女性最烦恼的是过大的臀部和过粗的大腿，但是，坚持行走运动即可使女性变得苗条。行走运动是众多运动项目中最可以使女性身材变得匀称健美，最容易实施，而且收效最显著的项目。

（一）肥胖女士如何塑造苗条的身材

女士要想拥有苗条的身材，最简单有效的方法就是行走。在生活中，几乎所有的人每天都在不自觉地以习惯的方式"走"着，但由于日常行走的方法不正确，使许多年轻妇女的身材离"美"的形象越来越远。要使女士的全身变得曲线玲珑、优美动人，就必须采用正确的方法练习行走。

人体由上半身和下半身两个部分组成，一个人体态是否完美，分别取决于上半身和下半身体态的优美程度。

可使体态完美的行走方法，根据不同的体型可分为以下几种：

1. 上肥下瘦"苹果型"女士的行走方法

所谓"苹果型"，就是腰腹部过度肥胖，腰、臀部脂肪层过厚，脂肪堆积现象严重，大腿部脂肪相对偏少，形成"上重下轻"的视觉效应。上半身粗大的人，走起路来身体各个部位不易实现协调，因而重心不稳。并且，行走起来的姿势也不雅观。

上下班是"苹果"体型女士塑身减肥的大好时机：每天行走上下班，

行走时要甩开膀子大步走，大步走时，要按步行的规则，收腹、抬头、挺胸、提臀，头部和颈部是脊椎的延伸，头顶犹似顶着天，背脊自然就很直。步幅要尽量大，两臂要大幅甩动。大步流星，雄起赳气昂昂，像受检阅的女兵迈方步那样，只是腿不必踢正步。

甩开膀子大步走的好处是可以起到瘦腰、瘦背、瘦臀，消除手臂赘肉的作用。

2. 上瘦下肥"梨型"女士的行走方法

所谓"梨型"，就是大腿根部、臀部脂肪过度堆积，小腹部明显突出，腰部整体像个"梨子"。这种体型不仅有碍腰部S曲线的塑造，还有碍臀部的弹性与紧实感。上瘦下肥的"梨型"女性，不仅走起路来很"沉重"，腿部曲线也变得十分难看。

"梨"体型的女士行走时先把重心放在小腿上，再练习"满脚"走和顺着直线走，这种走路方式才会沉稳而不轻浮。

所谓"满脚"，是指走路时整个脚掌完全落地，迈步时以脚尖前伸，加上用小腿的力量，让腿部出力减弱。小腹用力，胸部自然会挺起，从而使整个身体变得轻盈。

这种行走方法最好在室内进行，不需占用很多时间，每天都可以轻松而方便地去做。

3. 上下等粗"水桶型"女士的行走方法

所谓"水桶型"，就是具有"上下一般粗"的特点，脂肪层很厚，几乎无法区分出腰部与臀部，身材毫无线条可言。如果你的腰属于这个类型，那你的腰部锻炼任务要比别人花更多的心思，另外，也不要指望在短期内就能塑造出玲珑的曲线。

"水桶型"女士行走时需采用"滚鸡蛋"式的行走方法。采用这种行走方法时，肩部保持放松，腹部要收紧，臀部不要翘，双臂紧靠身体，肘部轻松地曲成90°，手握空拳，前后摆动。（滚鸡蛋般行走方法请参阅本书19页行走的脚部动作。）

（二）行走，可以美容美体

如果说行走可以减肥，也许还有人信；若说行走可以美容美体，可能就比较难以让人相信了。如果你不信，请看以下事实：

生活中人人都有不同的压力、紧张和焦虑，都有无可奈何之事，都有强作笑颜之时，这种种的内心扭曲都会毫无保留地展现在眉宇之间、两颊之上，并在精神上和心态上表现出萎靡不振，神形倦怠、容貌憔悴，或者愁眉不展。这类人不论其外貌是否端正，都不能冠以美的定语。

行走可以使你免除紧张与焦虑，行走可以使你轻松自在、和谐自然、心境安详；行走使你喜乐自生，安于知足之中，从而给你带来外貌美。因为轻松就是美、自在就是美、和谐就是美、自然就是美、安详就是美、喜乐就是美，知足更是美中之美。

1. 行走给人青春美

对男性来说，当你面带笑容、昂首挺胸、脊柱挺拔、挥臂有力，雄赳赳气昂昂地大步行走时，可以一扫往日的老态龙钟，使人精神焕发，朝气蓬勃，充分表现出生命力绽放时的青春美。

2. 女性行走时优雅步态更健美

现代医学研究证实，美的步态可增强腿部肌肉、韧带的张力和弹性，保持下肢关节的柔韧度和灵活性。款款而行的步态使全身都会产生低频、适度的振荡，犹如自体按摩，可使血管内壁平滑，肌肉变得强劲有力，防止血脂沉积于血管壁。美的步态是表现女子的气质和风度以及女子健美的一个重要方面。

英国生物学家哈拉里德指出："优雅而正确的步态对脑力劳动者，尤其是对进行创造性劳动的人来说是一种生理活动的最好方式。"因为轻盈稳重的步态节奏对内脏各器官都起到兴奋刺激和按摩的作用，有助于提高心血管、消化、泌尿、生殖各系统的生理功能。由于脑血流在轻盈稳重的步态行动中加速，可以促进智力开发和大脑思维活动，这对女士来说无疑是一项优雅的"智力投资"。

美的步态首先是走路的姿态，头和背部的姿势要正确，还得有一双与季节相适应的舒适的鞋子，女性以穿中跟或酒盅跟鞋为宜，这样便可轻松自如练习步态。

3．行走能造就人的体型美

日本的运动生理学专家研究表明，成年人只要坚持有规律的行走超过四周，就会收到体态端正、腰围变细的效果，身体因而变得健康，身体素质提高，身体因健康而洋溢活力，此时即可体现"形体美"。

4．行走给人外貌美

人在健走时，能散发出自信、健壮、秀丽与庄严来。这种精神面貌直接表现在眉宇间、脸庞上。

（1）当一个人专注于行走运动时，就会感觉自己迈出的每一步都无比珍贵，从而更专注于每一步的感受，这样就会忘掉平时的紧张与焦虑，从而沉浸在行走的安详之中，人的脸庞上就会显露出"安详美"。

（2）由于行走给自己带来不可思议的变化，内心充满喜悦，此刻反映在脸部的美为"知足美"。所谓知足美是因为所产生的内心喜悦与宁静，已代替了平时的烦恼和纠缠不清的纷杂情绪。

（3）对一个原本无法摆脱内心苦恼的人来说，能有如此的喜悦，使自己生活在舒畅轻柔、闲悦安乐之中，自然会因摆脱苦恼而轻松，此名为"轻松美"。

（4）行走者因轻松而自得其乐，所以走路也体现了"喜悦"。因轻松喜悦而行为"潇洒"、心无牵挂，此时会有"喜悦美"。

（5）行走者因为行走而获得以上诸美，因而气质超群，此时已达"气质美"。

（6）当一个人具有以上种种美时，这些美都会从其外貌上显现出来，自然拥有了"外貌美"。

走路可以美容、美体，绝不是文字游戏或逻辑推理，而是随时可以实行、可以证实、可以验证的事。每一个行走者也可以亲身体验。

在你决定要行走前，最好先照一下镜子，仔细察看一下自己当时的外貌状况，然后开始行走，待半个月、几个月或一年之后，在同一地点、同一角度、同一时间、同一环境的条件下，再照一些照片，然后对比一下，即可发现外貌明显不同了，你一定会惊喜地发现自己更漂亮了。漂亮并不重要，比漂亮重要的是你更精神了，比精神更重要的是你更健康了，比健康更重要的是你更快乐了，比快乐更重要的是你更聪明了。这一切都来自于简单的行走。

行走可以美容、美体的事例，我们并不少见，下面摘录《健康时报》2006年12月11日的一篇报道：

湖北省襄樊市某医院的一位护士，名叫朱晓敏，她认为做一个护士不仅要有敏捷、快速的反应能力，还要有强健的体魄胜任超负荷的工作，而快步行走的腿脚就显得异常重要。为了能够精力充沛地应对每一个工作日，她毅然丢掉自行车，利用上下班时间，训练快速行走的能力，一年四季，除雨雪天外，她都坚持行走。清晨行走，当太阳刚刚露出地平线时，那种豪迈的气概充溢在她的胸间，一种青春焕发的感觉油然涌上心头。她感到自己深深陶醉在这清晨的气息中，脚步越走越轻快，周围的一切都显得那么美好。3.5公里的路程，平时需要走45分钟，现在用不了30分钟就在不知不觉中完成了。每当她满面红光，神采奕奕迈进病房时，无论是同事还是住院的病友，都会情不自禁地露出惊诧的眼神注视着她。

护士站的姐妹们问她平时在哪儿做美容，她风趣地告诉大家："我天天都在做美容。因为行走是最好的美容方式，晨风吹在脸上是最好的面膜，而属于我的美容院就是从家里到医院那长达3.5公里的行程。"

行走使人健康、行走使人聪明、行走使人美丽这一无可争辩的事实，早在2000多年以前就已在古希腊爱琴海边山石上刻着："你想变得健康吗？你就跑步吧！你想变得聪明吗？你就跑步吧！你想变得美丽吗？你就跑步吧！"这里所指的跑步和健走是一个意思。

行走，使你变得更聪明

人的智力主要是靠大脑的活动，而大脑的活动需要占人体 1/4 的供血量，占人体所需 1/5 的耗氧量。行走使经过脑的血流量增加，不仅延缓了脑细胞的衰老，而且可以提高神经的反应速度。科学证明，行走运动能促进大脑的发育，行走锻炼时能使大脑释放出一种特殊的生化物质——内啡肽，它使人产生愉悦的感觉，对开发智力、提高记忆力有着良好的作用。

（一）行走，可生成新的脑细胞

近日，美国出版的《国家科学院学报》发表报告指出，行走有助于促进与记忆和遗忘相关的大脑部位形成新的脑细胞，从而增强脑力。

从对老鼠的实验表明，运动使它们大脑的齿状脑回区域生长出了新的脑细胞。齿状脑回由海马（延伸于脑的每一个侧脑室下角底边上的一条海马状凸起）组成。多数人在三十岁左右开始随着年龄增长出现记忆衰退，这正是因为海马受到了影响。

研究人员利用核磁共振图像扫描仪记录老鼠发生的变化，然后利用核磁共振图像观察人在锻炼前后的大脑变化。他们发现了相同的模式，这说明人在行走的时候也会产生新的脑细胞。

（二）行走，使你思维更加敏捷

最近，美国科学家就行走对大脑供血情况的影响进行了研究，结果发现，行走的确能够改善大脑的供血情况。因为行走能使血液流向脑部，从而增加行走者的大脑功能，使头脑更清晰，思维变得更加敏捷，极大地提高了其判断能力。

此外，研究结果还表明，行走可以使一个人的注意力更加集中。对于大脑功能开始退化的老年人来说，行走对改善其大脑功能的作用则更为明显。

（三）行走，可以开启智慧

20世纪最伟大的科学家爱因斯坦，号称科学之父，他死后，很多人想解开他的智慧之谜。医学界对他的大脑细胞进行了研究，以揭开爱因斯坦为什么有这样的智慧。然而，人们只是对他的头脑有兴趣，而忽略了对他的脚的研究。其实，爱因斯坦的智慧，得益于他一生热爱体育运动。从学生时代开始，爱因斯坦就酷爱体育，尽管学习任务很重，他每天都要抽出时间进行运动，节假日还要外出旅游。爱因斯坦说："参加体育运动虽然用了一些时间，但通过运动能获得充沛的精力，保持清醒的头脑，能提高学习效率。"他又说："学习的时间是个常数，单纯追求学习时间是不明智的，最主要的是通过体育运动提高学习效率。"

爱因斯坦成名之后，许多国家都请他去访问和讲学。有一次，他应邀去比利时访问。国王和王后为他专门成立了一个接待委员会。他去的那天，火车站上张灯结彩，鼓乐喧天，车水马龙，官员们身着笔挺的礼服，准备隆重迎接这位杰出的科学家。但是，谁也没有料到，火车到站之后，旅客们纷纷走下车来，却不见爱因斯坦的影子，他到哪里去了呢？原来，他避开欢迎的人群，一手提着皮箱，一手拿着小提琴，由火车站步行走向王宫。当负责接待的官员没有接到贵宾，正焦急不安地向王后报告时，爱因斯坦风尘仆仆地来到了。王后问他："为什么不乘我派去的车子，偏偏要徒步而行呢？"爱因斯坦笑着回答："王后，请不要见怪，我生平喜欢走路，走路给我带来了健康和无穷的乐趣！"

爱因斯坦不仅热爱走路，而且经常爬山。他爬到山上后，头脑分外清醒。在行走中，他发现了一个开启智慧的方法，即以大量的走路来启动自己的智慧。

为了让智慧达到空前的开发，他让自己置身于山峰之巅。这是因为很多宗教人士在修持中进入突破阶段时，多选取山峰之巅来闭关禅修。爱因斯坦也利用相同的方式,他经过行走爬山而到达大山的顶峰,然后躺在山顶上进入宁静,启动内在的智慧。他的意识进入时空旅游,在多次神奇的时空旅游中,他发现了相对论。爱因斯坦的智慧是来自走路,走路是开启他智慧的秘密。

当然,爱因斯坦还善于观察、善于归纳、善于想象。在行走中,他灵感闪耀,他的观察力及归纳想象的能力与日俱增,因此创造出现代科学的奇迹。爱因斯坦说,想象力比知识更重要,因为知识是有限的,而想象力是无限的。想象力是知识进化的源泉,是科学实验中的实在因素。行走又是想象力的源泉,行走使人头脑得以空前地调整,因而可以发挥出深层的潜能。

我们东方也有一个爱行走的医学家,他就是李时珍。李时珍依据《本草》原本,自己走遍大江南北,密林深山,亲自品尝百草,以证真伪,删繁除缛,修订而成五十二卷的《本草纲目》,成为中国医学圣典。这些都归功于李时珍善于行走,会行走和能利用行走。

有智慧的人都爱行走,正确的行走可以大幅度地开发智慧;也就是说,走路可以让头脑彻底休息,所以头脑会有空前的效率。

世界上许多名人和科学家对行走、散步情有独钟。德国著名诗人歌德就喜欢散步,他说:"我最宝贵的思维及最快的表达方式,就是在散步的时候出现的。"法国思想家卢梭说:"散步能促进我的思想。"唐代诗圣杜甫则告诉我们:他的《寻花七绝句》是在江畔散步时吟成的。我国百岁生物学家汪德耀教授的许多科研构想,就是他利用从五老峰半山腰家中到办公室或实验室的爬坡走路途中形成的。因为散步时心情放松,氧气充足,所以散步有醒脑提神、开启智慧的作用。

由此可见,行走不仅是一味很好的补脑剂,而且是一把开启智慧的金钥匙。

(四) 行走,让你的大脑更聪明

早在20世纪20年代,美国心脏病学之父怀特就提出了行走使人变得聪明的论断。怀特说："行走能使神经系统功能尤其是平衡功能得到改善，并改善思维，使情绪变得愉快，思维变得敏捷，从而变得更聪明。"

美国的全美大学体育协会用了五年的时间，对整个美国的46所大学的36365名大学生进行了追踪观察，结果发现，一般学生的毕业率为41.5%，可是喜爱运动的学生毕业率却达到52%，远远高于一般学生的毕业率。为什么会这样呢？近年来，医学家们对行走运动与智力的关系进行了大量的观察研究，最后普遍认为：行走运动会使人的大脑更加聪明。有人利用行走运动训练法来测试被训练者的智力水平，结果发现，被训练者的平均智商在训练后提高了15%；对因年老或因患病而发生脑部功能障碍的人进行实验后，效果更为明显。这些患者在记忆、思维和反应能力等方面的表现，都比单纯用药物治疗的同类病人效果好得多。

美国生理学家通过对幼鼠的实验证明，行走运动能有效地增加大脑的重量和皮质的厚度，使大脑的活动力增强、功能提高；对于人也是一样，行走运动能增加大脑皮质的沟纹，使大脑的表面积增大。

脑子活动的基本过程，是兴奋和抑制交替的。人在行走运动时，管理迈步的脑细胞经常处于迅速兴奋和抑制的交替过程中，经过千百次这样的运动，它的调节功能、反应速度、灵活性和准确性便得到提高。

美国加州大学教授琴森指出："测定一个人的脑细胞反应速度，就可以看出他的智力高低。行走运动，能使脑细胞反应速度增快，当然智力也就提高了。"

另外，大脑对于身体运动的支配是交叉的；大脑左半球支配右侧身体的活动，大脑右半球则支配左侧身体的活动。一般人的右手右脚活动多，大脑的左半球就发达。左脑管理计算、学习、语言，左脑发达了，人就显得聪明。行走运动时，因为是两脚交替进行的，所以能促进神经细胞透过神经反射，加强左脑的活动，使左脑逐渐发达，计算力和理解力提高，因此，人也变得更加聪明了。

科学家最近通过研究发现，大脑前庭是最容易随年龄而退化的部位，会影响老年人的日常生活。行走能使血液流向脑部，从而增进大脑的执行控制能力。延缓大脑衰老和退化，加强大脑的功能，思维会更敏捷，身体会更强健。因此，行走是使老年人变得聪明的最有效的方法。

行走，增强男女性功能

（一）行走增强性功能的机理

行走锻炼使代谢旺盛，尤其是使大脑的"性"中枢兴奋，内分泌功能有序、和谐，同时也排除了心理的紧张和压力，这一切都有助于性能力的提高。

1．行走可以调节人体自主（植物）神经的功能，改善内分泌系统，促使脑垂体分泌激素的功能得到明显改善，从而使体内雄性激素——睾酮含量增多，性欲大大增强。

2．行走能增强大脑神经系统和内分泌系统对性功能的调节水平，促进男性的睾丸和女性的卵巢分泌性激素，作用于大脑和下丘脑，促进性腺激素分泌，从而促进性冲动，提高性欲望。

3．行走提高人的心脏承受能力，而具备足够的心脏承受力是获得充满激情的性生活的保证。

4．做爱时间的长短，在很大程度上取决于肌肉的力量和柔韧性，而行走是增强肌力和肌肉柔韧性的最有效的办法。

5．行走有助于男性阴茎勃起。科学家研究证实，每天通过行走运动至少消耗200大卡热量（相当于轻快地行走3.2公里）的中年男性，将大大减少他们发生阳痿的几率，行走运动是最有助于男性阴茎勃起的一种娱乐方式。年龄在40～70岁之间的男子中有半数人至少有轻度的阴茎勃起障碍，在血液循环不良的男子身上更为常见。研究人员跟踪了600名年纪超过40岁的男子，这些人在研究开始阶段没有说他们有勃起功能障碍，8年多以后，有17%的男子发生了阳痿。抽烟、身体肥胖、酗酒及活动太少的人更可能有勃起功能障碍。在研究期间，开始定期锻炼，或者锻炼最为积极的男子，以及每天至少消耗200大卡热量的男子，与那些根本不锻炼的男子相比，其发生阳痿的危险性降低一半。另据研究揭示，在被调查的2000名50岁以上的男性志愿者中，每天行走20分钟以上的人患勃起障碍的只有不锻炼人的一半。最新研究发现，肥胖、抽烟以及不爱运动的生活方式会增加发生阳痿的危险性。

（二）行走，使阳痿患者不再服伟哥

1. 行走，治疗阳痿有奇效

最近，以色列的一家研究机构经过18个月的研究后，发表了一项研究成果。该研究机构公布了一个结论——行走对阳痿患者的治疗帮助极大。

这项研究以45～55岁的243名阳痿患者为对象，让他们每天行走4公里，一周行走3次。结果，在243人中有67%的人取得了疗效。这个研究组的负责人阿力克斯·奥辛斯基博士说："阳痿患者在开始行走以后不必再服用伟哥了。"

2. 行走，增"性趣"

行走可增强女性腹、脑、臀、肛周等肌肉群的弹性，提高会阴部、骨盆底部肌肉的张力，对改善女性分娩后骨盆肌和阴道的松弛状态，促使阴道区域全部肌肉复原极为有利，而且有助于骨盆血管分布改善，充血量加大，血流速度加快，从而使阴道区肌肉丰满，加强了敏感度，令性交时所产生的润滑度大大提升。研究证实，每周至少两次健身行走的女性，所获得性生活的愉悦比不常参加任何运动的女性要高得多。80%经常行走的女性，性生活自信度大增，性交能力和性行为变得频繁；38%的女性性爱时较前更易达到性高潮，性快感的时间明显延长，并极大地激发女性如痴如醉、销魂荡魄的性高潮，夫妻性活动也更为愉悦、

和谐。

美国西北大学医学院"性与婚姻调查"科研项目负责人、临床心理学家卡伦·多那西认为：就男性来说，"任何一项体育锻炼特别是有规律的行走运动能够增加睾丸激素的分泌水平"；对女性来说，"有规律的性生活可以提高雌激素水平。"而无论雌激素还是雄激素，都关系着性的欲望和性的能力。所以，从某种意义上说，坚持行走锻炼就能保持或促进性的能力。行走运动和性生活是可以互相促进和激励的：适度的性生活可以使行走运动更有精力，行走锻炼之后又可以激励性生活，这已经是争的事实。

美国加州大学的研究者对95位平均年龄47岁且经常参加体育运动的受试者进行测试，其中17人每周3次，每次持续1小时运动量小的散步锻炼，另78人则进行运动量大的健走锻炼，观察9个月之后发现，散步组性功能没有改变，而健走组则性交频率增加了30%，性欲明显提高，性生活中也能够体验到更大乐趣和更明显的高潮。

哈佛大学的人类学家菲利浦·惠藤博士，通过对40～69岁的男性游泳者的调查研究，也得出了同样的结论。40多岁的游泳者，每月有7次性生活，差不多是每周2次，比这个年龄组的平均值约高出了40%。

美国专家提出：有规律的行走锻炼，可以引起"性生活的第二次风暴"。

美国心理学家林达·狄·盛勒斯就以上问题对2000多名妇女进行了调查，83%的妇女每周至少参加三次自己所喜爱的运动（如步行、慢跑、游泳等），其中50%的妇女性要求增加了，25%的妇女因此而容易达到性高潮。另据美国哈佛大学人类学家菲利浦·瓦尔廷对中年体育爱好者的研究表明，正常参加锻炼的40岁以上男女的性生活，恰似他们20～30岁时一样，性生活充满活力和色彩。

（三）改善性功能的锻炼处方

第一步是减掉多余的体内脂肪，尤其是腹部的脂肪。在这个过程中，主要是根据自己的身体条件，参加健走、慢跑、登高等锻炼；第二步是通过锻炼增强身体的肌肉，让身体更强壮。此外，还要锻炼胸、腹、臀部的肌肉。

另据研究，几乎任何有氧运动都有助提高"性"的功能。

美国科罗拉多州州立大学运动生理学教授洛伦博士说："体育运动不仅能使人的形体健美，而且还能增加人们对性生活的兴趣。"美国一家妇女杂志从2000份调查答案中进行分析，发现从事有氧运动的妇女，有83%的人一周至少有三次性生活。与运动方案开始施行前比较，40%的人经体育锻炼后更易引起性欲，31%的人性行为更为频繁，20%的人感到性欲高潮更容易发展到顶点。

调查还表明，几乎任何有氧运动都对床上之事有所裨益，跑步更使他们的性欲旺盛。

科学家认为，运动期间体内可释放一种令人精神振奋的内啡肽物质，这种物质恰恰是机体自然产生的内分泌物，可以使人产生愉悦感，这对增加性欲亦大有好处。运动还能使人体血清高密度脂蛋白胆固醇水平增高，这亦对增强性欲有所裨益。

研究人员特别指出，身强力壮的男运动员体内含有这类对身体有益的胆固醇，而且水平相当高，因此能"加班加点"清除动脉中的填塞物，从而增加包括骨盆部位及性器官在内的全身血流量。

不过，有专家特别提醒，过分强烈的运动会把身体搞得筋疲力尽，难以达到预期的目的。

锻炼"爱情肌"，可矫性冷淡

英国著名妇产科医生凯格尔在为一名产妇接产时发现，尽管胎儿分娩顺利，但产妇却突然尿失禁。凯格尔先用药物治疗却毫无效果。后来他让这位产妇集中精力做尿道、直肠、阴道三者的括约肌收缩锻炼，结果尿失禁得到了控制。凯格尔兴奋不已，遂吩咐她继续照此锻炼。

仅一周余，新的奇迹出现了，不仅产妇的尿失禁完全治愈，还出现了性兴奋反应。为了验证这一成果，凯格尔依此法治疗数例女性性冷淡患者，均收到了满意的效果。在总结此类型病例的论著中，凯格尔称控制尿道、直肠、阴道的括约肌为"爱情肌"。

为什么"爱情肌"经过收缩锻炼可治疗女性性冷淡呢？从生理和解剖角度来看：

一是这组肌肉的神经末梢非常丰富，也十分敏感，有旺盛的血液供给，极易产生性兴奋。

二是这组肌肉均附在耻骨和尾骨之上，是骨盆表面肌肉环绕的重要结构之一，这组肌肉一经得到锻炼，其弹性、强度便会增加，这样不仅能保证女性分娩时顺利，增强泌尿功能，而且更有益于提高性生活质量。

据调查，在我国众多妇女中，约有1/3的人"爱情肌"虚弱无力，又不知怎样使之强化，自然会影响性生活的和谐与质量。

改善性冷淡的方法十分简单易行，一般你只需屏气收缩然后放松尿道、直肠、阴道括约肌数十次，每天早晚各做2～3次即可。效果欠佳时可循序渐进，增加锻炼频度和强度，必可收到理想的效果。

行走，使孕妇健康又分娩顺利

妇女妊娠后大多不敢进行运动，一是妊娠后觉得身体不便，懒得动，二是怕运动引起流产。其实，妊娠后的运动，如同加强营养可以促进胎儿的生长发育一样重要。同时，妊娠后适当运动对孕妇的健康和顺利分娩有着十分重要的作用。

（一）妊娠后经常行走好处多

行走有利于胎儿的生长发育。孕妇参加行走运动，能使血液中某些有利于胎儿心脏生长的物质增多。同时，由于孕妇参加行走时血液循环加快，流入胎儿体内的血液量就会相应增多，不仅给胎儿带去更多的营养物质和氧气，而且使胎儿心脏也得到锻炼，功能加强。据观察，妊娠期间适当参加行走等运动的孕妇，其新生儿心脏比一般婴儿要大，心肌毛细血管和心肌纤维数量也比较多。此外，孕妇经常到室外做行走运动，可以利用阳光中的紫外线，把皮肤内的7-脱氢胆固醇转变成维生素D，增加钙、磷的吸收，可预防胎儿发生先天性佝偻病。

（二）行走有利于顺利分娩

1. 妊娠中的妇女，如果不参加运动，往往会导致过于肥胖。肥胖的孕妇不仅容易发生妊娠中毒症，而且还容易发生难产。此外，形成肥胖的脂肪在分娩后仍积蓄在体内，还可能导致成人病。适度的行走运动能使孕妇的肌肉、心脏、肺的功能都有所增强，并增加体力，这对帮助孕妇顺利分娩和产后快速恢复体力很有帮助，并且可以改善睡眠、减少情绪波动和精神压力。

2. 妊娠后由于子宫逐渐长大，其周围的组织器官受到压迫，可产生腰腿酸痛的症状，还可能引起下肢浮肿、痔疮等病患。进行适当的行走等运动可以增强肺功能，促进腰部和下肢血液循环，减轻腰痛及下肢浮肿等病患。

（三）妊娠妇女参加运动要适量

1. 妊娠头3个月，由于胎儿尚处于早期发育阶段，这时孕妇不宜参加运动量较大和对身体有振动的运动，特别不能进行弯腰和伸腰运动。此期间适合的运动是到室外进行短距离的散步、较缓和的徒手操等。

2. 妊娠4～6个月时，由于腹部隆大，除去散步、缓和的徒手操外，还可以仰卧在床上活动四肢各部位，或站立着做些小幅度的体操、两腿轮流的弓箭步、原地踏步等运动。

3. 妊娠7个月后，直到分娩，运动应特别慎重，以免引起早产。运动以缓慢散步为主，也可以仰卧在床上活动四肢，做深呼吸运动，切忌卧床不起。产妇分娩时体力消耗大，产后应注意休息。但产妇也宜早期活动，这样可以防止血栓形成。产后每天至少应做3次深呼吸运动，每次呼吸10次以上。分娩后24小时，可坐在床上活动，产后第2天可下床活动，以后逐渐增加运动量。早期活动有利于恶露排出，防止子宫后倾，促进子宫复原和乳汁的分泌。

4. 许多产妇在喜得宝宝之后，又在为恢复苗条的身材而头疼。美国的一项研究显示，分娩后的妇女每天走一走，就可轻松减掉赘肉。

美国哈佛大学医学院的研究人员在《美国预防医学杂志》上说，他们利用一年时间，对900多名刚生产完的女性进行了跟踪调查。调查涉及这些女性在生产后6个月内的饮食、体育锻炼、看电视的情况，以及一年内她们的体重情况。

调查结果表明，与那些酷爱长时间坐着看电视的女性相比，每天至少行走30分钟，看电视少于两小时，且少吃富含反式脂肪食品的女性，产后一年内体重减少10公斤的可能性为77%。

研究人员指出，这一结果对那些忙于照看孩子，又苦于没有时间减肥的新妈妈是个好消息，因为无论是在室内还是在室外，只要每天勤于行走就能恢复好身材。

如果想让孕妇在分娩时和分娩后对自己充满信心，那么就请她行走吧！

行走，提高你的免疫力

（一）行走是抵抗病毒的最好武器

现代医学研究证明，每天行走能增强人体对一些传染病的抵抗能力，调节体液免疫和细胞免疫的功能状态，并可随时驱赶病毒，抵抗细菌。

国外医学研究表明，适度行走不仅可以减轻引发疾病的压力，还可激活人体的免疫系统，为身体筑起一道预防疾病的屏障。一份研究报告指出,以中等速度行走45分钟(约5公里)能使免疫细胞的活动性增强57%,而3个小时后,这部分细胞又恢复到正常的状态。研究表明,每天坚持行走的人,患病几率比长期久坐的人低得多。

(二)行走增强机体免疫力的原理

行走运动增强机体的免疫力,与运动时机体出现的温度调节、神经内分泌反应有关。这些反应可直接引起免疫系统数量和功能活性的变化。一次急速运动可以使外周血白细胞总数以及各亚群细胞绝对数短暂升高,几个小时后才恢复正常;同时,急速运动对免疫细胞的功能也有一定积极的作用,如促进中性白细胞的溶菌活性。急速运动后免疫指标出现短暂的变化,一般的规律是升高→下降→恢复到初值,而在升高期,则有利于机体消灭病原微生物。长期的规律性运动对免疫功能的影响,主要表现在免疫功能活性增强(如T细胞、B细胞及自然杀伤细胞的功能),还能微弱提高安静状态下外周血中免疫细胞的数量。所以长期规律性运动对机体的免疫功能最有利,可以全面加强机体的免疫功能,增强抗病能力。

行走运动可以使体温升高,而体温升高有助于提高巨噬细胞对细菌、病毒的吞噬效果,阻止病原微生物入侵,抑制它们在体内增殖和扩散,提高机体抗感染能力。

行走,有效逆转女性更年期综合征

女性到了更年期,就好像和臃肿、老态、大腹便便、弯腰驼背等密不可分。过去人们认为这是一种正常的生理现象。近年来通过多种研究表明,行走和健康的饮食方法,即可预防和治疗更年期的种种病症。

女性进入更年期后,不少人会不知不觉地多吃,加上运动减少,很快就会出现脂肪堆积,这种现象并不是由于更年期改变了女性体质,而是肥胖带来的疾病,非常容易诱发心脑血管病或糖尿病。

行走运动可以消除肥胖，减少腹部的脂肪，维持正常的体重及腰围，把诱发心脑血管病的源头切断。行走运动还能防止更年期骨质疏松。

另外，由于行走运动可以使体内产生一种天然的镇静剂——内啡肽，这对改善更年期的情绪失调很有帮助。

综上所述，女性到更年期后，到室外多走走，就可有效逆转更年期综合征。

行走，使伤口快速愈合

行走真是万能的！最新的研究发现，每天有规律的行走锻炼可以加速患者从手术和疾病中康复。

美国俄亥俄州立大学科学家最近对28个惯于久坐的男士及年龄在55～77岁之间的女士做了一项试验。科学家在每一个人身体的同一部位刺了同样的伤口，将28个人分成两组，在三个月之内观察他们的恢复效果。其中一组人每天行走、骑自行车各一个小时，一周做三次力量训练。另一组人基本上不让他们做任何运动。结果发现做运动的一组人比不做运动的另一组人平均提前10天伤口愈合。

进行这项研究的查理斯博士说："行走不仅可以增快血液的循环，还可以帮助调节我们身体中影响恢复过程的免疫系统与激素水平。"虽然他仅仅对一些健康的志愿者进行了调查研究，但是他坚信运动可以加速每个人的伤口恢复，尤其是那些以前伤口恢复很慢的人，例如糖尿病患者。

行走运动能促进受损部位的血液循环，从而提高血液中的氧气含量，通过氧气刺激免疫系统来修复受损组织。但是，这种效果是短期的，必须坚持每天行走来提高免疫力。

行走，有助于戒掉烟瘾

（一）行走锻炼有助于戒烟

近日，美国《预防》杂志发表了有氧运动能戒除烟瘾的消息。

尼古丁（烟碱）替代是戒除烟瘾的一种有效方法，如果加入行走计划，效果会更好。2006年10月，奥地利的研究者对68名吸烟者进行了为期3个月的研究。所有进行尼古丁替代治疗者，其中一半的人加入行走计划。结果50%的吸烟者通过单纯尼古丁替代治疗后成功戒烟；加入行走计划那组效果更好，80%的人戒烟成功，没有彻底戒烟的人，吸烟量也大大减少。美国一位流行病专家调查了5000名经常参加跑步的人，85%的人不吸烟。更有意思的是，吸烟者参加跑步后，约有81%的男性和75%的女性戒了烟。锻炼时间越长，放弃吸烟的人越多。可见运动"上瘾"有助于戒掉烟瘾。另据美国的流行病学家通过对4000多名男性大步快走和跑步者的研究，发现超过70%的吸烟者从他们开始走、跑时起就陆续戒烟了。

行走除了可有效戒烟外，还可降低患肺癌的风险。

美国医学专家最新一项调查建议说，不想戒烟或者戒不了烟的烟民应该多进行行走锻炼，可以略微降低患肺癌的风险。宾夕法尼亚大学医学研究人员说，那些经常锻炼的烟民患肺癌的几率要比不爱运动的烟民低35%。

（二）运动为什么对戒烟有这么大的作用

1. 烟瘾是尼古丁作用于中枢神经系统所致，行走使身体释放一种类似于鸦片作用的物质，在神经化学上称之为内啡肽。内啡肽在中枢神经系统可与尼古丁竞争结合受体，使人产生欢快感，消除紧张情绪，抑制烟瘾发作。另外，行走运动能改善心肺功能，增加机体氧的供应，加快由于吸烟引起的一氧化碳血红蛋白结合物的解离，减轻机体的中毒症状。

2. 良好的锻炼习惯代替了不良吸烟习惯。许多吸烟者有晨起吸烟的习惯，早晨参加体育锻炼就使他们顾不上吸烟了。

3. 经常锻炼的人对尼古丁的欲望和依赖明显降低，而且自我控制能力增强，心情愉悦，不需要或很少需要借助于尼古丁来消闷解愁。

研究发现，运动还能保护人体免受被动吸烟的危害。

行走，促进营养吸收

行走是营养保健的重要内容，它不仅消耗人体能量，更重要的是促进人体代谢的进行，促进人体对营养元素的吸收。

营养是构成机体组织的物质基础，也是保证人体正常发育、维护健康的重要因素。

行走可增进机体的新陈代谢和各器官系统的功能，改善人体的消化器官活动的相互协调能力，包括增加胃肠蠕动，改善胃肠血液循环，减少腹胀、便秘等消化道不良反应。两者有机地结合，可以更有效地促进人体生长发育和提高健康水平。如只注重营养而缺乏运动，就会使肌肉松弛、肥胖无力、功能减弱、体力下降。在许多大城市，大腹便便的白领人士和小胖墩越来越多的一个重要原因就是因为吃得好而缺乏运动，导致营养不能被均衡吸收所致。

行走，使胃肠功能得到进一步加强和改善。

行走锻炼时，由于肌肉活动明显加强，需要补充足够的能量供应，要求消化系统加强活动，分泌更多的消化液，促进胃肠的血液流动，因此，能吸收更多的营养物质供机体使用。

行走运动后，由于身体消耗了许多能量，迫切需要得到补充，这时人们常会有饥饿感，食欲明显增加，消化和吸收功能会明显加强。同时，行走对消化不良、胃肠功能紊乱者，也会起到药物所不能起到的作用。

　　饭后散步，有利于食物的消化和吸收。饭后散步，由于是轻度的肌肉活动，能加强肠胃蠕动，不但有助于提高消化系统的工作效率，保证对营养物质的供应，同时还促进消化功能本身的发展，从而有利于食物的消化和吸收。

行走是最好的"特效治疗药"

运动就其作用来说,几乎可以代替任何药物;但是世界上的任何一种药物,却不能代替运动的作用

坚持健走,对防治大脑老化、防治痴呆等有着令人难以置信的作用

对行走运动深信不疑的西方医学界,给一些心脏病患者开的处方就是"行走"

肥胖是多种疾病之"本",其他许多疾病只是肥胖引起的并发症,如果治"标"不治"本","标"是去不了根的

餐后规律健步走,血糖自然降下来

18世纪法国著名医生蒂素曾说:"运动就其作用来说,几乎可以代替任何药物;但是世界上的任何一种药物,都不能代替运动的作用。"科学研究也一再表明:人们靠营养品和药品来消极维持健康,是不能持久的。

每一个人只要根据自己的年龄、性别、身体状况,科学合理地制订出自己的行走健身计划,循序渐进、持之以恒,就一定会成为健康人。

行走是一剂"万灵药",它几乎对所有的慢性病都有预防和治疗的作用,下面仅列举行走运动在防治疾病方面的部分事例。

睡前散步防失眠

美国新泽西州州立大学马克·萨尔斯曼教授曾做过一项试验研究,研究结果表明,睡前散步可使失眠得到改善,使睡眠质量大大提高。

萨尔斯曼教授将35～55岁和56～75岁两个年龄段各24名失眠者分成两个试验组:其中一组不做任何运动,睡前让他们看书和看电视;另一组在睡前去户外散步。经过两个星期的试验,结果表明,户外散步组24人中,有7人能在10分钟以内入睡,11人在15分钟内入睡,5人能在20分钟内入睡,1人能在30分钟内入睡。散步组比不散步组总的入睡时间短60%,而且醒来的次数大大减少,睡眠深度增加,这一点尤以55岁以上年龄段失眠者更明显。

萨尔斯曼教授说,失眠者散步的距离,要视个人身体情况而定,以散步后感到略带疲倦为宜。散步回来要马上睡觉,尽量不要再做其他事情。

行走，抗抑郁的良方

世界卫生组织近期公布的数据令人触目惊心：全球约有10亿人正在经历心理、神经、精神疾病的影响！据估计，全球每年有87万人自杀，占全球死亡人数的1.4%。世界卫生组织心理健康部主管萨拉西诺表示，超过90%的自杀案例都和心理疾病相关。可以说，心理疾病已经呈现"全球化"的态势了。

（一）压力从何而来

21世纪，随着生活节奏的加快，每个人的生活压力都越来越大。当我们刚刚度过懵懂无知的少年时代，压力就如影随形地来到了身边：上学的学习压力，青年时期的情感压力，中年时期上有老、下有小的经济压力，而更直接、更持久的要算是工作的压力了。职业和工作方面的压力来源主要有：学校刚毕业，面临就业的压力；刚参加工作或新改换工作岗位，个人能力不适应工作、个人身体不适应工作、与上级或同事关系不和睦、晋升受挫、工作中失误或发生错误、受到处分或降职、对工作本身或工作环境厌倦、对报酬和待遇不满意，等等。在工作的压力中，来自人际关系方面的压力是无形的，也是巨大的。

压力更多作用于人的心理，压力是在面对威胁性情境或不良事件时个人所出现的生理或心理上的紧张状态。面对压力我们会感受到挫折、内心冲突。所谓挫折是指个人的动机性行为造成障碍或干扰，因而产生的烦恼、困惑、焦虑、愤怒等负面情绪所交织而成的心理感受。从心理学上讲，重要的不是挫折，而是对挫折的感受。冲突是指个人内心里同时怀有两种动机而无法同时满足所形成的心理困境。当以上压力的各个方面失调、超出了自身的承受能力，就会出现心理健康问题。生理方面可导致植物性神经系统、内分泌系统和免疫系统的功能紊乱，从而导致多种疾病发生，较多见的身体症状有：心悸、头痛、脖子紧、失眠、胡思乱想、常觉胸口闷紧、手脚酸麻、注意力不集中等。心理方面，容易引发如恐惧、焦虑、抑郁、冷漠等负面情绪，这些不良情绪是引起心理适应困难与心理疾病的重要原因。

（二）压力的危害和对策

一位西方科学家曾说过："人在情绪压力的作用下身体会产生一种化学物质，参与血液循环。压力持续得越久，伤害人体重要脏腑器官组织、危害健康的程度也会加重，如高血压、冠心病、脑卒中、溃疡病、糖尿病、甲亢、癌症等就会侵袭人体。如果能顶住压力、化解压力，危害健康的程度就会减轻。"我们要具有应对各种压力的基本思想，就是要有"无事不找事，有事不怕事"的精神境界。身体健康是第一位的，其余都是次要的。要淡泊名利，要知足常乐，助人为乐，没乐找乐，自得其乐，以不变应万变。著名作家冰心，94岁时写给某杂志社的养生对联："事因知足心常乐，人到无求品自高。"这才是我们应有的境界。

另外，在重大的心理打击和压力下，抑郁是常见的情绪反应，也可能是最后的情绪表现。研究发现，高达80%的人正是在抑郁情绪的状态下走向生命的终点的。

（三）行走，是缓解压力、消除紧张的法宝

1. 行走，能有效改善情绪

纽约精神病学专家劳德·米勒建议：当你出现紧张的心理状态时，不妨到室外快速行走15分钟，让焦虑化为乌有。

行走对人的情绪状态具有显著的短期效应和长期效应。国外学者麦克英曼等人对行走后的被试者立即进行测量，结果发现他们的焦虑、抑郁、紧张和心理紊乱等水平显著降低，而精力和愉快程度显著提高。海顿的研究发现，规律运动者与很少运动者相比，极少产生焦虑和抑郁情绪。

最新一期美国出版的《哈佛心理健康通讯》一文中指出：行走锻炼对缓解抑郁、焦虑和其他慢性心理障碍有很好的帮助。

哈佛大学的米勒教授举例说：经过3个月的严格行走锻炼程序后，参加锻炼的患者抑郁症状有明显的改善，与接受标准抗抑郁药物治疗的其他患者效果相似。对中学生的研究也发现，参加行走锻炼多的同学，抑郁症状相对较少。其他研究也发现：行走可以改善诸如惊恐障碍、心理创伤和其他焦虑性心理问题。

研究者推测：充满活力的行走锻炼，可以促进脑内有益化学物质的分泌。这种物质可以使人心情振奋，精神愉悦，消除烦恼，保护心血管和免疫系统免受压抑的影响，能有效防治抑郁、焦虑和其他慢性心理障碍。

2. 行走，能有效消除烦恼

美国心理学家莎拉·史诺拉斯的实验报告指出：人们只要昂首阔步走一会儿，便可使精神获得振奋。

首先，这种大步幅、快频率、目视前方、昂首挺胸的疾走可以改变人们的精神状态。

其次，那些特别容易心烦、沮丧的人本来就缺乏运动，到室外大步流星地走走，便将生命中本该有但缺失的运动自然本能，重新置入生命之中，从机体到精神都充满生机和活力。

再次，心烦时立即运动一下，可以转移大脑兴奋灶。因为到户外疾走时，大脑的兴奋中心便从左脑转移到大脑皮质运动区和掌控空间方位的右脑半球，及管辖躯体平衡功能的小脑，从而使主司逻辑思维、计算得失的左脑半球得以抑制，这样烦恼、沮丧等情绪也随之冰释。

最后，一旦左脑暂时处于抑制状态，正在主司运动的右脑半球，便会分泌出快乐激素内啡肽，因而可以令人顿觉神清、气顺、身爽。

另据最新研究，在大街上快步走，不仅是改善心情的最好办法，而且对改善抑郁症也大有好处。

3. 行走，具有显著的抗抑郁功效

行走运动比一般心理治疗和服用神经类药物更为有效。纽约州老年保健专家凡尼克把前来就诊的120余名患者组成一支老人走跑队，让他们每天坚持快走或慢跑半小时，3个月后，奇迹出现了，其中有1/5的人自感症状已基本消失，另外约8成以上的患者自诉症状明显减轻。凡尼克对此解释说：人在走跑运动时，大脑分泌的内啡肽会明显增加，这种物质起着振奋情绪的作用，因而只要长期坚持走跑运动，可以使人产生一种特别的欣快感，正因为如此，抑郁症患者的症状便会神奇般地不药自愈了。

在美国的1750名心理医生中，有80%的人认为行走是治疗抑郁症的有效手段之一，60%的人认为应将行走运动作为一种方法来治疗抑郁症。抑郁症患者参加走跑运动，会明显增强处理应激情境的能力；运动后，患者的精神状态、焦虑反应明显降低。

不同类型的神经衰弱的病人应选择不同的行走速度。比如，神经衰弱的患者分为抑郁型和兴奋型两种。抑郁型患者行走速度宜快，每分钟可走100米左右；而兴奋型患者行走速度则宜慢，可控制在每分钟60米左右。每次步行30分钟即可。晚间入睡较困难者，睡前以每分钟80米的速度轻快行走15分钟，可收到较好的镇静效果。

行走，让老年人远离失智

（一）何谓老年痴呆

一般人从30岁以后，大脑功能便开始衰退；40岁后，大脑功能衰退速度加快；60岁以后，大脑边缘系统中的海马和杏仁体将萎缩衰退20%～25%。

所谓老年痴呆，指的是一种持续性高级神经功能活动障碍，即在没有意识障碍的状态下，记忆、思维、分析、判断、情绪等方面发生障碍。在早期阶段，患者常将眼前的事遗忘，用过的东西随手即忘，判断能力下降，不能对简单的问题进行分析、思考，对工作及家务劳动漫不经心；唠叨赘语，情感淡漠，常有多疑。患者变得主动性不足，孤独、自私，对周围的事物兴趣减少，对人缺乏热情。

据世界卫生组织报道，65岁以上的老年人中有10%会出现智力障碍，其中二分之一会发生老年痴呆。据不完全统计，我国现在65岁以上人群中，患重度老年痴呆的比率达5%以上，到80岁，此比率可能上升到15%~20%。老年痴呆病人的平均生存期仅为5.5年。随着人口老龄化的发展，老年痴呆的发病率已越来越高，已上升为常见病死亡原因的第三位，仅次于心脑血管病和癌症。

（二）老年痴呆的成因

长期以来，对老年痴呆的成因，认为是随着年龄增长，供给脑部的氧气逐渐减少，脑细胞逐年减少所致。老年痴呆、大脑老化、脑萎缩和脑中风等脑血管疾病是由于大脑皮质神经功能损害所致的最终结果，但旅美中国科学家申勇博士和他领导的研究小组发现，老年痴呆等症并非基因突变所致，而是脑部的一种蛋白酶活性过强，导致大量淀粉样蛋白在脑内形成块状沉淀造成的。

美国研究人员对225位退休男性进行了长达8年的跟踪，发现那些每天走路少于1/4英里的老人与每天走路超过2英里的老人相比，前者患老年痴呆症的风险增加了80%。每天走路超过1/4英里，但少于2英里的老人与走路最多的老人相比，患老年痴呆症的风险略高一点。

在动物实验中发现，行走锻炼可以降低大脑中淀粉样蛋白的水平，这种黏性蛋白质阻塞在大脑中就会使人患老年痴呆症。

（三）行走，有效预防老年痴呆

行走能促进血液循环，增加大脑的血流量，提高对大脑的供氧，活跃大脑神经细胞，促进脑细胞代谢，使脑血管系统保持最大功能。据研究，行走运动还会诱发脑部制造特殊激素或保护成分，从而能有效延缓大脑老化，防止老年痴呆和脑中风的发生。

美国发布的医学调查报告显示，对于年过七旬的老年人来说，每天有规律地散步，有助于保持头脑的清醒，减少患老年痴呆等病症的几率。其中一份报告的内容是对2257名年龄71～93岁居住在夏威夷的男性退休者进行的研究，发现每天仅行走500～1000米的老年人患老年痴呆症的比率要比每天行走3000米的老年人高两倍。

行走的方法是：要尽可能地用力去走，步子要大，速度稍快，每次行走30分钟到1小时。行走的目的是为了锻炼脊柱支撑的肌肉和下半身的肌肉，特别是其中的紧张肌。

（四）行走，有效改善大脑功能

美国伊利诺伊大学研究小组发表论文说："行走能促进血液循环，帮助脑部活动，提升记忆力和判断力。"

该研究小组将平常不太运动的124名60～75岁老年人分成两组，一组人在6个月内每星期行走3次，每次1小时，另一组则做做有氧体操、伸展运动。结果显示，执行行走运动的那组人，脑功能增进了25%，而另一组人却一点变化也没有。

美国亚瑟克雷蒙博士也指出："有效进行行走运动，能够促进脑的'执行组织'提升，使记忆力活络、判断力明确等，尤其是脑部前叶、大脑额叶中的'执行组织'功能，会随着年龄的增加而变弱。行走，能刺激这一功能的活络度，也就能预防痴呆的毛病了。"

据德国《柏林晨邮报》报道，瑞典弗赖堡大学研究人员宣布，经大量研究之后，他们发现经常行走可以促使大脑生成新的神经细胞，从而改善大脑功能。弗赖堡大学神经学家约瑟夫·比朔夫贝格尔说："行走可使发育因子通过血液循环进入大脑，促使神经细胞新生，从而改善人的记忆力与认知能力。"

美国加州大学神经学教授克里斯丁·亚斐通过研究发现，每日保持快走的中老年人不容易罹患记忆衰退和认知老化方面的疾病。他曾对5925位65岁以上的人进行6～8年的认知测验，结果表明，随着年龄的增加，大多数受测人认知功能逐渐变差，却有24%的人因为保持快走运动其大脑衰退的速度大为减缓。

许多中老年人也常常有这样的体会，每天坚持快步行走，通常步速在每分钟100～120米之间，每次快走半小时以上，数月下来就会收到明显的健脑效果。北京市朝阳区的王大伯退休后一直坚持快走锻炼，一年下来，他发现自己原先体弱多病的身体不仅变得十分硬朗，而且大脑也比以前更好使，记忆力也增强了许多。

现代医学研究反复证明，坚持快走锻炼，对防治大脑老化、预防痴呆有着令人难以置信的作用。

（五）行走能有效弱化小脑萎缩的高发

由于大步快走时10个脚趾都能紧密接触地面，大脑通过控制脚趾的每一个动作，能有效提高神经系统的调控能力，从而起到弱化小脑萎缩的高发。

美国哈佛大学公共保健系在研究后发现，经常大步快走的人发生脑中风的几率可下降40%。

大步快走不仅能减少罹患中风的倾向，而且还能使中风患者恢复运动功能。

行走，肥胖的克星

体重超常和肥胖在当今社会相当普遍。美国世界观察研究所最新公布的一份报告显示，全球体重超标人口首次达到创历史水平的12亿。据专家调查推算，中国目前约有2.9亿多人超重或肥胖，其中肥胖者已经超过了9000万人，超重者超过2亿人，是全球肥胖发病率较高的国家之一。肥胖严重威胁着健康，更为严重的是，它是诱发多种疾病特别是诱发多种癌症的原凶。

（一）衡量肥胖的指标

形体是衡量一个人是否超重或肥胖的准确指标。更科学地说，超重和肥胖是由体重指数决定的，它根据人的身高和体重来估算身体的总脂肪量。

计算公式：体重指数 = 体重（公斤）÷ 身高（米）2

女性的体重指数超过 27，男性体重指数超过 28 属于超重；女性超过 30，男性超过 31 属于肥胖。

（二）肥胖的成因

肥胖的原因很多，主要是由于摄入的热量与输出的能量不平衡造成的。身体活动少、热量和脂肪摄入过多是肥胖的主要原因，高脂肪饮食更是肥胖的罪魁祸首。

2006 年 4 月，据北京慈济健康体检连锁机构对 40 名富人的体检表明：富豪们超重的比率高达 85% 以上。由于应酬，这部分人常会去高档饭店就餐。然而，上了档次的饭菜却不一定是健康科学的饮食搭配，再加上汽车、电梯替代了行走，使他们摄入的热量不能完全消耗掉。

超重与肥胖是生命的危险因素。在体检的 40 位富豪中，有 70%～80% 的人血脂代谢异常，胆固醇、甘油三酯过高。大部分人都患有脂肪肝，有 95% 的体检者患有胃炎，40 岁以上的体检者多患有前列腺炎。

（三）肥胖是万病之源

早在 1977 年，世界卫生组织的专家就一致提出，肥胖是继吸烟、艾滋病后的第三大慢性杀手。肥胖除影响心理、生活、工作外，肥胖本身即是独立的疾病，能引起高血压、高血脂、脂肪肝、糖尿病、骨质疏松、性功能障碍、肿瘤、心动过速、呼吸困难等一系列严重问题。全球 27 国"莫尼卡"研究表明，肥胖与冠心病、急性心肌梗死、脑卒中相关，其相关程度甚至高于吸烟、高血脂和高血压。一些英年得病、早逝的患者大都是大腹便便者。

从生理学的角度来说，肥胖使人的各器官负担加重，耗氧量增加；由于腹部脂肪的堆积，限制了呼吸肌的运动，使肺活量下降，机体耐受能力降低，免疫功能低下。因此，肥胖除引发上列疾病外，还是心脏病、心绞痛、中风、胆囊炎、关节炎、胆结石的诱因。此外，肥胖也是引发细菌与病毒感染、痛风、不孕、心肺功能障碍等多种慢性疾患的罪魁祸首。

最近，中国中医科学院广安门医院副院长仝小林教授又提出了一种"肥胖树"理论，认为高血脂、高血压、高血糖、冠心病、糖尿病等现代人高发的代谢性疾病，其病根儿往往就是肥胖。他形象地将肥胖比作"树根儿"，而其他疾病只不过是树干上滋生出来的"枝杈"而已。

肥胖还会导致脂代谢紊乱、动脉硬化等，脂代谢紊乱又会导致痛风和脂肪肝，而动脉硬化则会导致冠心病、脑中风、下肢血管闭塞等。这好比是树干的一个分枝上又长出另外的许多小分枝。由此可以推断，肥胖是多种疾病之"本"，其他许多疾病只是肥胖引起的并发症，是"标"。如果治"标"不治"本"，"标"是去不了根的。

仝小林教授深有感触地说：我曾经接诊过这样一个病人，身高170厘米，体重115公斤，血压、血脂、血糖都很高，患有动脉硬化、冠心病、心衰等多种疾病，患者主要是因为心衰问题前来就诊的。我经过仔细分析和反复论证，决定首先着眼于对患者进行减肥治疗，同时配合饮食指导，并且强制要求患者每天行走不少于6000米，此外再加上中药予以调理。经过一段时间后，患者的体重成功地减到了75公斤。原先每天需要服用3种药，减肥后只需服1种，而且这唯一的一种药每次也只需服半片。更为神奇的是，该患者的冠心病再也没有发作，其他疾病的指标也有明显的好转。

所以，只要成功减肥，多种疾病就会大幅减少，诸多问题迎刃而解。

由此可见，肥胖绝不是单纯影响外貌或造成生活不便的问题，它的确是一种有严重危险的疾病，是人体万病之源。

1. 肥胖诱发20多种癌症

肥胖男性患结肠癌、直肠癌、前列腺癌等病的概率很高；肥胖女性与体型正常女性相比，患乳腺癌的几率要高 2～3 倍，患子宫癌的几率高达 5 倍。

英国医生在研究了近 30 万个癌症病人的病历后发现，肥胖与癌症之间存在某种联系，统计数据证实，过于肥胖会诱发肝癌、胰腺癌等 20 多种癌症。专家预测，在发达国家，肥胖将很快替代吸烟，成为造成癌症的头号杀手。根据一些正在进行中的动物研究和人类研究的资料，超过 20% 的癌症患者与肥胖有关，这已接近 30% 的吸烟者与癌症相关的数字。美国南加州大学的科研人员发表一项研究表明，21 岁肥胖的人拥有最高比例的死亡率。专家指出，这些研究提醒公众注意，只有在年轻的时候保持体重，才是健康长寿的保证。

2. 肥胖引发肾衰竭

最新研究表明，肥胖与肾衰竭之间也有密切关系，旧金山加州大学负责这项研究的一位医学副教授说："越来越多的人患肾衰竭，但人们从未意识到肾衰竭可能是肥胖引起的。"这位副教授说："病态性肥胖患肾衰竭的几率则高达 700%。即使是轻度肥胖的人患肾衰竭的几率也比体重正常的人要高。"

这项调查发表在 2006 年 1 月 3 日出版的《内科学纪事》月刊上。该项调查的对象超过 32 万人，研究人员从 1964～1985 年一直对他们进行跟踪调查后得出了上述结论。

3. 肥胖易患早老性痴呆

近日，瑞典哥德堡大学的流行病学家得布拉·古斯塔夫研究发现，喜欢油腻食物，又很少运动的体重超标者，受到的伤害不仅仅是躯干器官，他们大脑受到的伤害尤为严重。古斯塔夫对 420 名 60 岁以上的老年人进行了长达 18 个月的跟踪调查，发现那些年龄在 70 岁、体重超标的女士更容易罹患早老性痴呆症。调查显示，只要体重指数每超过正常标准一个单位，相当于一般的 70 岁女士体重超标 7 磅，那么她们在 79～88 岁之间患早老性痴呆症的可能性增加 36%。而且与健康人相比，患有这种病的女士的体重平均超标 3.6 个单位。古斯塔夫认为，肥胖者特别容易遭受心血管病的侵袭，而心血管疾患又使得她们更容易罹患早老性痴呆症。另据《神经病学》杂志发表的最新研究报告指出，40～45岁的中年人群中，有啤酒肚的胖人将来患老年痴呆的风险比常人高230%。研究人员调查了此年龄段的6583名中年人，发现36年后他们中有16%患了痴呆症，其中肥胖但无啤酒肚者患痴呆症的风险比常人高80%，而肥胖又有啤酒肚者患老年痴呆的风险比常人高230%以上。临床研究显示，引起老年痴呆症的有关脑部病变，多数在中年期就开始出现。中年人的啤酒肚可加剧脑萎缩，从而埋下了老年痴呆症的祸根。由于参加此项调查的男性较少，所以没有得出可供参考的男性资料。

4. 肥胖加速衰老

大肚子伴随着腰围过粗出现的健康危险属于腹部肥胖症。加拿大萨斯哈彻温大学的布鲁斯·布里德博士研究了10054名年龄在18～74岁的男人和女人，发现腰围粗是预示心脏病最致命的指标。

腹部肥胖已引起世界卫生组织的高度重视，据专家介绍，腹部肥胖是加速衰老的主要因素之一，它比臀部肥胖更危险。目前已证明15种以上导致死亡的疾病与腹部肥胖有直接关系，其中包括冠心病、心肌梗死、脑栓塞等。美国圣路易斯华盛顿大学的一项研究发现，腹部肥胖致病原因主要是腹部脂肪性质与其他部位的不同。腹部脂肪分子很容易以游离脂肪酸的形式进入血液，转化成有害的胆固醇。

5. 肥胖缩短寿命

据报道，肥胖者的死亡率比正常体重者要高出2倍，而且随着肥胖程度的严重而升高。又据肥胖问题工作组最新报告称：在童年时代就很胖的人，会比体重正常的人少活5～10年。

（四）行走，肥胖的克星

1. 走出减肥的误区

近年来，减肥已成为一种时尚，减肥行业十分兴盛，吸引着众多爱美男女胖人的关注，其影响力甚至已经波及了大学校园。在中国减肥热潮早已超越了性别和年龄的界限，而且苗条的身材甚至被认为是个人竞争力的一个重要组成部分。连公司招聘员工，身材都是影响录取的一个因素。因此，不仅是女士（特别是年轻女士），连男士也都已加入到减肥大军中去了。为使自己"轻"起来或"苗条"起来，人们绞尽脑汁，不惜重金试图用每一种可能达到减肥效果的办法来减肥。减肥热潮现在已经渗入到中小学的学生中了，已成为一股不可阻挡的社会潮流。

于是，许多人被诸多形形色色的减肥广告牵着走，采取了许多不正确的减肥方法。很多减肥者花掉巨额资金，不但没有达到减肥的效果，而且损害了身体健康，这已是不容争辩的事实。

据说，目前世界上共有3万多种减肥方法，其中约有3000种方法为治疗所采用。

尽管减肥方法千万种，但真正最有效的减肥方法仍然是运动、纠正不良生活习惯和饮食习惯3种方法。

2. 行走减肥最有效

一个人在行走时，双脚、双腿、腰、双臂、颈等几乎全身的肌肉都参与运动。行走时需要消耗大量的能量，这些能量需要燃烧大量的脂肪，没有剩余的脂肪身体就不会肥胖。由于经常处于运动状态，身体会将多余的脂肪清除掉，这样就可使松软虚胖的体型得到改观，从而达到减肥的目的。

美国的运动生理学家鲍尔勒组织的研究小组在比较了跑步、骑自行车、行走和什么运动都不做4种情况后指出："在减少体内脂肪方面，行走是最有效的。"实验中发现，虽然跑步和行走对减轻体重的效果是相似的，但行走减少的体内脂肪比跑步要高一倍多。

行走运动不仅可以燃烧脂肪，还可以锻炼肌肉。最重要的是一旦减肥成功后，只要继续进行有规律的行走运动锻炼即可达到防止反弹的效果，特别是堆积于内脏周围的脂肪，不同于皮下的脂肪，无论怎么节食减肥都很难减掉。当这种情况出现时,行走运动就是最好的方法。

行走是在保证正常饮食的同时进行减肥的,所以既能锻炼肌肉,又可以最大限度地避免一般减肥所带来的副作用。

行走具有增加基础代谢率的效果。持续行走会使血液循环顺畅,可畅达身体各个部位,所有的细胞都会消耗热量,因此能增加基础代谢率。实验证明:减肥其实不必做剧烈运动,只要持续行走,即使不限制饮食,也能自然消耗掉300大卡的热量。行走时,体温会升高至38度以上,能够降低体内脂肪合成酶的活性,不易使脂肪形成。

大家都听过狼医生的故事,森林里有狼有鹿,人们为了保护鹿,猎人就把狼消灭了,认为这样就把鹿保护住了。哪知适得其反,几年后,鹿因为没有了狼,吃饱了就躺在草地上休息、晒太阳,结果鹿变得胖起来,鹿变成胖鹿,脂肪肝、冠心病、高血压等疾病越来越多,死亡率越来越高,结果森林里的鹿越来越少,眼看着森林里的鹿就要绝种了,怎么办?思来想去,最好的办法是把狼请回来。狼一来就要吃鹿,鹿就得跑,狼追鹿跑,在这样的追跑过程中,鹿的身体得到了锻炼,体内的肥肉和脂肪消除了,鹿健康了。

善飞之鸟不肥,善跑之兽不胖,善行之人也肯定不会肥胖。

因为只有行走才能使人体的各种功能得到充分发挥,只有行走,才能消耗体内的大量热能,只有行走才能燃烧体内的大量脂肪,只有行走才能使松软虚胖的机体变得结实,也只有行走才能展现出健康苗条的身材。

(五)行走,治疗肥胖症和各种"富贵病"的诀窍

科学研究指出,体内脂肪是在行走20分钟后开始燃烧的。在20分钟内消耗的能源主要是糖分。因此,要想达到燃烧脂肪的效果,进行健步走时,至少要坚持30分钟以上,这样不仅可以有效强化肌肉,增强身体消耗热量的能力,而且能有效减掉内脏脂肪和腹部表层脂肪,从而使体重、腰围、腰臀比和脂肪率等形体指标降下来,达到减肥效果。

有些肥胖患者提出，我每天都散步，为什么仍是一身赘肉？

要回答这一问题，我们认为，你日常的散步除了强度不够外，可能姿势也不正确。不正确的行走姿势会使减肥效果大打折扣。做任何有效运动都要讲究动作要领，行走当然也不例外。那么，肥胖者行走的动作要领应该是怎样的呢？

1. 动作要领

（1）热身活动：最好先放松地缓步行走10分钟，以充分热身。步行时双臂摆动，双肩旋转，有意识地呼吸。热身活动以达到稍稍出汗为宜。

（2）注意步行姿势：头应微仰，上身稍前倾，肩膀放松，背部挺直，腹部微收，脚跟先着地，步子尽量轻捷，呼吸均匀，精神集中。

（3）手臂摆动方式：

①两只胳膊应像两个钟摆似的摆动；

②肩膀不要用力过度；

③双臂呈直角摆动，手握空拳摆向身体内侧，就像要碰到下巴似的。

（4）注意步速：

步伐应尽量加快，绝不能比散步慢。需特别注意保持步频，一般不应少于1分钟100步。

（5）注意步幅：

①大跨步行走，步长不得少于自身身高的45%；

②迈步时膝关节要伸直；

③脚踝后蹬。

（6）放松活动：

行走后，应进行放松活动。随后做腿部、胸部和背部伸展活动至少10分钟。

（7）训练强度：

逐步加大运动量（包括时间和速度），如：刚开始第一周每天行走20分钟即可，速度稍慢；第二周每天可增加10分钟，步频可增加

10%；直至一个月后每天可坚持行走50分钟，步频则增加20%～40%。锻炼后，脉搏次数应达到平静时的150%左右。这样，体内的多余脂肪才可能被有效消耗掉。

2. 胖人减肥锻炼要分几步走

（1）首先增强有氧运动的能力：

主要是先参加一些速度较慢的运动，当身体有燃烧脂肪能力时，就可以参加速度较快的运动。一旦身体开始燃烧脂肪时，锻炼就进入巩固、持续的阶段。锻炼分三步走：第1～4个月快走、慢跑；第5～8个月，大步快走（每分钟120步以上），跑步，健美操；第9～12个月，大步快走，跑步，爬山，健美操等。

（2）饭前行走最减肥：

行走是最经济、最有效的减肥方法，那么一天中的什么时间进行行走减肥效果最好呢？最近，美国运动医学专家斯坦福教授通过测定不同时间进行运动后人体代谢率及糖原储量等的变化后指出，饭前行走对减肥最为有效。这是因为饭前行走可提高体内代谢率，在行走运动停止后，代谢率仍处于高水平并继续消耗人体能量的状态，这样就可以动员更多的脂肪来参与供能，尽可能多地消耗人体剩余的热量。另外，饭前运动还能降低糖原的储量，可使从食物中摄取的碳水化合物比较容易以糖原的形式储存起来，而不转化为脂肪。

因此，肥胖者应当把运动的时间安排在饭前来进行，以每天清晨日出后和傍晚17点以前最佳。

（3）行走减肥窍门多：

你若是小腿胖，在走路中就要注意小腿的动作。这样经过一段时间，小腿即可瘦下来；你若是大腿过胖，在走路中就要注意大腿的动作，这样大腿就会瘦下来；你若是腹部肥胖，行走中就要注意腹部，每当你注意腹部时，腹部就会自动收紧，好像当下就瘦了一样。这样坚持下去，腹部自然就会瘦下来；若是腰部肥胖，走路时应注意腰部的微妙扭动，把注意力转向以腰部为中心，腰部就会自然瘦下来。

在行走运动中，也可以没有注意的重点，只是一心行走。这样的行走是全身运动，所以减肥也是全身的。这样养成习惯，时间长了，身体就会定形。定形的身体再肥胖就不容易了。

（4）行走减肥，持之以恒是关键：

肥胖患者要想在一个星期或一个月之内消耗完体内多余的脂肪是不现实的。如果经过一段时间的行走锻炼，体重减轻仍不明显，也必须坚定信心，将行走坚持下去。切记：半途而废意味着前功尽弃。

3. 运动中休息更减肥

近期，日本和丹麦公布的一项联合研究显示：在运动过程中插入小段的休息时间能够提高脂肪消耗的效率。这项研究对7名身体健康的人进行了测试。让每个人以同样强度分别进行两次总时间一样的骑车运动，但一次是不停地骑，一次则在运动中插入了休息。随后，研究者测量了他们脂肪代谢的各项指标。

结果发现，虽然两种方式的运动所消耗的卡路里总量是一样的，但插入休息的运动者消耗的卡路里有77%来自于脂肪，而前者则只有56%。

（六）如何消除"将军肚"

根据专家多年的临床经验和切身体会，总结和摸索出三套行之有效消除"将军肚"的方法：

1. 揉腹

（1）右手掌心与左手背叠起，横放于剑突下心口窝处，径直揉推至腹底。每顿饭后一小时进行揉推，每次揉推30次，动作要缓慢。

（2）右手掌心扣在左手背上，按压于腹部正中"中脘"穴上（剑突至肚脐连线中点），顺时针揉腹100次后，再用左手掌心扣在右手背上，逆时针揉腹100次，坚持每天早晚做一遍。

2. 拍腹

空心掌叩击腹部，每日最好早晚坚持散步时拍打，叩击要有力，如同击鼓，要打出节奏，通过连续不断的叩击，将腹部以下的脂肪激活，加速腹部脂肪的分解和消退，使其慢慢地消耗掉。如能坚持数月，腹部会感觉越来越小。只要坚持揉腹和拍腹半年时间，"将军肚"即会消失。

与此同时，若能再配合"耳穴贴压"和服用下面减肥偏方，将会收到事半功倍的效果。

3. 食疗

焦山楂、生黄芪各 15 克，生大黄 5 克，生姜 3 片，生甘草、荷叶各 3 克。

每日将药煎汤代茶饮，此方有益气消脂、通腑除积、轻身健步之功效。尤其再配合上述手法，对消除腹部脂肪，更会起到明显的治疗效果。

行走，抵御糖尿病最坚实的屏障

糖尿病的病因至今仍未完全阐明，但已知胰岛素分泌不足或相对不足及高血糖素分泌过多是本病的发病原因。

（一）糖尿病的危害

糖尿病的危害主要在于它将导致人体血糖水平增高，并逐渐损害机体的各个系统，特别是血管和神经。而当我们发现自己已经患有糖尿病的时候，实际上糖尿病已经在几年前就开始破坏我们的身体了，我们的血管、各个器官都已经被它不同程度地破坏了；同时它也会使我们的身体缺乏能量。如果我们对糖尿病坐视不理，那么它就会导致一系列的疾病，诸如：心脏病、中风、肾病、失明、阳痿，病情严重的还会肢体坏疽而遭受截肢等。

据日本《朝日新闻》最新报道，日本九州大学清原裕教授等人经过 10 多年的研究发现，糖尿病人群和"准糖尿病人群"患老年痴呆症的危险是正常人的 4.6 倍，也更容易患脑梗死、心脏病；糖尿病除有失明等并发症之外，还是产生多种疾病的温床。清原裕教授解释说，糖耐受性异常者通常胰岛素分泌不足，分解酶也会减少，因此患老年痴呆症的风险增大。

糖尿病也是"万病之源"。它是一种可怕的慢性疾病，它正严重威胁着全球近 2 亿人的健康。据最新统计，我国糖尿病患者已达 3000 万人以上，而且每天新增患者约 3000 例。如果不及时加强宣传和控制，我国很有可能成为世界头号糖尿病大国。糖尿病对人体的危害是很可怕的，在导致人类死亡的疾病中，糖尿病被列为第 4 大杀手。

据美国一项最新研究显示，50 岁及 50 岁以上的人患糖尿病后，平均寿命会减少 8 年左右。

（二）行走是糖尿病患者的最佳运动

哈佛大学的研究人员发现，像步行这类的有氧运动是防治糖尿病的最佳方式。研究人员采用运动感受器测量受试者的能量总消耗，然后了解什么运动项目的能量消耗最大。使研究人员惊奇的是，能量消耗最大的并不是高强度的锻炼，而是步行、散步或其他中等强度的运动，研究人员分析认为，高强度运动往往时间短暂，故能量总消耗反而较少。

（三）行走能有效防治糖尿病的机理

1. 美国《护理健康研究》发表的文章称，每天健走 1 小时，对 II 型糖尿病有预防作用，对延缓 II 型糖尿病并发症也有效果。其主要原理为，行走能促使肌肉细胞大量消耗糖，从而降低血糖水平。

2. 行走运动能增加机体能量的消耗，促进糖代谢的良性改变。糖尿病患者在超过 1 小时的运动中，为满足运动对能量的需要，肌糖原和肝糖原先后分解，以补充血糖的消耗。那些血糖含量高的人如果进行轻快的行走运动，他们患糖尿病的几率将下降 40%。

3. 行走运动能通过肌肉血流量的增加和刺激肌肉对葡萄糖的摄取

增多，从而降低血糖的浓度。

4. 行走运动可改善机体的代谢功能，促进能量消耗，减少脂肪堆积，提高机体对胰岛素的敏感性或降低机体对胰岛素的抵抗，还能增加血液中的高密度脂蛋白，改善血脂代谢，有利于预防和延缓慢性并发症的发生与发展。

5. 行走运动可改善神经内分泌功能，有利于自主（植物）神经系统的调节，使人精神振奋，情绪愉悦。良好的心理状态对糖尿病人的康复极为有利。

6. 行走运动能帮你除去身上多余的肥肉，还能够增加身体中胰岛素的数量。胰岛素可以帮助血管中的糖分进入细胞内，而不是让糖分在血管中流动，破坏血管壁、引发糖尿病。

7. 行走运动能提高糖尿病患者对胰岛素的使用效率，从总体上降低血糖。

（四）行走是最好的降糖药

行走运动在糖尿病治疗中的重要性，早在我国隋朝（公元610年）巢元方的《诸病源候论》中就有明确论述，对"消渴病"主张："先行120步，多者千步，然后食之。"在现代医学中，行走运动早已经被列为糖尿病防治的三大法宝（运动、饮食控制、药物）之一。

内分泌专家金·格罗斯博士说："过去我们认为防治糖尿病行走锻炼是一个因素，而现在我们清楚地知道，行走运动是最关键的因素。"

我国糖尿病防治专家向红丁教授说："如果把糖尿病的治疗比作是5匹马拉一套车的话，那么行走运动治疗就是其中一匹重要的、必不可少的马。"

近年来医学研究进一步证实，健步走对防治糖尿病的效果比药物治疗更有效。当你在行走锻炼时，身体本身代谢了多余的葡萄糖。当食物消化时，胰岛素就被分泌出来，促进人体细胞对葡萄糖的吸收。而缺乏运动时，就会产生胰岛素抵抗，于是就会发生糖尿病。

糖尿病人只要在餐后半小时至一小时进行健步行走30分钟至1小时，就能有效地消除糖尿病引起的乏力、头晕、多食、多饮、多尿等症状，并可逐步减少口服降糖药或胰岛素的用量，使血糖保持正常或接近正常水平。

发表在哥本哈根《贝林时报》上的一则研究报告说，许多患Ⅱ型糖尿病的老年人只要每周做三次30分钟的健身活动（健步走最佳）就可以不必注射胰岛素。该院对糖尿病患者的研究结果证明，行走锻炼能将机体的胰岛素水平提高30%，行走相当于老年糖尿病患者每天注射的胰岛素功效。

另有研究证明，对那些超重以及开始有葡萄糖代谢困难的人来说，每天健步走30分钟，就可以推迟甚至防止罹患Ⅱ型糖尿病的可能。北京大学糖尿病中心主任纪立农教授通过对100多位糖尿病患者健步走后的血糖测试，发现每位患者的血糖都有不同程度下降。他总结说："健步走是天然的降糖药。"

又据美国北卡罗来纳大学的一项新研究显示，糖尿病药物（降糖药）会增加骨折的风险，但适度锻炼可以起到抵消部分风险的作用。

（五）行走对防治糖尿病的作用

1. 行走运动可以帮助降低血糖，行走之后，身体开始消耗储存的能量，随着储存能量的消耗，逐步开始消耗血糖作为运动的能源，使血糖在持续运动一段时间后逐步下降；当运动结束后，肌肉和肝脏还会从血液中吸收大量的葡萄糖，再度使糖原补充已消耗的储备，使血糖持续下降。

2. 行走运动可以增强胰岛素的降糖作用，并使人体对胰岛素更加敏感，减少药物用量，使血糖保持正常或接近正常水平。

3. 行走运动有助于减肥（配合饮食低热量、低脂肪食物，每天少食多餐），使身体更结实、更健康。

4. 行走运动可以纠正异常血脂，降低过高的甘油三酯、胆固醇和低密度脂蛋白等，同时还会增加对心血管有保护作用的高密度脂蛋白，防止心血管并发症的发生。

5．行走运动能使胰岛素达到新的平衡。平衡胰岛素功能是治疗、控制糖尿病的关键。胰岛素功能的平衡在很大程度上取决于肌肉的总质量，由于行走运动可以使人体50%的下肢肌肉得到锻炼，从而使胰岛素达到新的平衡。

6．行走运动能促进全身血液流动，可强化胰岛素功能，分解更多的糖分。糖尿病患者血液黏稠度较高，而餐后会更高。此时，胰岛素的功能无法正常发挥。餐后行走，使全身血液流动加快，是解决这一问题的重要手段。

7．行走运动可以减轻并预防糖尿病并发症。行走运动不仅使人体血液循环系统的功能得到锻炼和加强，而且还能改善神经和内分泌系统对糖代谢的调节，促进胰岛功能的恢复，提高机体对葡萄糖的利用率；行走可消耗血糖、降低血压、调整血脂、消除脂肪肝，从而减少血糖和尿糖，是减轻和预防糖尿病并发症的最有效的方法之一。

8．行走可以增加体内胰岛素的总量。胰岛素可以帮助血管中的糖分进入细胞内，而不是让糖分在血管中流动，破坏血管壁，引发糖尿病。

（六）糖尿病患者应该怎样行走

1. 加大步幅快走

腰背直起来，尽量挺胸行走。两脚10个脚趾朝向行走的方向。每一步都要用脚趾头去发力，每一步让全身的肌肉尽可能参与进来，要有把人"弹"起来的感觉。摆臂要加大力度，尽力前后直臂摆平。

2. 用力走好每一步

我们称用力走就是"大步快走"，大步快走是减轻体重、消耗血糖的最佳选择。大步快走几乎可以运动人体的全部肌肉。

3. 每天行走的时间要固定

最好的行走锻炼时间段是在15：00～21：00。

4. 每天行走的距离（运动量）要固定

每次大步快走的距离不少于3公里（或30分钟）。据生理学研究结果表明，在糖尿病人大步快走开始的5～10分钟，血液中糖分消耗很少，因此降糖的效果当然也很小。如果每天保持两次快走，每次持续时间20～30分钟，对控制血糖是最有帮助的。一旦定下每次所走的距离就不要随意改变。

5. 每天行走的步频要固定

每次行走的速度要求尽可能固定（每分钟行走100～120步）。行走时要像军人列队一样雄赳赳、气昂昂，"一二一"有节奏地去走。每周行走不能少于5次。

6. 饭后行走是遏止糖尿病最有效、最经济的方法

人的血糖水平会在饭后1小时左右上升到最高而达到峰值，糖尿病患者因为胰岛的功能下降而造成胰岛素分泌不足，这就使血糖水平不能下降而导致高血糖状态，伤害机体。饭后半小时开始进行大步快走，就可以通过运动消耗体内部分血糖，从而降低血糖峰值，防止过高的血糖对于机体脏器，尤其是肾脏、血管、视网膜等造成严重的损害。

7. 行走锻炼一定要持之以恒

行走运动量、行走时间、行走距离等固定以后，一定要下决心坚持下去。今天聊天，明天逛商场，三天打鱼两天晒网或者到室外随便走走，是不可能收到降低血糖效果的。

（七）行走治愈糖尿病实例

行走治愈糖尿病的实例并不少见，这里仅举居住在上海市闸北区闻喜路的徐源祥老人通过行走治愈糖尿病的实例。78岁的徐源祥，患糖尿病多年。1998年体检时，血糖和尿糖均三个加号，曾经视觉模糊、听觉下降、四肢无力、手发麻。服中西药后收效甚微。

后来一位医生告诉他，患糖尿病后关键要控制好血糖，要管好嘴、迈开腿。此后，他每天早晨醒后先在床上做一些梳头、浴面、擦四肢、搓脚心、擦胸、摩腹、提肛等动作后才起床洗漱。每天上午（日出后）、午睡后、傍晚进行走跑锻炼。外出办事、访友聚会，必"以步代车"。此外，还结合打太极拳、拍打下肢、练下蹲以增强体质，加快血液循环，改善内分泌，控制血糖。

3个月后，他便感觉全身轻松，连困扰了他40多年的失眠也好了。初尝甜头后，劲头更足，每天下午走跑后再进行15分钟的爬楼梯锻炼，检查血糖在6.1～7.2间。就这样夏练三伏、冬练三九，再加上心理平衡、饮食合理，几年下来，原来的多种毛病也都已不治自愈了。现在，他早、中、晚三餐主食由原来每餐二两放宽到三两，平时吃一点水果也没问题，遵照医嘱，他已停止服药一年多，从未出现高血糖现象。

韩国檀国大学体育学院院长崔宗镇博士深有感触地说："母亲已患糖尿病30余年，其间试过无数种治疗方法，但最有效的还是行走。"

（八）糖尿病患者进行行走锻炼应注意的一些问题

1. 要特别照顾好你的脚趾

糖尿病患者应该特别注意对自己脚的保护。很多糖尿病患者由于病情较重而使神经受到影响，很难感觉到自己脚出现了什么问题。很多时候，他们脚上的水疱都会发生感染，即使是最轻微的损伤或疼痛，如果听之任之，也会导致很大的麻烦。因此，糖尿病人穿舒适的袜子和适合行走运动的鞋就显得特别重要。

2. 清晨空腹是糖尿病人锻炼的"警戒线"

清晨大多数人都是空腹锻炼，这样极易诱发低血糖，甚至引起低血糖昏迷，糖尿病病人尤其应该注意避免空腹锻炼。而且，清晨花草、树丛释放氧气不多，二氧化碳浓度比白天还高；夜间地面温度下降，污染的空气不仅不能向上扩散，反而趋于回降，地面上存有大量的空气污染物。此时锻炼者呼吸加深加快，污物、灰尘、细菌很容易经呼吸道进入体内，特别是糖尿病病人，抗病能力差，极易造成肺、气管感染而加重糖尿病病情。再者，冬、春、秋三季早晨气温较低，而糖尿病病人又多有心脑血管并发症，遇冷空气刺激或劳累很容易突然发病，特别是患有心脑血管病等慢性并发症的糖尿病病人更应注意这一点。

因此，糖尿病病人应把清晨到上午9点作为自己的"警戒线"，在此时间内不要急躁、紧张、生气等，也不要参加较大运动量的活动。

3. 运动需量力而行

糖尿病患者行走锻炼，必须按本书要求，运动量要适合自己的身体状况，一定要量力而行，循序渐进，切勿过劳，以免带来副作用。

4. 少吃多餐

少吃多餐有助于使血糖和胰岛素的含量接近正常值。每天吃少许早餐，早餐和午餐间喝一些脱脂和无糖的酸奶，午餐吃少许主食，适当多吃一些新鲜蔬菜，晚餐要吃得早一点，要清淡。晚餐后1~1.5小时，可以喝一盒纯天然酸奶或少许脱脂牛奶。

5. 行走前最好喝杯水，带上几块糖果，以备发生低血糖时做应急之用。

6. 行走如出现身体不适，如头晕、眼花、心慌、胸闷时，应立即停下来休息，并要预防低血糖的发生。

7. 行走后，不宜停留在风口处，有条件者应等汗慢慢晾干后再洗擦或沐浴。

8. 行走前要测血糖

行走是糖尿病患者不可缺少的辅助治疗手段之一。由于病患的特殊性，在进行行走运动时要随时注意自己的身体状况。

行走前最好进行一下血糖的自我监测，血糖过高（大于16毫摩尔/升）或者血糖过低（小于3.6毫摩尔/升）都不能进行运动，否则会引起代谢紊乱。运动前要补充一定数量的水分，以保证身体运动的需要。可随身携带一些饼干、糖块、巧克力或含糖的饮料和水，尤其是在运动量相对较大时，一定要及时补充糖和水分。

行走途中，要随时测量自己的心率、呼吸等。一旦出现视觉模糊、意识不清、头晕、大量出汗、心跳急剧加快、面色苍白等情况，很可能是发生了低血糖，此时应立即停止运动，马上吃一些含糖的食品；如已神志恍惚，应立即喝糖水；注射胰岛素的患者，进行30分钟的锻炼后，即使没有出现低血糖，也要主动补充一定数量（10～15克）的含糖类食物，以免发生运动后延迟性低血糖。如果出现胸闷、胸痛、头晕眼花、心跳缓慢无力、呼吸减慢，这是由运动量过大引起的"心源性晕厥"，应立即平躺，松开衣领、腰带，舌下含服硝酸甘油等，休息一会儿一般会缓解，此时不宜喝糖水。

9．行走运动前一定要充分做好热身运动和放松运动。

（九）如何预防运动中低血糖

尽可能在餐后1/2～1小时参加运动，此时血糖较高，不易发生低血糖。

尽量避免在胰岛素或口服降糖药作用最强时运动，如在短效胰岛素注射后1/2～1小时，应减少运动量。

尽量避免在大腿等运动时需要剧烈活动的部位注射胰岛素。可以选择腹部注射。

尽量不空腹运动：如果空腹血糖＞120mg/100ml，可以空腹适量运动。如果空腹血糖＜120mg/100ml最好在运动前吃点食物，吃后10分钟再开始热身。进行中等以上运动量且持续时间较长时，应在运动前或运动中适当加餐。进行长时间大运动量的运动，除运动中需加餐，运动后也应增加进食量。

在运动前后各测一次血糖可及时发现低血糖，并了解哪种运动、多大运动量会导致低血糖的发生，以期避免。

（十）久坐看电视容易导致糖尿病

据美国新一期的《糖尿病护理》杂志报道，人们久坐看电视，血糖往往会升高，尽管他们暂时还不会患糖尿病。

为了研究看电视时间与血糖的关系，位于澳大利亚墨尔本的国际糖尿病研究所的科研人员对3781名男性和4576名女性进行了调查，让他们在固定的时间内专注地看电视，这些人在被调查前血糖值正常。

研究发现，当被调查者看电视时间超过两小时，其体内血糖值逐渐升高，其中女性比男性更为明显。长期血糖偏高很容易导致糖尿病。

对糖尿病患者，更要注意控制看电视的时间，最好不要超过1小时，随后还应进行适量活动。

行走，防治心脏病的有力武器

据医学界的最新研究发现：造成心脏病的一个间接原因是运动不足。

（一）行走预防心脏病的机理

1. 行走可轻度刺激血管，使血管扩张，血液畅通，使氧气和其他营养物充分供给动脉壁，减少甘油三酯及胆固醇在动脉壁上沉积的机会，增加血液中有益的高密度脂蛋白胆固醇，从而起到降低血压、降低血脂及血黏稠度的作用，并使心肌梗死的发病率减少50%。

2. 行走时，肌肉的活动压迫静脉，从而使受压处的血液开始移动。静脉瓣的存在阻止血液逆流，使静脉血流向心脏。行走时，腿部肌肉的运动又可增强心脏功能。脚起着向心脏挤压血液的第二个泵的作用，因此说"脚是人体的第二个心脏"。

（二）行走，可有效预防心脏病

美国詹姆斯·菲克思在他的《跑步全书》中写道：跑步（行走）能够大大减少患心脏病的危险。走跑运动还能帮助心脏病患者恢复原来的活力。据美国的调查资料显示：在发作过一次心脏病而能够活下来的病人中，每年有4%～6%死亡；如果他们的走跑运动有医生监督，死亡率可以低于2%。

行走是最好的"特效治疗药"

《新英格兰医学杂志》最近进行的一项研究表明，每周行走 3 小时能降低犯心脏病的危险，每周运动量增加到 5 小时，患心脏病的危险就能减少一半。据美国三所大学联合进行的一项大规模的调查表明，每天行走超过 2.4 公里的老年人，心脏病发作的危险会大大降低。又据美国心脏学会主办的杂志《循环》报道，弗吉尼亚大学、明尼苏达大学和夏威夷大学的研究人员对 2600 名年龄在 71～93 岁没有明显心脏病症状的老年人进行了调查，在进行调查期间，有 109 名男性出现心脏病发作，每天散步至少 2.4 公里的老人心脏病发作的比例比散步少的大约低 50%。

英国科学家曾对 16000 多名 40～64 岁的人进行研究，这些人按日常生活中每天行走、游泳或骑自行车等锻炼时间是否达到 15 分钟而分成两组。研究结果表明，那些经常有规律锻炼的人，只有 1/3 的人得了心脏病，低于活动时间少于 15 分钟的对照组里的人。在对上述人中的 500 余人进行的一项更详尽的调查中，心电图数据表明，每天至少锻炼 15 分钟的人，得心脏病的风险是锻炼不到 15 分钟的人的 1/2。

美国某研究机构利用长达 20 多年的时间，对 6000 多名码头工人进行研究调查，在对所有的数据进行科学分析后，发现单个工人间存在差异。研究证实，精力充沛者工作效率高，患心脏病的危险低；缺乏锻炼的人死于心脏病的可能性是那些爱锻炼者的 2 倍多。数据还显示，那些不爱锻炼、大量吸烟和患高血压病的人，得致命性心脏病的可能性是常锻炼、不吸烟、无高血压的对照组里人的 20 倍。

美国一项由 5000 位有过心脏病的医生亲自参与的研究显示，每周至少做两次体育锻炼的这些医生，由于各种问题造成的死亡率低 40%，由于心脏问题造成的死亡率低 50%。

在另一项研究中，4000 位年龄在 40～65 岁之间且患有糖尿病的护士通过经常性的走路活动，患心脏病的机会减少了 28%。配合其他更有力的活动，染病几率更可以降低 33%。

要想心脏好，日行 2000 米。某研究所人员对 2678 名 71～93 岁的男性进行为期2～4年的研究，所有受试者在日常活动的基础上，每日步行从250米～8公里不等，其分为三个等级：小于250米，250米～1.5公里，大于1.5公里。研究结果，有109人出现心脏病发作，经三组对照：每日步行不到250米的人，心脏病发作的人占5%；每日步行250米～1.5公里的人，心脏病发作的人占4.5%；每日步行大于1.5公里的人，患心脏病的人占2.5%。研究证明，行走距离1.5～2公里是预防心脏病发作的最佳距离。

我国心脏病学专家胡大一教授说："我本人也曾是血压、血脂、血糖'三高'者，我下决心每天甩开膀子走一万步，结果运动量上去了，血压却下来了。"

心脏功能衰弱的人，在起床后或就寝前，如能适当地走动，对心脏是很有好处的。起床后不久即行走，可以轻微刺激血管，使血管平稳地扩张和收缩。睡眠时，从心脏送出的血量减少，心脏内的血管变细。因此，清晨缓慢地行走，即可减少心绞痛或心肌梗死等病的发作。

就寝前散散步，可以促进血管扩张，改善血液循环状况，使冠状动脉的氧气及营养得到充分供给，从而达到防治冠状动脉硬化的作用。

另有研究显示，如果在餐前大步快走一会儿，能迅速消除体内的有害血脂，对预防心脏病十分有益。

（三）行走，对心脏病有治疗的作用

原美国总统艾森豪威尔通过行走使心脏病得以痊愈，就是一个有力的例证。

1. 对于已经患有心脏病或有过心脏病史，或正在进行心脏手术的人来说，有规律地进行行走运动，将对心脏病的治疗起到良好效果。通过行走，可使你的心脏增强抽动功能，这样当你在剧烈运动或筋疲力尽的时候，你的心脏也不会轻易发生负担过重的现象。

2. 行走还可起到降低血压、减少胆固醇堆积的作用，并可以减少因接受心脏手术而带来的不安情绪。

3. 行走运动可以促进冠状动脉侧支循环，改善冠状动脉的供应，降低血脂浓度，这样就大大改变了心肌缺氧状况，有利于提高对定量活动的适应性和恢复心脏功能。

4. 国际研究表明，90%的心肌梗死是可以预测的，60%的冠心病是可以预防的。美国国民经过30年行走锻炼，使国民平均寿命增长了6年，其中3.9年得益于对心血管疾病的预防。一个人腰围越大，患心血管疾病的危险就越大，腰腹部肥胖的人，腰腹部蓄积的脂肪细胞最活跃，最容易进入血液和肝脏，促进血管斑块的形成，使人患冠心病的风险大大增加。行走是使腰围变小、减少腰腹部脂肪最有效的方法。

（四）行走，可防心脏变硬

美国研究人员发现，长期、持续的耐力训练可以防止心脏变硬，而心脏变硬会导致心力衰竭。

研究人员发现，除了年龄之外，惯于久坐和不爱活动的生活方式会使老年人面临心力衰竭的风险，而心力衰竭是65岁以上病人住院治疗的最主要的原因。

试验结果发现，那些习惯于久坐的老年人的心脏比那些老年运动员的心脏要硬50%。而且，老年运动员的心脏同那些惯于久坐的年轻人相比，几乎没有什么差别。

看来，终生持续不断的行走锻炼完全能够防止心脏肌肉变硬。

（五）专家为心脑血管病人开出的行走运动处方

一是每天要步行3000米以上，且每次坚持行走30分钟；

二是每星期要实现行走运动5次以上；

三是运动后，心率+年龄=170。

运动量太轻只能起到安慰作用，不能改善心血管功能，运动量过大则是有害的。患者可根据自己年龄、性别、体力、疾病等不同情况逐步增加运动时间和运动强度。

锻炼的时间可以从15分钟逐渐增加，身体状况差的老年病人可采用间歇运动方法，即运动2～3分钟休息2～3分钟，要循序渐进地进行锻炼。合理运动是心脑血管病人康复的一个重要方面，但药物治疗也是不可缺少的。

（六）应注意的几个问题

1. 避免早晨8～10点钟进行行走运动，因为这个时段是心脑血管疾病易发作时段。

2. 行走要循序渐进

心脏病人行走时，速度、距离和次数应逐渐增加，如果超体力行走，有时胸部会出现压迫感，甚至出现呼吸困难的情况。这是因为进行超负荷运动，心脏所需的大量氧气和营养物不能得到满足而导致的。一旦出现这种情况，最好的办法就是休息。

3. 心脏病患者不宜在严寒和酷暑的天气里行走。

4. 注意气候变化

气温变化大会使人的心脏处于危险之中。如果室外比较寒冷，在行走前，需要做好热身运动。如果室外比较热，就应该放缓脚步，并在行走中及时补充水分。

5. 请医生为你确定一个运动极限

要明确自己在什么强度的运动状态下，会导致心脏病的发作。疼痛并不一定当作心脏病发作的信息，因为有些心脏疾病没有疼痛感。你可以通过心电图来测定心跳频率，这样医生就能告诉你在什么样的锻炼强度下，你不会处在心脏病的危险之中，在什么样的强度内锻炼是安全的。

6. 养成良好的生活习惯

行走虽然是一项神奇的体育锻炼，但是仅靠走路不能达到使心脏康复的目的。你还需要从其他方面改变生活习惯，制订正常的作息制度，以及运用一些技巧来调节心理压力，等等。

7. 制订科学的行走计划

你可以从每天走 5 分钟开始,在条件允许下,应逐渐达到每天 30 分钟、每周至少 5 天的锻炼强度。

8. 重视行走的路程

最合适的路程应该在 30 分钟内能够轻松往返走完。

9. 不要追求速度

在心跳达到最快速度的 45% 时,行走效果就能最大限度地体现出来。因此,你应该避免速度过快、强度过大的行走方式,因为那样对你的心脏十分不利。有关专家指出,不要尝试那种令人气喘吁吁的走路方式,不要进行那种累得都顾不上和别人说话的行走锻炼。

10. 以中等步伐行走为宜

医药学博士迪安·奥内施说:"作为行走锻炼者,应学会舒服而轻快地行走,这样可以边聊天边走路。"他的这条经验看似简单,但这是经过充分的科学论证才提出来的。

运动后不经放松过程而突然停下来,对心脏的不良影响是非常大的。如果你一直是以一种中等量的步伐行走,那么即使突然停下来也不会产生诸如心律不齐等现象。因此,以中等步伐行走是最佳选择。

11. 饭后要轻松行走

用餐过后,血液大量从心脏涌向胃部,这时进行剧烈运动,对身体健康极为不利。饭后散步是很好的运动方式,有助于燃烧体内的热量并促进消化。但是,为了避免消化不良,应在饭后 1 小时进行这种运动。

12. 尽量选择平坦的路面行走

如果山坡比较陡,走起路来会造成心率过快。

13. 注意自己的感受

如果你觉得锻炼强度太大,那就把步伐放慢一点,或者休息一会儿,然后再走。

行走，治疗冠心病

（一）什么叫冠心病

冠心病是冠状动脉性心脏病的简称。是一种由冠状动脉器质性（动脉粥样硬化）或动力性（血管痉挛）狭窄或阻塞引起的心肌缺血、缺氧和坏死的疾病，亦称为缺血性心脏病。由于冠状动脉供血不足，可导致心绞痛。冠状动脉发生阻塞，导致心肌坏死，即为心肌梗死。

冠心病是40岁以上中老年人易患的一种心脏病，这种病对长期从事脑力劳动的人而言尤为多见。

（二）行走对冠心病人的康复作用

行走运动可以促进冠状动脉侧支循环，改善冠状动脉的供血，降低血脂浓度，这样就大大改变了心肌缺血状况，有利于提高对定量活动的适应性和恢复心脏功能，从而达到冠心病人康复的作用。

（三）行走运动的方法

冠心病患者行走锻炼时，步速不宜过快，行走时心率以控制在每分钟100～120次为宜，行走速度过快，容易诱发心绞痛。行走时间宜在餐后1小时进行，每日2～3次，每次半小时。长期坚持行走运动可促进冠状动脉侧支循环形成，有助于改善心肌代谢，增强心脏功能，减少血液凝固的倾向，从而减轻血管硬化。

行走，治疗脂肪肝

（一）何谓"脂肪肝"

所谓"脂肪肝"，就是肝脏中脂肪增加，医学上只要有5%的肝细胞含有脂肪，即可称为脂肪肝。

肝脏在人体中承担着消化、解毒、分泌等重要功能，人的生命活动时刻都离不开它。我们一日三餐吃进的营养物质都必须依靠肝脏进行加工，才能成为提供人体生命活动所需要的营养。

（二）脂肪肝的成因

在我国，随着生活水平的不断提高，脂肪肝患者越来越多，发病率高达 10%～20%。在患者中，又以白领、职业经理人、个体业主、出租车司机等人员最为常见，其脂肪肝平均发病率高达 25% 以上。

肝脏内脂肪增加的原因，不外乎人们摄取大量的糖类食物，同时蛋白质的摄取量不足，因而导致大量糖分在体内堆积转变为脂肪，贮存在肝细胞中。另一方面，由于蛋白质的缺乏，无法利用其与脂肪合成脂蛋白，进而使贮存的脂肪无法从肝脏中分离出来，因而加速"脂肪肝"的形成。

（三）脂肪肝的危害

随着病情进展，肝脏长期过度蓄积的脂肪，会促使病情从初期的单纯性脂肪肝逐渐发展为脂肪性肝炎，约 1/4～1/3 的患者并存肝纤维化、肝硬化，有的甚至发展为肝癌。同时，脂肪肝患者大多合并有体重超重和（或）内脏性肥胖等，其发生糖尿病、冠心病、脑中风的几率显著增加。

（四）行走可以消耗脂肪

脂肪肝是一种良性的肝病，但鉴于其多种并发症的危害，一定要引起足够的重视。在发生纤维化之前的早期脂肪肝，其病变是完全可以逆转的。

行走运动是燃烧脂肪最有效的方法，通过检查发现患有脂肪肝的患者，终身都不应该放弃行走锻炼。行走，不仅能防止体重增加，燃烧脂肪，减少脂肪在肝脏内的堆积，而且还可以预防动脉硬化，保护肝血管。

脂肪肝患者除了适当运动外，还需要合理均衡的膳食，并且进行药物治疗。

行走，最好的降压药

（一）什么是高血压

高血压是一种因血管神经调节障碍而引起的动脉压力升高的慢性疾病。

血压是指血液在血管内流动时对血管壁产生的单位面积的侧压力。由于血管分动脉、毛细血管和静脉，所以也就有动脉血压、毛细血管压和静脉血压。我们这里所说的血压是指动脉血压。

高血压是指收缩压≥140毫米汞柱或舒张压≥90毫米汞柱。美国预防、检测、评估与治疗高血压全国联合委员会制定的血压最佳标准为：收缩压（高压）低于120毫米汞柱，舒张压（低压）低于80毫米汞柱。

（二）高血压患者常见的症状和危害

高血压是一种独立的慢性病，它能导致脑卒中、心肌梗死、肝肾功能衰竭、循环功能衰竭、冠心病心力衰竭等多种严重的致命性问题。据统计，60%的冠心病、80%的脑血栓、90%的脑出血和70%的肾衰竭都与高血压有关。高血压患者常见的症状是精神恍惚，记忆力减退，判断力和计算能力大大降低，并出现头痛、头晕、胸闷、乏力、失眠等症状，还有些患者常有手指麻木和僵硬感，也有的人在手臂上有类似蚂蚁爬行一样的感觉或两小腿对寒冷特别敏感等。

血压升高时，血管弹性下降，易诱发动脉硬化症，由于硬化的血管壁十分脆弱，极易破裂，易发生出血症状。

一项调查结果显示，我国高血压发病率呈大幅上升趋势，患者已达1.6亿人，每5个成年人中就有一个患高血压病，我国已成全世界高血压最严重的国家。据流行病学资料估算，我国每年新发脑卒中200

万人，新发心肌梗死 50 万人，死于心脑血管病 300 万人，每年主要用于心血管病的直接医疗费高达 1300 亿元，其中用于高血压的医疗费达 366 亿元。

（三）高血压病人的运动处方

对于高血压病，常常采用药物进行治疗，但这些药物大多都会产生很大的副作用。美国科学家研究发现，行走可以使血脂下降、血压下降、动脉硬化斑块部分消退，行走还可以预防冠心病。

1. 行走运动是治疗高血压病的最佳方式

（1）行走运动，能使大脑皮质的功能得到改善，从而加强了大脑皮质对血管运动中枢的调节功能，使全身处于紧张状态的小动脉得以缓解，起到降压作用。

（2）行走运动可以改善自主神经（植物神经）功能，使外围血管扩张，血压下降，还可以改善高血压病人的情绪，缓解由于情绪波动而引起的血压升高等。

（3）行走运动改善高血压病人的左心功能，行走运动不仅降压和减轻左心室肥厚，还能提高最大有氧工作能力和改善左心室的舒张功能。

（4）行走运动能预防和治疗因高血压引起的重要器官损害，如能够治疗冠心病、脑血管病等，以及防止发生心血管病的危险因素，如能够治疗肥胖和高脂血症等。

（5）每天 4 次短距离散步降压效果好。一项最新研究发现，每天进行 4 次短距离散步具有的降血压功效比每天进行一次长距离散步的效果更佳。

研究人员对 20 名处于高血压前期的人每天进行 4 次 10 分钟散步和 1 次 40 分钟散步的降压效果进行比较后发现，虽然短距离散步和长距离散步在某种程度上都能降低血压，但是两者相比发现，短距离散步后的降压效果能持续 11 个小时，而长距离散步的降压效果只持续 7

小时。研究人员说："我们以前不知道短距离散步的效果会更好。过去的研究报告都表示,对血压不稳定的人来说,长距离、持续的散步具有更好的降压效果。这项研究为大部分没有时间散步的人解决了大问题,你没有时间散步40分钟,但你可以挤出10分钟的散步时间,4个10分钟就可以轻松解决问题了。"

2. 行走疗法的适应征和禁忌征

（1）适应征

①轻度和中度高血压患者,均适于参加行走运动疗法;

②高血压患者有心血管病危险因素的,如糖尿病、肥胖、高脂血症等,也适于行走运动疗法。

（2）禁忌征

未得到控制的重度高血压病、高血压危象或急进型高血压病、高血压病合并不稳定心绞痛、心力衰竭、高血压脑病、严重心律失常和视网膜病变等,都不宜进行运动。

3. 高血压患者参加行走运动前的评估

应先确定血压水平,评估心血管病的危险因素,看有无重要器官损害,是否有并存的疾病等,按以上情况将病人分为高危、中危和低危三组：高、中危的高血压病人（男性＜55岁,女性＜65岁）,无其他危险因素,可以按下述的行走运动疗法原则进行。

4. 高血压患者行走运动处方

（1）行走运动的方法

据报道,有一种降压效果极佳的行走方法：这种行走方法在家中便可实施。

①走"脚尖步"在家中走步时,抬起脚后跟,只用脚尖走步。这样会动用比平常走步更多的能量,也可活动平常很少活动的脚尖上的关节,改善脚部血液循环,进而促进全身的血液循环。

②走"忍者步"背靠墙壁站立,沿墙壁横向移动。若向左移动,右脚首先交叉于左脚之前,接着左脚大步向左迈出,如此反复进行,

犹如忍者在暗中行走一样,因此把这种步子称为"忍者步"。这种步子比平常的步子更多地消耗能量,且可充分活动脚上的各个关节。

祖国医学认为,脚底有众多穴位,脚趾根部集中了许多与循环器官相联系的穴位。"脚尖步"、"忍者步"都是以刺激脚部穴位为主,调整自主(植物)神经的功能,达到降压效果。

(2)行走运动强度

低强度运动的目标心率为最大心率的60%～70%。举例来说,男55岁中度高血压病人,安静心率68次/分,血压150/90毫米汞柱,不伴有进行运动的禁忌征,在降压药物治疗中,其最大心率的预计值为167次/分,乘以60%为100次/分,这是其最低的行走运动强度时的心率,167次/分乘以70%为117次/分,这是其中等的行走强度时的心率。

行走强度也可用自觉运动强度来判断,即感觉很轻松、有点累或稍累,这相当于运动时心率为最大心率的50%～60%。

(3)行走频率、时间

运动持续时间与运动强度成反比,若运动强度使心率为60%～70%最大心率时,每次行走20～30分钟或间歇进行,每周3～5次。行走强度使心率＜60%～70%最大心率时,每天行走时间可延长并可分几次完成,每周5次。

健康状态较好的轻型高血压患者,肌力运动和行走运动结合可取得较好的运动效果,即可使肌力增加和心肺功能改善。

运动训练的时间越长,产生的降压效果越佳,收缩压和舒张压降低的幅度就越大。所以,高血压患者坚持步行运动是取得和维持降压效果的关键。

(四)高血压患者行走需要注意以下事宜

1. 如果患者有严重的高血压并发症,如严重心律失常、心绞痛、脑血管痉挛缺血等,则绝对不能进行行走运动。

2. 行走运动宜严格遵守动静结合、循序渐进的原则。对于高血压Ⅱ期的患者，每日活动总时间约 30 分钟，并分别在上下午进行，其他时间则以安静休息为主。

3. 行走运动中避免做俯身、低头或憋气的动作，呼吸要尽可能地深、慢、均匀，以免使血压急剧升高引起头痛、头晕症状。

患者最好在医护人员的观察指导下运动，条件不允许的也应自我监督。自我判断方法是：运动中注意有无头晕、头痛、呼吸困难、恶心、呕吐、共济失调等现象，如有上述不适，应减小运动量或暂停运动。每次运动后 5～10 分钟，心率应恢复到运动前水平，且运动带来的疲劳感应在休息 2 小时后消失；若运动后第二天仍有疲劳感，则说明运动量过大或身体功能不良，需要调整活动量。

4. 血压超过 220/110 汞柱的患者应禁止运动，若通过服用降压药后血压下降了，可考虑轻度活动。严重高血压性心脏病患者也为运动禁忌者，但心功能纠正后，患者可以在医师的指导下开始进行缓慢的散步运动。

5. 高血压患者运动中应注意的是运动的目标是达到靶心率，而不是最大心率。220- 年龄 = 最大心率；最大心率乘以 70% 就为你的靶心率。靶心率就是既安全又能达到锻炼目的的心率。但是，若合并其他疾病，难以达到靶心率，也不要强求。此外，病人基础心率有快有慢，较快心率者易达到靶心率，较慢心率者不易达到。后者即使达到靶心率，对病人来说其运动强度也太大。所以在特殊情况下对靶心率的要求应灵活掌握，一般主张高血压病人在医师的具体指导下进行运动。

6. 高血压病患者步速以中速为宜，行走时上身要挺直，否则会压迫胸部，影响心脏功能。走路时要充分利用足弓的缓冲作用，前脚掌先落地。千万不要脚后跟先落地，因为这样会使大脑处于不停的振动中，容易造成头晕。

7. 高血压患者最适合的运动是行走和慢跑。运动量可根据患者体质及耐受程度而定，开始运动量切忌偏大，时间切勿过长，最好能检测运动前后心率、血压和呼吸，以心率增快，少许出汗而未出现心慌、气短、筋疲力尽的感觉为宜。高血压患者的锻炼除行走和慢跑外，还可选择太极拳、体操、游泳、骑自行车等，这些运动都可有效改善血液循环，引起周围血管扩张，增加体内储钠的排出，降低交感神经系统的兴奋性，起到降低心率，降低血压的作用。

值得提醒的是，一定要量力而为，运动不能过频，最多早晚各一次。其实，坚持每日一次适当的运动，就能达到降压效果，运动时间以黄昏为宜。

高血压患者运动中除要注意上述各项外，还要遵守以下几项：

一是运动前不宜饱餐：

因为进食后，机体为了充分消化和吸收各种营养物质，血液大量流向胃肠道，从而使心脏的供血减少，运动容易诱发心绞痛。

二是运动前后，要避免情绪激动：

因为精神紧张、情绪激动，都可以增加血液中儿茶酚胺的浓度，增加心室颤动的危险。

三是运动后，不要马上洗热水澡：

因为全身浸泡在热水中，会造成全身血管的扩张，而导致心脏供血相对减少。

四是早晨不宜剧烈运动：

因为早晨人体的交感神经兴奋性比较高，而交感神经兴奋时，会引起心血管的收缩，导致血压升高，严重时，会引起心肌缺血；此外，上午人体内的血液黏稠度也比较高，容易导致血栓形成。如果此时运动过于剧烈，会导致心脑血管病的发生。

行走，防治高脂血症

高脂血症是引起冠状动脉粥样硬化、心绞痛、心肌梗死、血栓等心血管病的罪魁祸首。最近，德国的科学家研究认为，除了合理饮食调理（低动物脂肪、低胆固醇、低糖、多食纤维素与新鲜果蔬）、戒烟忌酒、避免情绪紧张外，行走运动是有效防治中老年人高脂血症的最好方法。

康复医学专家汉斯·来勒博士，对145名患有不同程度高脂血症的中年人（平均年龄在55岁左右）进行了为期10个月的系统行走锻炼试验，每次持续20～40分钟，结果受试者体内血浆胆固醇下降了34%，血清甘油三酯的浓度降低了45%左右，同时有助于防止和延缓冠心病人高密度脂蛋白的升高。研究结果还显示：85%以上的受试者其摄氧量增加20%，动脉血管壁弹性增强，心肌工作能力显著提高。

波恩预防医学研究所的研究显示：

首先，适宜的长距离行走锻炼，可以明显改善心脏的营养，促进心肌侧支循环的发展，使心脏代谢能力提高，还能改善机体脂质代谢水平，降低血液内低密度脂蛋白和甘油三酯的含量，并使动脉血管壁保持一定的弹性，从而防治动脉硬化。

其次，行走运动可以使血浆纤维蛋白的溶解活性增强，有效防止血液成分凝结，并可以调整大脑自主（植物）神经系统的功能，大大减少高血脂所带来的并病症（如：高血压、冠心病、心肌梗死、糖尿病、肾病等）。

第三，当人们在进行行走运动时，血流中会自动产生一种叫作高密度脂蛋白的物质，这种物质颗粒小，可以自由进出于动脉血管壁中的微孔中，不会沉积在管壁上，并可以把已经沉积在管壁上的大块血脂冲走，输送到肝脏中去分解，这对有效预防和减轻脉管壁上的粥样硬化斑块颇有裨益。

行走，使血管变柔软、变"年轻"

人体老化的外在表现是皱纹增多和两鬓变白，而伴随的不可见变化是动脉逐渐变硬。动脉的扩张和收缩的频率是很高的，这就要求管壁有一定的弹性。但是，即使是身体很健康的人，动脉的弹性也会随着年龄的增长而下降。动脉硬化的出现，部分原因是蛋白质内的一种弹性物质被无弹性的物质所代替。

美国马里拉国家研究院老年医学研究中心通过实例研究显示：随着人们年龄的老化均会出现动脉硬化现象。然而，健康人的动脉易弯曲、更柔软。

研究者发现，老年运动员每周散步30英里（相当于48公里），这些运动员几乎不受老化的影响，他们的血管比同龄人的血管硬度低30%。老年运动员的血管功能与年龄小其一半的年轻人的血管功能不相上下。

美国心脏学会新近研究结果表明，有规律的行走，会保护人的血管内皮，从而能避免因年龄不断增长而导致的血管老化，并能使老年人的血管功能与年轻人的一样好。

另有研究发现，老年运动员体内自由基水平与年轻人一样，但不爱运动的老年人体内的自由基水平要高得多。

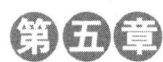

第五章
行走，多种疾病的灵丹妙药

有30%的癌症患者是吓死的。其实，行走就能使癌症患者摆脱"不治之症"的魔影

偏瘫病人以行走恢复健康并获得长寿的并不少见，美国第32任总统罗斯福就是一个很好的例子

行走并非引发关节炎的罪魁祸首，恰恰相反，它是治疗关节炎的灵丹妙药

行走能使钙深入骨质，促进骨的合成，使骨骼密度提高50%，能有效防止骨质疏松

行走+意志,敢叫肿瘤"低头"

世界卫生组织一项最新报告指出:大约三分之二的结肠、乳腺、肾脏和消化系统肿瘤的发生,可归咎于缺乏运动和肥胖。另据我国卫生部统计,在我国人口死亡的原因中,恶性肿瘤排在第二位,仅次于心脑血管病所造成的死亡,每年死亡人数高达140万人之多,而且未来还将继续增加。控制癌症的出路在于预防。预防癌症离不开多运动,这是临床医生常说的一句话。那么,防癌为什么要强调行走运动呢?

(一)行走防治癌症的机理

1. 行走能增强人体免疫功能

人体内的免疫细胞数量可随运动量的增大而上升,行走还能显著地增加唾液和支气管分泌免疫球蛋白A的含量,抑制细菌性和病毒性感染,增强局部黏膜的防御功能,增强免疫细胞的活力,进而抵御癌细胞的侵犯。

科学研究表明,行走会刺激人体内某些激素的分泌,加快骨髓生成白细胞的活力。白细胞具有吞噬作用,一旦体内出现异常细胞,很快就会被白细胞围攻歼灭。

美国一著名肿瘤专家指出:"癌症是免疫功能的失败,而免疫功能的失败则是在心理平衡被破坏后产生的。"临床发现,患癌症的人,有60%是由于情绪受到压抑或精神受到创伤而发病的。行走运动可以使人心情愉快,忘却烦恼。

2. 行走运动能调节内分泌环境,尤其是性激素水平研究证实，妇女雌激素在体内新陈代谢中所生成的某些活性产物，有促使乳腺癌发生的作用，而这些活性产物的生成与体内脂肪量相关。脂肪越多，这种致癌性物质生成越多。通过有规律的行走，可以减少体内多余的脂肪，能使体内的雌激素减少，甚至不生成活性产物。

3．行走运动增加干扰素分泌

处于运动状态时，人体每小时从血液中分泌的干扰素比平时增加一倍，而干扰素有明显的抗癌作用。

4．行走运动增强心肺功能

行走使血液循环加快，还能增大肺活量。一般人安静时每分钟通气量为4～7公升，而运动时可达到100公升以上。人在行走运动时吸入的氧气较安静时多几倍甚至几十倍，多吸入的氧使血红蛋白含氧量明显增多，可将一些致癌物质排出体外，使血液得到"净化"。

5．行走运动使体温升高，可以阻止癌细胞的生成

行走运动时肌肉产生的热量比安静时增加10～15倍，癌细胞对热的承受力远不如正常细胞，容易被杀死。另外，行走运动使人体大量出汗，汗水可以把体内的一些致癌物质如亚硝胺、氯仿、铅、锶、铍、砷等及时排出体外（据分析，人体通过汗液排出的有害物质至少有100种以上），从而起到防癌作用。

6．行走能消耗体内多余的脂肪

据挪威奥斯陆大学研究人员在2002年7月公布的研究成果显示，脂肪组织可产生10～20种活性物质，其中一些是激素类物质，而这些激素类物质大都是伴随癌症而出现的物质。由于行走可以减肥，从而减少患癌症的危险。

7．行走能促进人的食欲，增强消化功能

行走使人体必需的营养物质和维生素可以得到充分吸收和利用，使人体具有对抗癌细胞生存和扩散的能力。同时，行走能加速致癌物质从体内排出，缩短了这些有害物质与人体结肠和直肠接触的时间，从而减少肠道癌变的危险。

中医认为，癌症病因之一是病人体内气滞血凝，久积而成癌。行走使人体血液循环加快，从而使体内出现的癌细胞就像急流中的小砂粒一样，无法在某个内脏器官站稳脚跟、生长增殖和转移扩散。

8. 行走能增强体质，增进健康，为预防和治疗癌症提供物质基础

行走能锻炼人的意志，提高战胜癌症的勇气和信心。有位肿瘤专家说："总结中外抗癌经验可以得出这样的结论：信心+运动是癌症患者获得新生的良方。"据研究发现，有信心战胜癌症并坚强生活的人，大脑中会产生希望和期待的良好兴奋灶。日本"认识生活价值疗法"创始人伊丹医师指出，这种良好兴奋灶通过大脑边缘系统这一本能中枢，传输到自主神经（植物神经）中枢——丘脑下部同激素有关的脑下垂体，使免疫活动增强，异常细胞减少，促使癌细胞退化。日本"认识生活价值疗法实践会"的3名晚期癌症患者在医生的指导下，以坚强的自信心加刻苦的体育锻炼，终于战胜癌症，获得新生。

（二）行走，能有效防治癌症

众多的最新研究证明，行走对预防癌症的意义已远远超出人们原先的认识。

1. 行走防治多种癌症的研究实例

丹麦哥本哈根大学的爱斯伯尔博士曾对240名持续长期从事走跑运动的中年男性和同样人数、条件基本相同而从不参加任何运动的人，进行了为期6年的追踪调查、测定，结果发现：后者中有27人患有癌症，并有一半以上的人患有不同的慢性疾病；而前者中只有4人患有癌症，并经治疗已渐康复。另据德国运动学家阿肯经过8年时间观察两组条件相似的中老年人：一组每天行走锻炼，8年中仅有4人患癌症，而且经过治疗能长期带癌生存；另一组不做任何运动，有29人患癌症，其中17人因患癌而死亡。

瑞典一研究中心对110万中老年男性进行结肠癌普查时发现，运动少的易患结肠癌。美国南加州大学医学中心对2950名结肠癌患者调

查后证实，整天伏案工作的成年男子患结肠癌的危险性比经常参加体育活动的人要高60%。我们常见到许多有关百岁寿星和长寿老人的生活报道，他们都有一个共同特点：经常参加劳动或运动，一生很少生病，直至无疾而终。

另据美国华盛顿大学医学院完成的一项大规模新研究证实，步行对肠道有很好的保健作用，甚至可以预防直结肠癌症。凯思琳·Y.沃林博士及其研究小组发现，每周步行1小时最好，尤其是女性。

刊登于《国际癌症杂志》的新研究报告指出，虽然强度更大的运动效果好，但是参加低强度身体活动就足以降低结肠癌的风险。

沃林博士表示，步行对肠道最大的益处在于降低结肠癌的危险，该小组对40～65岁的79295名妇女进行了为期16年的跟踪调查。研究期间，547人得了结肠癌。与不步行的妇女相比，每周步行1～1.9小时的妇女结肠癌危险降低31%。与每周锻炼不足1小时的妇女相比，每周中度或高强度运动4小时以上的妇女结肠癌危险降低44%。

研究证明，只要坚持行走运动一年以上，有些包块就能自行消失。

有关专家在对450名40岁以上坚持行走的人和450名不行走的人跟踪调查8年后发现，长期坚持行走者比不行走者患癌率低90%，而且坚持行走的患者其死亡率也比不行走的患者小得多。

法国巴黎肿瘤预防研究所的专家最新研究发现：有规律的走跑运动，有助于降低当今女性乳腺癌与生殖器官癌的发病率，其主要原因是：行走运动能刺激大脑皮质与脑垂体，产生反馈调节内分泌失衡的作用，有效地防止体内雌激素分泌过多，调节女性雌激素的水平与生殖器官的生理功能，减少体内脂肪的积累，降低女性特定癌症的发生率。

《美国医学会杂志》上的一份报告称：经常行走能减少雌激素的产生，从而提高幸存的几率。因为在大多数乳腺癌类型中，雌激素都有促进肿瘤生长的作用。该医院过去18个月间对3000名乳腺癌患者进行了研究记录，数据表明，每周行走3～5小时的女性患者与每周行走不到1小时的女性患者相比，前者的乳腺癌致死率比后者低一半。

哈佛大学最新研究结果表明，以每小时 5～6 公里的速度每周走 7 小时，可以大大降低乳腺癌的患病率。

挪威的研究人员在 1997 年进行的一次小规模的研究显示，一周至少行走 4 小时，能使妇女患乳腺癌的可能性降低三分之一。研究还发现，每周行走 3～5 小时的女性，死于乳腺癌的危险比每周运动不到 1 小时或完全不运动的女性低五成。一周步行 1 小时以上，可以提高存活率。研究人员认为，行走之所以能预防乳腺癌，是因为行走能减少妇女体内的雌激素，而雌激素能刺激乳房细胞增长，并增强乳房组织癌变的可能。美国疾病防治中心因此建议，女性每天应该做至少 30 分钟中等强度的运动，每周至少 5 天。

加拿大公共卫生局的研究人员在对近 3000 名女性的调查中显示，适量运动的女性，患卵巢癌的危险减少了 33%。

哈佛大学研究人员提出：男子每天若能抽出 1 小时参加行走运动，患前列腺癌的几率要比一般人低 44%～88%。

又据美国医学协会 1996 年研究结果，有规律的行走运动可以降低一半患肠癌的比率。德国医学博士阿肯从研究中发现，行走能使人吸入比平常多几倍甚至几十倍的氧，而每天获得氧气供给如能比平时多 8 倍，就可以有效预防癌症，即使患了癌症，也能延长生命的过程。

行走能增强心、肺功能，促进血液循环和增加肺活量，提高代谢能力。国外的一项研究表明，每天进行 2 小时行走运动，癌症患者的长期生存率可由 32% 上升到 88%。

行走抗击肺癌。美国《流行病学》杂志 2001 年调查了 2500 名妇女，其中一半是肺癌患者，通过调查她们的运动水平发现，更年期后仍参加行走的人得肺癌的几率会减少 30%，终生有规律行走的人得肺癌的几率会减少 42%。

哈佛医学院最新研究表明，每周以每小时 5～6 千米的速度快走 7 小时，就会使患肺癌的几率减少 20%。

越来越多的研究发现，行走还带来诸多不易为人所察觉的益处：

1996年，全美外科医生年度报告认为，行走能使身体各个器官和各个系统获益。就消化系统而言，行走能增加肠蠕动，加快食物通过胃肠的速度，因而降低胃肠功能失调以及患胆结石的可能。食物在胃肠道停留的时间越短，毒素和致癌物质被吸收的就越少。这就解释了为什么行走能使结肠癌的发生率降低一半。总而言之，行走锻炼与癌症的低发生率密切相关。即使是正常体重的人也需要行走锻炼，行走不但能减少脂肪，也能降低与雌性激素失调相关的妇女乳腺癌和子宫癌的发生率。

2. 行走能使癌症患者顺利渡过化疗关

化疗药物在杀灭肿瘤细胞的同时，会不可避免地损伤正常细胞，在遏制肿瘤细胞毒素的同时，也有可能引起严重的心脏功能和血液循环障碍，从而导致病人出现一系列异常反应，增加身体和精神上的痛苦。

有诸多研究证明，行走可以减轻大剂量化疗所带来的痛苦和不良后果。

长期以来，癌症患者都被要求以休息的方式从化疗中复原，但是长期的卧床休息导致了肌肉和心血管健康的下降，这只会加剧化疗所带来的痛苦和副作用——以致几年都难以恢复。因此，由德国研究人员组成的一个小组正在尝试一种不同的方法：他们鼓励病人在完成化疗后进行规律性的锻炼，事实证明这些病人不仅更有活力，而且对健康的态度也更加积极。

锻炼带给癌症病人的好处不但是生理上的，还有心理上的。一份对接受治疗的患乳腺癌的妇女的研究显示，她们在进行了10周锻炼——每周4天，每天30～40分钟之后，她们的心理压力和忧虑程度出现了大幅度的下降。这一发现是非常鼓舞人心的，因为乳腺癌患者在接受治疗后，面临着巨大的心理压力和忧虑。

减肥既是预防肥胖症、高血压、动脉硬化的必要措施，也是预防大肠癌、乳腺癌等癌症的重要措施，而行走是最好的减肥运动。

（三）行走+意志，晚期癌症得康复

1. 癌症患者是被吓死的

一位肿瘤专家说得好："有30%的癌症患者是被吓死的。其实，行走就能使癌症患者摆脱'不治之症'的魔影。"一切疾病都是纸老虎，癌症也不例外。

下面列举的实例充分说明，行走+意志是战胜癌症的重要因素，许多被"专家"宣布为"不治之症"的病人，只要依靠顽强的意志就能创造出惊人的奇迹。

据报道，英国女子简·汤姆林森用行走战胜癌症的事实，充分证明了这一点。汤姆林森原是一名放射技师，1990年她42岁的时候，被诊断出患有乳腺癌。在随后的10年间，她接受了双乳切除术，并经两轮放疗和化疗，治疗当时据说很成功。但在2000年，她按照医嘱又到医院复查，被告知她的癌症已到晚期，癌细胞已经扩散到骨骼里。医生认定她活不过6个月了。

这个噩耗带给她心灵上的打击是可想而知的。她有父母，有一个深深爱着她的丈夫，还有三个儿女。除了癌症外，她的家庭一切都很美好。在这种情况下，她不想丢下他们撒手而去，她决心用自己的抗争与癌症做殊死的拼搏。

但如何与癌魔拼搏呢？她从书本上看到运动可以代替一切药物，于是她打算用运动来控制病情。她想，既然医生拿癌魔都没办法了，坐以待毙，不如自我拼搏。她此前从未参加过长跑，也从未进行过任何剧烈运动。从她拿到死亡诊断书的那一天起，就开始了长跑和其他运动，这一跑就是6年。直到2006年底，她参加了一连串马拉松、三项全能比赛和骑自行车远征活动；甚至在不久前，她还用了9周的时间，行程6700公里，完成了一个全新的挑战——骑自行车横跨美国。

这期间，她积极配合医生，按照治疗要求接受治疗。但是，她更多的是以自己超人的毅力和顽强的意志，忍受着疾病的巨大痛苦，与癌魔做着殊死的斗争。结果，她成功了。她至今还活着，这让医生们

目瞪口呆。她的事迹传遍了整个英国,她被评为"2006年年度风云女性"。

另一名与癌魔抗争取得奇效的是迪克·莫伦。他在1981年获得波士顿马拉松赛跑45～52岁年龄组第二名,6年以前迪克·莫伦患过淋巴癌,动过5次手术,接受过3个月的放疗,头发全部脱落。由于他敢于向死神抗争,坚持运动,不仅身体得以康复,而且还成了一名马拉松长跑运动员。

还有美国的杰夫·布拉特尼克也是一个癌症患者,并因此切掉了脾脏,就是他,在1984年洛杉矶奥运会上,神奇般地夺得了希腊-罗马式摔跤的重量级冠军。

再举一个例子,法国有一位妇女,26岁得了子宫癌,卵巢转移,做了切除手术,但不久另一个卵巢也转移,又做了切除手术,结肠转移了,患部的肠子又给切除了。由于癌细胞的转移,三年她共开了12次刀,做化疗头发完全掉光。为了减少手术时打麻药对身体带来的不良影响,她坚持不打麻药,每次她忍受着极大的疼痛。在医院的三年里,除了痛苦外再也没有别的。

这期间她也曾想到死,上吊还是跳楼?后来在一个朋友的启发下,她想到住院前在海边滑水的乐趣:阳光明媚,海风和畅,海鸥在大海上空自由飞翔,人和大海自然融合在一起的那种快乐使她萌发了生的期望,与其坐着等死,还不如再去海边享受滑水的乐趣。于是,她又毅然回到海边,可是三年的病魔折磨,她的身体太虚弱了,她一下水就倒下了,她对自己说一定要站起来,她用与死神做斗争的顽强毅力,倒下去又站起来,再倒下去,再站起来,经过两个多月的拼搏,她终于能走路了,又过了两个月,她便能下海滑水了,于是她就坚持每天到海边滑水。两年多后,她收到医院的一份通知书,要她去医院做复查。到医院一查,医生都吓呆了——不得了,奇迹,真是奇迹!一切化验指标全部正常。于是女孩又回到海边滑水,两年后,她参加世界女子滑板锦标赛,获得了冠军。

2. 坚强的意志，会开发出巨大的潜能

汤姆林森等三名癌症患者，他们与病魔做斗争的坚强意志，留给我们很多启示，值得我们很好地思考一番：

首先，他（她）们不甘心做癌魔的牺牲品，不屈服于命运的摆布，与癌症作不屈不挠的斗争。汤姆林森等三人的事迹告诉我们，一切疾病都是纸老虎，癌症也不例外，看起来和听起来确实可怕，但你不怕它，与它作殊死斗争，你就能战胜它。

其次，通过他们斗癌的事迹可以看到，人是有着极大潜力的动物，只要有坚强的意志，就会生发出巨大的能量，创造出惊人的奇迹。

行走运动能锻炼意志，增强战胜癌症的信心与毅力。一位诗人说过："信心是半个生命。"英国医学专家对57名因乳腺癌而切除乳房的患者进行观察，发现失去信心而绝望的病人，80%手术后不久便死了；而对治愈疾病充满信心的病人，10年生存率超过了70%。

什么是意志，心理学家把自觉地确定目标，并且根据这个目标去支配和调节自己的行为，克服种种困难，进而实现这个目标的心理过程，叫作意志。意志会使大脑产生希望和期待的良好兴奋灶，使人产生开朗乐观的情绪和积极向上的精神，从而可增强大脑皮质和整个神经系统的功能；进而通过自主神经（植物神经）系统、内分泌系统及递质等的活动，提高人体的免疫功能和抗病能力，并能有效而充分地调动机体的巨大潜力。用坚强的意志治疗疾病是一种最佳信息反馈疗法，也是当前世界上风行的行为疗法的一个重要环节。

坚强的意志能帮助人们战胜疾病。疾病，特别是严重的疾病和久治不愈的顽症，不仅折磨着人们的肉体，也摧残着人们的精神世界。在病魔面前，意志薄弱者往往是举手投降，一蹶不振，抗病力进一步下降，造成病情恶化，后果严重。相反，意志坚定的人，在病魔面前毫无惧色，常常是怀着必愈的信心，不屈不挠地同疾病做斗争，这就会化为一股强大的力量，使机体的免疫功能处于最佳状态，因而有助于战胜癌魔。

生活中到处可以见到这方面的事例，许多被"专家"宣布为患了"不治之症"的病人，依靠顽强的意志能创造出惊人的奇迹。

行走，使偏瘫患者康复

（一）偏瘫症的病因

偏瘫是脑中风发生最多的并发症。脑血管意外（脑动脉系统病变引起的血管痉挛、闭塞或破裂，造成急性发展的脑局部循环障碍和以偏瘫为主的肢体功能损害）最常见的后遗症就是中枢性瘫痪。

（二）行走的康复作用

偏瘫患者在病情许可时，应进行被动和主动的行走锻炼，以增强肌力、恢复关节功能、提高协调能力，这对恢复肢体的运动功能有很大的帮助。基于人体中枢神经具有极大的可塑性，在神经损害严重的患者中有可能重新建立一个神经功能网络。对于那些受损但未完全被破坏和功能丧失但结构尚完全的神经元，经过积极的康复处理，其活动性和功能完全可以恢复，使肢体运动功能再现。运动康复选择有针对性的运动处方，抑制和控制低级中枢的原始反射活动，加强高级中枢对低级中枢的调控作用，打破异常的痉挛模式，改善肌群间的协调功能。最终减少可能出现的多种并发症和继发损害，减少残疾给患者功能活动带来的不利影响，使患者尽最大可能生活自理并提高生活质量。

（三）行走的康复方法

1. 按摩

行走有按摩的功效，按摩可促进局部血液和淋巴循环及新陈代谢，改善皮肤营养和肌肉张力，保持肌肉和韧带的伸缩性，防止肌肉萎缩，解除肢体的挛缩、变形。

2. 肢体的被动活动

开始行走之前要做被动活动，目的是促进血液循环、维持关节韧带活动度、减轻肌肉痉挛及失用性萎缩。

（1）屈曲关节：被动活动要先做大关节，后做小关节；运动幅度要从小到大，力求伸得直，屈得充分，以期达到生理的活动范围。

（2）翻身训练：用手推肩和髋部，协助患者向健侧或向患侧翻身。

（3）坐起训练：被动坐起，摇起床头靠背30°，坐5分钟，逐渐增加到70°，坐30分钟，一日两次。

（4）坐位平衡：让患者自己练习保持坐位。

（5）立位平衡：顶住患者足尖和膝部，使患者安全站立，从十几秒到几分钟逐渐加长时间。

（6）坐立平衡：按照由坐到站、由站到坐的顺序训练。

3．主动运动

由床上锻炼，逐渐转为扶持下床前锻炼，再过渡到户外锻炼。从他人扶持站立、行走，到自己扶持站立、行走，再到持拐行走，最后到徒手行走。

从生物发展史看，上肢活动慢于下肢。在行走锻炼的同时，患者还应进行瘫痪上肢的锻炼，顺序是先活动手指，后持生活用品，再叫患者运用健身球，锻炼手指的灵活性。

4．有规律的适量运动

一旦肌力恢复接近正常，可以做静态为主的气功训练。

5．偏瘫病人行走康复实例

偏瘫病人通过以行走为主的运动疗法恢复健康并获得长寿的实例是很多的，下面仅举三个实例：

湖南的刘炳凡，1983年当他73岁时得了痿痹症，双腿活动受阻，后来发展到难以直立行走。因其自明医术，每晚以艾草灸足三里、阳陵、关元、命门等穴位，坚持一周后即能起立，此后，刘顽强行走，渐渐远行，并长期坚持，不仅很快双脚便恢复如常，而且登山轻捷。2000年刘炳凡已88岁高龄，身体还十分健康。

家住湖北省外运宿舍年逾花甲的孙金桃，2005年5月23日突发中风，右侧面部、手臂、腿脚瘫痪，经药物治疗仍留下了右侧手脚不听使唤的后遗症。为使偏瘫部位恢复正常，孙金桃每天坚持在室内依托物体呈半站立状态，像摇呼啦圈似的慢速扭动身躯走动，充分发挥左手的运动功能，揉搓右侧面部和手脚，并辅助右臂反复做上扬运动。经过一年的"带病运动"，于2006年偏瘫症状得到缓解后，孙金桃走出家门，在街头练习行走和打太极拳，学舞太极剑，并依托树干、墙角练习搬腿上扬竖一字、下腿落地摊一字及花样健身操等技艺。2007年以来，孙金桃每天坚持行走等运动两小时。这位中风患者，经过不懈的锻炼，使偏瘫肢体逐渐康复，身板儿越练越健康，心态越练越年轻。

美国第32任总统罗斯福，33岁时患了脊髓灰质炎症致瘫，通过顽强的行走等体育锻炼，恢复了肌肉的功能，也恢复了健康，并登上了总统的宝座。

行走，使你远离骨质疏松

目前，我国已进入老龄化社会，60岁以上的老年人口已达1.3亿。"腰酸背痛，骨质疏松"这种全身性的骨骼疾病正折磨着老年人。据报道，我国老年人发生骨质疏松的情况是：女性为90.48%，男性为60.72%。全国每年约有20万老年人因缺钙造成髋骨骨折。其中30%左右因此而死亡。据悉，我国骨质疏松的发病率已跃居世界各种常见病的第7位。

（一）何谓骨质疏松

骨骼的密度减低就是骨质疏松。

原发性骨质疏松症是以骨量减少、骨的微观结构退化为特征，致使骨的脆性增加以及易于发生骨折的一种全身性骨骼疾病。主要表现为：骨量减少、骨钙溶出、脊柱压缩性骨折，致使"龟背"出现，并伴有老年呼吸困难、骨质增生、高血压、老年痴呆、糖尿病等一些老年性疾病；骨的微观结构退化，骨的强度下降，脆性增加，从而使骨难以承载原来的负荷。

（二）骨质疏松的形成

骨骼是由骨基质和矿物质共同构成的。其中骨基质如同钢筋，矿物质就如水泥。这种矿物质主要是钙质，人体中99%的钙沉积在骨骼里。在人的一生中骨的转化每时每刻都在进行着，即骨的吸收、破坏与生成、修复是一个动态过程。在人的少年时期，骨骼的发育是形成大于吸取，全身骨量逐渐增加，钙不断地沉积在骨骼中。大约30岁达到骨量动态平衡，钙的积累也到达最高峰值。以后便随着年龄的增加，骨的吸收逐渐大于形成，钙也不断地开始丢失。特别是妇女，到了绝经期、老年期，这一变化就更加显著。人体骨量明显减少，骨的微结构发生破坏，骨小梁变细、变薄，甚至折断，使骨骼的机械力学强度大大低于年轻的时候，便发生了骨质疏松。

（三）骨质疏松的危害

骨质疏松症可产生骨痛、驼背、身材变矮、骨折乃至残疾等后果。常见的骨质疏松性骨折有髋骨骨折和脊柱骨折，而且往往还会引起继发性并发症。骨质疏松症会使椎体骨畸形，腹部受压，引发胃肠道疾病；骨质疏松症也会使脊柱骨脆弱，卧床不起，引发肺部感染。

对肺部感染患者和胃肠道疾病患者的抽样检测表明，58%和64%的患者都患有不同程度的骨质疏松症，尤其是60岁以上的老年人群，因患骨质疏松症而引发的肺部感染和胃肠道疾病，都超过了75%，骨质疏松症已不仅仅是骨质上的疾病，其对肺部和胃肠道的危害更深。

（四）行走，是防治骨质疏松的好办法

同身体其他组织一样，骨骼也需要经常锻炼才能生长。

1. 研究表明，行走增加了身体负重的机会，防止肌肉萎缩，对成

骨细胞有刺激作用，能使钙深入骨质，促进骨的合成，使骨骼密度提高50%，能有效防止随着年龄增长出现的各种形式的骨质疏松。

2．行走运动是骨骼和肌肉抵抗重力作用，进而增加骨骼密度的一种最佳锻炼方式。

行走运动不但能促进全身血液循环，使骨骼得到充足的营养物质和矿物质，减缓骨骼的衰老速度，还能让骨骼受到压力的作用，促进成骨细胞及其他有利于骨骼的生长因子代谢活跃，使骨骼的生长、更新加快，骨的密度和强度明显增加，可以增强肌力、提高关节灵活性、防止骨折。

3．行走运动能增强肌力，延缓或阻止骨量的丢失，恢复机体的基本运动能力。

4．行走，特别是大步快走有利于腰椎骨密度的提升。

大步快走时，腰椎承受的力量高于平时的1倍；慢跑时，腰椎承重可高于平时的1.75倍，而站立位举重时，腰椎承受的力量可以高于平时的5～6倍。中等强度的承重训练，如慢跑、爬楼、快速步行（特别是少量负重），适合中老年人与轻、中度骨质疏松患者。

如果选择快走，锻炼量应以每日步行大于5000步，小于1万步为宜。要根据个人年龄、身高、骨质情况和心肺功能调整步速，一般应比日常散步快，以锻炼结束略感渗汗为宜，这是因为散步不能刺激脊柱与髋的持续性骨矿化。

5．交替运动防骨折

日本千叶大学医学部讲师后藤澄雄经调查研究后发现，经常进行慢跑和步行的交替运动可有效地防止骨折。后藤将三个长跑团体中的41人与年龄相当而不经常参加运动的86人，进行腰椎、股关节、膝关节及手腕等活动部位的骨质密度比较，发现经常参加运动者的膝盖骨比不参加运动者要强壮得多，其骨质密度要高14%～40%，而且，运动者的骨质状态也十分理想，基本接近20岁左右的青年人。因此，后藤澄雄认为：如果男子每星期平均行走距离多于慢跑距离，那么他的骨质密度就会增高。而对于女子来说,通常其慢跑距离多于行走距离时,骨质密度才能相应提高。据此,老年人运动应掌握适度的交替方式,这样才能有效地提高骨质密度,预防骨折的发生。

6. 跳跃留住骨质

骨质疏松是老年人健康的大敌。老年人一旦发生骨折,不仅会影响自己的生活质量,也会拖累家人。老年人年迈体衰,骨折后较年轻人更难愈合,因此,预防骨质疏松是中老年人保健的重要环节。

我国60～75岁老年妇女骨质疏松率竟高达50%,在美国每年也有约150万人因骨质疏松而发生骨折。这些数字是惊人的,但值得庆幸的是,最新研究发现,跳跃运动是预防骨质疏松最为有效的良方。

美国《新科学家》杂志新近报告了诺丁汉大学的研究成果。研究者对绝经前后的妇女进行了观察,发现每天坚持做上下跳跃的女性,一年后可使骨密度增加;最容易发生骨折的髋部,其骨密度能增加3%。研究者认为,这是由于在做跳跃运动时,不但加速了全身的血液循环,而且地面的冲击力更可激发骨质的形成。专家告诫人们,妇女在绝经期前就应该开始多做跳跃运动,中老年男性也宜尽早多做跳跃运动,并随着年龄的增长长期坚持做下去,如此便可大大增加骨密度,对预防骨质疏松极为有益。

跳跃运动是预防骨质疏松最简便、最实用而又最有效的方法,只要每天坚持做50次跳跃运动就足够了。跳跃方法也很简单,找一块较为平坦的地方,周围没有什么障碍物或锐利物,双足蹦起,上下跳就行了。倘若觉得这样跳枯燥,可用跳绳的方法,或者两者交替进行。

跳跃预防骨质疏松,贵在坚持,同时需注意安全。另外,有心脑血管疾病者宜在医生指导下进行跳跃。

据美国最新研究发现,高冲击力训练(如踏步、跳绳)和快走都被认为对髋部和腰椎是最好的骨源性刺激,可以加强肌力,还能抑制破骨细胞的骨吸收作用。

每天坚持做上下跳跃的女性,连最容易发生骨折的髋部的骨密度都能增加 3%。这种锻炼形式，也适合青年男性。

7. 防治骨质疏松，锻炼肌肉远远胜过补钙

美国骨科专家弗朗斯特教授最近在西安召开的第三届国际骨质疏松学术讨论会上提出了一个新观点：在骨质疏松的发病机制中，非机械因素（钙、维生素 D、激素等）并非是最主要的，而在神经系统调控下的肌肉质量（包括肌块质量和肌力）才是决定骨强度（包括骨量及骨结构）的重要因素。

传统观点认为，骨质疏松症与人体缺乏钙、维生素 D 及激素水平下降等密切相关。近年来，一些科学家对"单纯补钙和维生素 D 就可以增加骨密度"的观点提出质疑。比如，人们发现：有些长期卧床的老人，尽管补充了许多钙或维生素 D，但其骨质疏松症照样发展。有关研究得出结论，有效提高骨密度、防止骨质疏松，补钙必须在负重状态下才能使钙质有效地吸收于骨组织中。也就是说，缺钙者参加适量的行走等运动，使骨骼"承重"，才有助于防止骨质疏松，提高补钙的效果。

有关研究表明，肌肉负荷及牵张力（又称机械性因素）对骨强度的控制作用远远大于非机械性因素（如各种骨相关激素、维生素、钙及其他无机盐、氨基酸、脂肪、骨相关细胞因子等）的作用。后者虽然在一定程度上能增强前者的效应，但不能取而代之。例如，骨相关激素、钙和维生素可决定 3%～10% 的骨强度，而机械性因素对骨强度的影响可高达 40%。研究者认为：通过行走等运动，增强骨承受负荷及肌肉牵张的能力，结合使用骨合成性药物等，可以有效达到激活骨质生成，恢复被丢失的骨质及维持一定骨强度水平的目的。

研究表明，骨质的密集度，取决于人们参加体育运动的程度与幼年、青年时代所吃的食物。骨质的密集度越高，患骨质疏松疾病的危险性就越小。行走运动，是一种负荷体重的锻炼，能够减缓骨质的老化，甚至还有可能促使其生长。骨质疏松症不仅在年轻时最易防止，即使到了老年也是可以延缓发生与发展的。美国华盛顿大学的一项研究指

出：患有这种疾病的妇女如果摄入适量的钙，并且在22个月里坚持每周行走3天，每天1个小时，那么脊椎骨的密度可以提高6%。

行走，治疗关节炎效果令人惊讶

当今，关节的患病状况正在迅速恶化，据统计全世界约有3.55亿人患有各种关节疾病，我国的关节病患者估计超过1亿人，且有年轻化的趋势。在50岁以上的中老年人群中，患关节病的比例已达80%，这就是说，每10个中老年人中就有8个人患有不同程度的关节病。据世界卫生组织统计，骨关节炎在女性患病率中占第四位，在男性患病率中占第八位。

（一）关节炎的形成

关节炎是由于对关节起保护作用的软骨组织受到损害而形成的。软骨组织是一种类似于海绵的物质，它对关节起着保护的作用。当软骨组织受到损伤后，随着时间的推移，必然导致关节僵硬和疼痛，这样便形成了关节炎。

（二）行走，治疗关节炎的灵丹妙药

长期以来，许多专家都认为运动对患有关节炎病的人将会加重病情，导致许多关节炎患者不敢投入到运动量适中的行走运动中去。

其实，经常参加行走运动，可以增强肌肉韧带的力量，有利于关节稳固性的增强，也可以提高关节的灵活性，对防止关节损伤有积极的作用。康复专家认为，行走运动冲击力小，能使包括膝关节在内的各个关节都得到锻炼和改善。研究表明，行走运动能够阻碍或缓解关节炎的症状，随着你迈出的每一步，你的脚、膝盖和髋关节都会得到清洁和保养，这对控制关节炎的发展极为有利。

著名物理治疗家哥伦比亚密苏里大学健康学院副教授小玛丽安说：

行走，多种疾病的灵丹妙药

"对于关节炎症患者，他们的软骨不能从血液中获得营养，只能靠关节的活动来挤出废物。如果能进行有效的行走运动，软骨组织就会像海绵一样从它周围的组织液中吸收新鲜的营养，最终可攻克关节炎这一顽症。"

斯坦福大学的研究人员曾做过这样一个试验：他们征募了51名男女，让他们每周进行大约3个小时的行走运动。在研究的过程中，他们让一些人减轻运动量，让另一些人保持原来的运动量，又让第三组人增加运动量。两年之后，研究人员对这些人的膝部作了X光处理，结果发现，这些人膝盖的关节上都没有出现患有关节炎的微小的块状隆起。

这个试验再一次告诉我们，关节炎患者行走时虽会产生一定的疼痛，但不会导致病情加重，一旦机体适应了行走锻炼，疼痛和僵硬感就会减轻甚至消失。

另据美国芝加哥鲁斯医学院一项最新研究发现，患有膝盖骨关节炎的人应尽量光脚走路，以缓解膝盖和髋关节所承受的压力。研究人员发现，不论穿什么鞋子，都会加剧骨关节炎患者下肢的负荷；而光脚走路能有效减轻膝盖和髋关节所承受的压力，缓解疼痛。

澳大利亚的一项研究指出，保持行走运动的妇女在她们70多岁的时候可以避免关节炎的发生。研究首次证明，越是运动就越容易避免关节僵直和疼痛的发生。

研究人员对为期三年的"澳大利亚妇女健康纵向研究"所搜集到的中年（48～55岁）和老年（72～79岁）妇女的研究数据进行了分析，排除在研究开始时就有关节炎症状的妇女，研究人员观察了经常有关节僵直或疼痛妇女以及她们的运动情况。

研究结果证明，那些每周适当做一小时运动的老年妇女，在后来的三年里很少出现关节炎症状，每周运动两个半小时的老年妇女效果更明显。这些结果在中年组当中没有发现。

人到了老年因功能衰退引起的健康问题，对女性的影响更大。关节炎是和心血管疾病同样常见的疾病。锻炼能防止关节僵硬和疼痛。

如果你患有关节炎，并且尚未开始任何形式的运动，你最好每个星期利用4～6天的时间进行中等运动量的行走，每次至少要累计达到30分钟。当然，你必须慢慢地达到这个目标。刚开始，你可以把30分钟的任务利用3个10分钟来完成。

在进行行走运动之前，应该利用5～10分钟的时间慢慢热身。热身后，接着再做一些伸展运动，如动态健身操。这样会使你的关节周围产生一定的空间，减少不舒服的感觉。当行走接近尾声时，你应该放慢脚步使自己平静下来。

如果你无法忍受行走时膝盖所产生的疼痛，也不要放弃行走。一是应抽出一些时间对关节进行护理；二是可用拐杖来帮你减轻膝关节在行走时所受到的压力；三是让医生帮你挑选合适的药物来消除疼痛。

日本风湿病研究中心主任小内大夫也认为：药物、注射和手术等传统疗法，并不能完全抑制剧烈疼痛，唯有行走运动，可以使关节完全恢复正常。

行走运动能治愈关节炎，是由于人体在进行行走时，改善了发炎关节的血液循环，供给局部更多的养分和氧气，增强关节的抵抗力，并使周围肌肉和周围肌腱的力量增强，从而使关节的功能得到恢复。

行走除能防治关节炎外，以下一些关节运动，也是治疗关节炎的妙方：

1. 练膝关节法

取坐位，渐渐把小腿抬起离地面伸直，维持片刻，再徐徐屈膝到最大限度，维持片刻，然后伸膝，如此反复操练。

2. 练抗阻法

在踝部裹数斤重的沙袋，增加操练力度，再按上法进行操练。

3. 腰部关节练法

取仰卧位，屈膝后把大腿抬起，尽力屈曲髋关节，维持片刻再放下，反复操练；然后，头、颈、胸抬起离床面，维持片刻，再躺平，反复操练。

通过操练增强肌力，改善关节的稳定性，保持关节的活动度。同时，对患病关节予以抚摩、揉捏、摩擦、捶击等手法，以促进血液循环，达到止痛消肿作用。操练应适可而止，不能造成疲劳，以防止关节承受不恰当的压力而损伤。

4. 直身跪坐

晨起后或晚上临睡前，两膝跪在床上练习跪坐。跪坐时腰杆保持挺直，臀部尽量向后坐，最好能接触到脚后部。

5. 下蹲压腿

手扶床沿做下蹲动作，然后做直压腿动作，即让患侧下肢向前跨半步，处于伸直位；或下肢伸出，放在一定高度，轻轻地做压腿运动，手尽量触及足尖部。

6. 高位马步

两膝稍弯曲（10°～30°），以膝关节不痛为宜。静蹲不动，两手平举，目视前方，开始坚持几分钟，并逐渐增加时间。一般达到每次10分钟左右即可，每天早晚各做1次。

7. 仰卧抬腿

仰卧床上，患腿向上抬15°左右，初做时可保持1～3分钟，练习一段时间后，抬腿时间争取达到10～15分钟。随后练习中也可用脚挑一个枕头，以增加力量，每天2～3次。此法主要是加强腿肌力量。

（三）关节炎患者不适宜的运动项目

1. 爬山不利于保护膝关节

爬山虽是一种很好的锻炼方式，却不利于保护膝关节。因为上山时膝关节负重基本上是自身的重量，而下山时除了自身的体重以外膝关节还要负担下冲的力量，这样的冲击会加大对膝关节的损伤。因此，对老年人而言，无论有无膝关节病变，都应尽量少爬山。

2. 爬楼梯会加剧膝关节的负担和损伤

当今，很多人认为爬楼梯是既方便又省钱的锻炼方式，但并不适合关节病变的中老年人。另外，对身体肥胖的人也不适合，因为爬楼梯主要是下肢运动。一个成年人在站立的时候，膝关节所承受的重量约为体重的1/2，而在爬楼梯时则需承担体重的3～4倍，这会加剧膝关节的负担和损伤。而且在爬楼梯时，由于膝关节的弯曲度增加，髌骨与股骨之间的压力也相应增加，从而会进一步导致膝关节的疼痛。

3. 打太极拳会加速关节软骨组织的磨损

太极拳的技术特点是膝关节始终处于半蹲位的静力性支撑，膝关节的稳定性主要靠股四头肌和髌骨来维持，如果长时间过量单一练太极拳，髌骨关节面就会受到经常的摩擦、挤压和冲击等，这样都会加速髌骨软骨的退变，引起关节疼痛。因此，老年人有膝关节疼痛的症状，练太极拳应适可而止。

有膝关节问题的老年人应尽量不要练下蹲运动。人的膝关节随着年龄增长会产生退行性变化，这是自然现象。中老年人不运动不仅易患骨质疏松症，而且身体也会缺少灵活性和协调性，容易跌倒造成严重骨折。因此，患有骨关节病的中老年人，在日常进行锻炼时，最好选择对膝关节没有损害的运动，诸如行走、游泳等。

行走，让你重塑背部健康

背部疼痛的人大多不愿行走，认为越走问题会越严重。事实恰恰相反。

人们现在坐在驾驶室里和电脑前的时间越来越长，当你早晨起床的时候常会感到背部僵硬，动弹不得，或者经常感到背部、颈部或是肩部绷得很紧，或是感到非常酸痛，甚至有更严重的症状。一般来说，上述症状只不过是不碍事的小疼痛而已，但有的时候也会引起不小的麻烦，甚至会影响到工作和生活。

当你的背部受伤的时候，首先必须做出判断，如果你有下列任何一种症状，应立即去看医生：

• 背部非常疼痛以致身体根本不能移动；

- 疼痛伴随着发烧、恶心、呕吐、出汗、小便不适；
- 大腿和脚感到麻木或刺痛；
- 疼痛散发至臀部、大腿上部或大腿下部。

如果没有上述任何一种症状，那么你的背痛可能仅仅是普通的背部肌肉痉挛。如果是那样的话，你就完全可以进行自我护理。

行走可以改善姿态，增强背部肌肉的力量，而不会产生过度的拉伤。如果你挺直身子行走，并一直保持这个姿势，将会取得最佳的锻炼效果。昂首挺胸地行走，还可以增强你的腹肌，而强有力的腹肌则会支撑后背，防止背痛。

背部疼痛的时候，人们常常躺在床上休息，这样的确可以减少疼痛。但当你因背部受伤而躺在床上休息一两天的时候，无论如何，在你起床的时候要特别小心。另外在躺着的时候有两种姿势可以供你选择：

一是你可以侧身躺着来支撑全身的重量，然后用胳膊撑着坐起来。这种姿势会使你的背部肌肉绷紧的程度最小。

二是膝盖弯曲，背部平平地躺下，如果需要的话，可以在膝盖下面垫一个枕头或是一卷毛巾，这样可以使你避免绷紧自己的背部肌肉。这时你无论做什么，都要避免坐在椅子上，因为那个姿势对于背部肌肉来说是非常有害的。你甚至可以站着吃饭。

接下来，利用行走的方式来解除背部疾病是最为有效的办法：

一是行走能导致一种被称为艾德芬的化学物质的释放，这种化学物质可以缓解疼痛，使人放松。

二是如果你的背部疼痛是因为体重增加而引起的话，行走可以帮助你去掉身上的赘肉，从而减轻疼痛。

三是背部疼痛通常是姿势不正确引起来的，因此，行走的时候要特别注意行走技巧（见本书行走的动作要领和技巧）；另外，一双合脚的鞋子也是保证脊柱不弯曲的因素之一。

有些患者久卧之后，当他们刚从床上下来行走的时候，往往对站立感到十分困难，如果你也是这样，请不要担心。在你开始慢慢行走之后，你的腿就会直起来。走路会促进体内循环，放松你的背部肌肉。

当你的背部逐步好转的时候，就可以逐步增加行走的时间了。在你继续行走的时候，肌肉会逐渐放松，感觉也会越来越好。但是，如果背部疼痛持续时间较长的话，可能是由于走得太快太多的缘故，这时就应赶紧回家躺下休息。然后还要合理安排下次的行走计划。

行走，有效防治前列腺疾病

（一）前列腺增生的症状与病因

前列腺增生亦称前列腺良性肥大，是男性中老年人的常见病，发病年龄多在50岁以上，但临床上可以无症状表现，肥大的前列腺常合并有不同程度的慢性炎症病变，二者可互为因果。病变是围绕尿道的前列腺体增生，使尿道受压、变窄、伸长、弯曲，造成尿液排出受阻。前列腺增生最初出现的症状是尿频。梗阻程度加重，膀胱残余尿量增多时，尿频也逐渐加重，这是由于膀胱经常处于部分充盈状态，使有效容量缩小所致。早期尿频是因前列腺充血刺激所引起，夜间较显著。梗阻程度较轻时，可有排尿延缓、断续、尿后淋漓不尽；梗阻加重后可见排尿费力、射程缩短、尿线细而无力，最终呈排尿滴沥状。

前列腺增生的病因目前解释尚不一致：一是认为与老年人雄性激素中的双氧睾酮含量升高有关；另一种解释是因为性激素分泌平衡失调。泌尿系统炎症和盆腔内瘀血都可使症状加重。

（二）行走防治前列腺疾病

行走运动可以改善全身的血液循环，并使腹部、会阴和臀部肌肉得到充分运动，从而使前列腺得到有效按摩，促进全身和前列腺部位的血液和淋巴循环，使前列腺液分泌更旺盛，有利于局部炎症的消退和吸收，从而起到减轻盆腔瘀血的症状，减轻慢性前列腺疾病患者会阴、小腹、腰骶以及下肢疼痛不适的感觉。

行走还可大大降低患前列腺癌的可能性。不久前，据美国科学家历时 14 年，共调查 47620 名男性的最新研究显示，积极参加行走锻炼，有助于延缓前列腺癌细胞的扩散。研究还发现，65 岁以上的男性，频繁参加行走运动的人，患前列腺癌的几率比常人低 70% 左右；如果每周进行 3 个小时以上的行走锻炼，患晚期前列腺癌的可能性大大降低。

（三）慢性前列腺炎患者如何运动

慢性前列腺炎患者行走锻炼可以不拘时间、不拘形式，也不一定每天运动，每 2～3 天运动一次也可以，只要是有氧运动、适合自己，都能发挥较好的治疗作用，如登山、球类等，但不宜选择对前列腺局部有持续刺激作用的运动项目，如长时间骑自行车、驾车、骑马等。

除有氧运动外，每天早晚用温水坐浴，吃南瓜子、按摩会阴穴，对慢性前列腺炎也有很好的疗效。

行走，治疗静脉曲张

（一）何谓静脉曲张

静脉曲张是指静脉系统处于蜿蜒、迂曲状态，中医称为"筋瘤"。静脉曲张往往是许多疾病的伴随症状，而单纯性下肢静脉曲张系指下肢有深静脉功能缺陷的独立疾病，此病多发生于左下肢；迂曲扩张的浅静脉多出现在内踝前、小腿及大腿内侧的隐静脉行走区域。

（二）静脉曲张的病因

下肢静脉曲张是一种常见病。是经常站立工作人群的职业病，如军人、交警、教师、售货员、理发师等群体中患者较多，另外肥胖人员和孕妇也容易罹患静脉曲张。

静脉曲张主要是由于站立时间过长，下肢承重过大，血液循环不畅，致血液瘀积在下肢的静脉血管里，日久天长，静脉血管弹性降低，失去正常功能而造成的。

（三）静脉曲张的危害

下肢静脉曲张是一种严重的"血管病"，患者早期感到下肢沉重，行走不方便，并经常伴有疼痛和疲劳感。久而久之，隆起的静脉就会蜿蜒成团，发黑、肿胀，小腿感觉沉重痛痒，甚至发生溃疡及出血，最终形成"老烂腿"，弄不好就得截肢，还易突发血栓性静脉炎，使静脉管变硬成条状包块，产生水肿疼痛，酸胀乏力等不适，更有可能发生致命性的肺栓塞。

（四）下肢静脉曲张的治疗

1. 大步快走能有效治疗静脉曲张

奥地利科学家研究发现，静脉曲张的患者，如果能坚持每天快速行走4次，每次15分钟，就可以使静脉曲张得到有效的治疗。因为在快速行走时，腓肠肌的运动量加大，静脉血管就像抽水泵一样，将积存在处于曲张状态的静脉中的血液向心脏方向输送。同时，由于局部微循环的加快，使曲张静脉的新陈代谢也加快，静脉能较快恢复正常。需要注意的是，大步快走的时间不宜过长，行走后最好能将脚抬高，使之高于身体平面，躺下休息，有利于下肢静脉血回心。台湾长庚医院复健科对17名长时间站着工作的护士进行了足部静脉曲张测试及消肿试验，结果表明，如果每天工作后花30分钟将脚抬高30°～40°，可有效地改善脚部浮肿现象，预防静脉曲张。

2. 爬行运动对静脉曲张疗效佳

爬行运动属于水平运动，不仅利于下肢静脉向心脏回流，降低静脉压，而且对上肢、腿、脊柱、腰、心脏功能都有帮助。爬行运动不受场地和设备限制，最好能戴上手套和护膝。同时，还要循序渐进，距离由短到长，速度由慢到快。在时间的安排上，不要在饭前饭后爬行，以免影响消化功能。

3. 做静脉操

睡前可做专门的静脉操,将下肢举起,脚掌与身体保持平行,然后让腿脚轻轻地抖动。睡觉时最好采取左侧卧位,因为左侧卧位可以避免压迫到腹部下腔静脉,减少双腿静脉的压力;也可以用一个枕头垫着,将曲张的下肢抬高,与躯干成30°～40°角。

行走,有效防治便秘

健走时因腹肌和呼吸肌进行有节奏的舒张和收缩活动,从而对胃肠产生按摩作用。使胃肠蠕动增加,促进消化液的分泌,可以提高消化吸收功能,防止便秘。

美国运动医学专家通过试验发现:食物通过马拉松运动员的消化道只需4～6小时,而通过一般人的消化道则需要12～14小时。研究人员认为:行走能使食物中进入肠道内的矿物质镁量增加,而镁是一种缓泻剂,能刺激肠道蠕动,将肠道内积存的粪便及时排出。因此,习惯性便秘和老年性便秘的人,通过规律走跑运动,就能减轻大便干燥的痛苦。

老年人或胃肠功能有障碍的人,进行行走锻炼,可以增强腹肌的收缩和膈肌的上下活动,有利于肠胃蠕动,促进消化液分泌,改善肠胃的血液循环,这对缓解习惯性便秘非常有利。

另据报道,有效地扭着走(类似竞走),可以促进排便,防止便秘,特别是对减少直肠癌的高发会起到一定的作用。人的大部分内脏器官在胸腔、腹腔内由极细的韧带和薄薄的网膜悬挂着。当我们坐着或躺着的时候,内脏是极其拥挤地"堆积"在一起的,当身体抖动起来时,内脏就会因获得活动的空间而倍感"舒适"。所以大步快走再加腰部的扭动等动作,会有效刺激内脏发生抖动,就如同我们的心、肝、胃、肠等内脏器官得到"按摩",可有效防治多种疾病的发生。

行走，增强心肺功能

人体的一切活动都有赖于心脏供血，因此，心脏功能的强弱关系每个人的健康与寿命，而大步快走则是强心的有效法宝。

经常进行长距离行走运动，对改善心血管系统的功能有着非常良好的作用。血液循环身体一周，一般人需21秒，经常行走运动的人只需10～15秒。平静时，一般人每分钟的心率为70～80次/分，经常行走的人为50～60次/分，而优秀的行走运动员，其心率在安静时可减少至40～45次/分。

行走运动为什么能增强心脏功能呢？因为心血管系统在人体内担负着运输的重任，即把氧气和养分运送到各组织，再把各组织的代谢物（二氧化碳和废物）运送到排泄器官，为了适应这一刻不停的繁忙的运输工作，心脏必须竭尽全力。经常参加行走运动，能使心脏功能得到锻炼，不断增强。

心脏的活动与行走运动的强度有关，行走强度越大，心脏的活动越强。以一个长跑爱好青年为例：安静时，每分钟心率为54次，血输出量为4563毫升；而跑完3000米抵达终点时，每分钟心率为140次，血输出量为18900毫升。由此可以看出，安静与运动时心血管系统活动的差异很悬殊，这是由于运动时肌肉对热能的需要量远远超过安静状态，而大量氧气和养分的获得，必须依靠加强心脏的活动量才能实现。经过长期运动，心肌收缩蛋白和肌红蛋白的含量增加，心肌中的毛细血管大量新生，心肌粗壮有力，因而心脏的体积和重量都有所增加。

19～20岁常运动和不常运动的人，心脏重量和纵横径是不同的：常运动的人心重0.5公斤，不常运动的人心重0.3公斤；常运动的人的心横径和纵径也大于不常运动的人。随着心脏的运动量增大，心容量也加大了，一般人的心容量为765～785毫升，常运动的人可以达到1015～1027毫升。

由于心肌纤维粗壮，心肌收缩力加强，每搏输出量便可以由运动前的 50～70 毫升提高到 100 毫升左右。每搏输出量的增多，不仅使心搏频率减少，而且大大减轻了心脏的负担，使心脏得以充分休息。参加行走运动，会使你拥有一颗强有力的心脏。

行走，有效治疗支气管炎、肺气肿

（一）支气管炎、肺气肿的危害

慢性阻塞性肺疾患类疾病包括慢性支气管炎和肺气肿，除此两种疾病外，还包括支气管哮喘与支气管扩张、过敏性哮喘等。此类疾病对呼吸功能的损害，有远端的肺泡膨大和肺泡周围的毛细血管网大量破坏，因此肺泡丧失了回缩能力，会造成呼吸道过早闭塞和慢性呼吸道阻塞，导致血氧饱和度下降，出现劳力性气短、气促、缺氧症状，最终降低患者的活动能力和生活质量。

（二）行走运动的康复作用

慢性呼吸道疾病康复的首要任务是改善呼吸功能。行走运动可以重建生理性腹式呼吸，改善呼吸功能。

行走运动增强清除呼吸道内分泌物的能力；增强体质、增强免疫功能，减少呼吸道感染的概率，提高心肺功能和体力，对慢性支气管炎具有综合性康复作用。由于肺功能存在巨大的潜力，通常每次呼吸摄取的氧气量仅 600 毫升，大约只占肺活量的五分之一。行走运动可以加强肺的吐故纳新，增强呼吸功能，提高由于慢性支气管炎等病而减弱的功能，产生足够的代偿能力，因而对老年肺气肿有良好的辅助治疗作用。

（三）行走运动的康复方法

行走运动是全身性锻炼。通过行走可以增强体质、改善全身各器官的功能，增强呼吸肌的功能，减轻体内的缺氧状况，改善全身新陈代谢。除行走外，气功、太极拳等也都是适合慢性支气管炎患者的运动，但无论做何种活动，动作都要缓慢、柔和，尽量用腹式呼吸方法。

　　行走运动要求每天行走 500～1500 米，采用不同速度完成。开始时可用自己能适应的速度行走一段，然后用稍快的速度行走一段，最后用慢速度行走。也可以轻快地行走 30 秒钟，然后休息 1 分钟，重复 30 次，总时间为 45 分钟。每周练 3～4 次，经过 3～6 个月练习后，能使患者体力较为显著地提高。也可采用如下方法：先慢步行走，其速度以不引起气促、气短为宜。行走时挺直胸膛，配合呼吸训练，可 4 步一吸气，6 步一呼气。每天 1～2 次。坚持 1～2 周后，可改为走、跑交替，如慢跑 30 秒，走 30 秒，以后逐步增加慢跑时间，缩短行走时间，直至全部慢跑。锻炼时间从每次 5 分钟开始，逐渐增加至每次 10～15 分钟。锻炼强度以出现轻度气短为度。此法需坚持一年或一年以上方能取得明显效果。

行走，有效缓解哮喘

　　哮喘是肺部细小的支气管变窄，吸入的空气不足使气管内壁肿胀发炎、黏液（痰）凝结其中，同时包裹气管的肌肉变紧所致。

　　人们越是加强锻炼，心肺的功能就越强。行走运动是哮喘患者首选的锻炼项目。因为行走运动不仅能使身体得到锻炼，使精神得到放松，还能通过提高体温，加强血液循环，使哮喘得到缓解。

　　需特别提醒的是：尽管行走运动很适合哮喘患者，但当你快步行走时，从口腔吸入的空气增多，在秋冬季节气温低的时候，哮喘病人最怕干冷的空气。通常空气在经过鼻腔进入肺部的过程中能够变得温暖，但在冷天里，你大口呼吸，冷空气未经鼻腔直接进入体内，这会导致支气管痉挛，引起咳嗽、呼吸困难、胸闷等症状。这时，要注意闭口而用鼻子呼吸，或者用手捂住鼻子也会有所帮助。

　　哮喘患者在进行行走运动时，还应注意以下几个问题：

- 充分做好热身运动，让你的呼吸频率慢慢加快；
- 尽量把行走时间安排在清晨或晚间，以避开交通高峰期，选择污染程度最低的时候；
- 尽量用鼻子呼吸，鼻毛会给冷空气增温，使进入肺部的空气变得温暖起来；
- 小心花粉，如果你得了花粉热，最好在室内行走；
- 避开繁华的街道，减少汽车污染的危害。

行走，让你远离流感

据研究，每日健步走（每分钟100～110步）能提高免疫力，感冒也不易上身，但是运动应适度，运动过量将适得其反。

美国研究人员最近对150名年长妇女进行了长达一年的调查研究，发现每天健步走45分钟的妇女，比一周只做一天伸展运动的妇女，感冒的次数少许多，在研究的最后三个月情况更为明显。

这项研究的负责人表示，适度的行走运动无疑会提高人体的免疫力，因此在面对流感病毒入侵时，能不需借助外力即可击退。虽然许多妇女后来每天只健步走30分钟，但行走预防流感的效果仍很明显。

登高行走治老年病

登攀散步能增强老年人的呼吸功能。老年人在登高时，随着高度的增加，耗氧量增加，代谢产物也必然增加并刺激化学感受器，反射性地使呼吸加快加深，从而使膈肌、肋间肌、肺泡等活动增强，与呼吸有关的肌肉、神经得到锻炼，能量储备和利用水平增高。

登攀散步能健全老年人心血管系统。心脏是血液循环系统的动力，血管连接于心脏，由大到小遍及全身，是体内的运输线。人在登高散步时，不仅是脚部在运动，上肢前倾用力，使整个身体都运动起来，这样，运动量随着时间和高度的变化而加大，于是对心血管锻炼的效益也就越大。

登攀散步能改善老年人的骨骼、肌肉系统。登山运动可以使依附于骨骼的肌肉发达、血管丰富，改善骨骼的血液循环，增强骨骼的物质代谢。经常进行这种登攀锻炼，对肌肉萎缩、体质衰退的老年人有极佳的效果，能够使肌肉纤维变粗，坚韧有力，能量的利用率也增加。

登攀散步还能提高胃肠消化功能。老年人的胃肠功能渐渐削弱，而经常参加登攀锻炼，由于肌肉活动的需要，势必会加强消化系统的功能。运动中能量的消耗，促使老年人的胃肠蠕动功能加强，血液循环改善，营养物质转化与吸收加速。而且，由于运动时呼吸加深，对胃肠消化功能产生了良好的影响。

行走，治慢性肾病

行走加快代谢，可治慢性肾病，但慢性肾病患者行走锻炼要注意适度。体质弱的可缓行，时间短些；身体强的可大步快走，时间长些。行走速度从3000～4000米/小时（50～70米/分钟）开始，连续走400～500米或10分钟为一组，走2～3组为1次，每天2次，也可根据自己的健康状况、体力和锻炼习惯自行掌握。

行走，使硬化的动脉变软

动脉硬化是中老年人常见的血管病变，也是人体衰老的生理反应。

动脉硬化主要指的是动脉粥样硬化。形成的原因有两点：一是血管壁损伤；二是血脂过高。让动脉粥样硬化消退、变软，办法有两条：一是低脂多菜饮食；二是适度运动锻炼。锻炼以散步、慢跑、打太极拳等项目最好，但不宜剧烈运动。这样，大约经过一年左右的时间，血液中胆固醇的含量会逐步降下来，硬化的斑块会逐渐缩小，心绞痛的发生率可下降90%。这种办法比服药的效果好得多。

行走，治疗尿结石和胆结石

（一）行走治疗尿结石

行走，可适度消耗体内的钙，使尿液中钙含量减少；刚形成的小结石还可能随尿液排出体外。

另外，在坡道或楼梯上蹦蹦跳跳地走，对治疗尿结石也很有效。身体上下振动，结石一点一点往下移，这时再及时喝水，对排石有神奇的效果。

（二）行走预防胆结石

胆结石是由胆汁中的胆红素、胆固醇和钙盐的浓度升高后形成的结晶。胖人比较容易患此病。

最新研究发现，行走运动有助于肥胖者预防胆结石。经常参加行走运动的肥胖者，胆结石的发病率与那些缺乏运动的人相比明显降低。缺乏运动的人胆汁中的胆固醇和血液中的甘油三酯水平较高。经常参加行走运动有助于降低胆汁中胆固醇的水平，从而降低胆结石的发病率。

行走，有效降低脑中风发病率

哈佛大学公共保健学部以"行走和脑中风的关系"为题，实施了以7万人为对象的调查，发现一星期行走20小时以上的人群，因血液凝固（即瘀血）引发脑中风的发病率可降低40%。

行走，降低妇女中风发病率

哈佛大学公共卫生学院最新研究报告指出，"快走"有利于女性的身心健康，中老年女性只要每天快走30分钟，中风的概率可以降低30%，预防中风的效果与慢跑、打网球、骑自行车等较激烈的快节奏运动是相同的。

从1968年到1994年，哈佛大学公共卫生学院的专家们对女性运动与生理的关系进行长期追踪研究，调查对象是72488名40岁到65岁的女性。研究人员界定，在12分钟内走完1公里的距离，这样的速度可以称之为"快走"，因为这个速度可以让心肺产生有效的运动。

研究报告指出，如果中老年女性每天快走45分钟到1个小时，那么患中风的概率可以进一步降低40%。

行走，可防治心衰

多年来，医生们极力推崇行走等锻炼对治疗多种疾病的价值，但锻炼对心衰患者来说，其安全性并未明确。

为了确定锻炼是否对心衰患者有利，美国的心脏病专家领导了一项包括80多个研究点、3000名患者在内的国际性大型研究。

心衰和锻炼结果的对照研究，是一项最大的有关持续锻炼的临床随机性研究。参与研究的患者分为接受锻炼组和对照组，锻炼是在监视情况下进行36个阶段的骑自行车或行走运动。前18个阶段锻炼后，患者将开始基本家庭活动，后18个阶段结束后，将进行难度较大的家庭活动，每3个月回到医院进行设备锻炼。他们对患者进行了4年以上的临床随访、特殊检查，并对两组患者进行比较，记录他们最长锻炼时间和生活质量。

研究人员指出，临床对照研究证明，锻炼可以改善心衰患者的生理学指标。锻炼价格低廉、实用性强，方便易行，将成对大多数心衰患者的治疗方法。

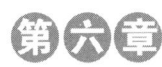

第六章
多种行走方法及其疗效

轻快的散步比慢跑更有益,而且不论哪个年龄段的人都能做到

健走可以进一步增强体质,特别是在增强心血管、呼吸系统的功能和提高心理素质等方面有不可替代的作用

工作和生活节奏的加快,使得人们的压力越来越大,行走可以有效地减缓这种压力

古往今来,行走健身方法多种多样。本篇将向你展示一幅又一幅绚丽多彩的行走画卷,它犹似一勺勺喂给我们的绿色食粮、菜肴和羹汤。只要你去主宰自己,它们就能助你到达健康的彼岸

由猿进化到人最基本的特征是人类以直立的姿势行走。行走是人体最基本、最经常的位移动作。在我们每一个人的正常生活中，除了睡眠外，大部分时间都离不开行走。若以一个人有70岁的寿命来计算，在人生这70个年头中，平均大约要走5亿步，接近从地球到月球的348万公里的里程。

古往今来，行走健身方法多种多样。自20世纪80年代美国开始形成行走的热潮以来，各国对行走的研究也日趋活跃，各种各样的行走方法都在吸引着行走爱好者的广泛兴趣。多用几种方法行走，就会体会到从未有过的愉悦。不再满足于单纯行走的人们，可以尝试一下其他方法。多种行走方法将向你展示一幅又一幅绚丽多彩的行走画卷，它犹似一勺勺喂给我们的绿色食粮、菜肴和羹汤。只要你去主宰自己，它们就能助你到达健康的彼岸。

各种类型的行走会使不同部位的肌肉受益，尽量尝试不同形式的行走，然后找出你最喜爱又最符合你体质的一种或若干种，你将会终身受益。

普通行走法

普通行走俗称"散步"，以行走的速度又可分为"自在逍遥步"、"慢步行走"、"中速行走"和"快速行走"即大步快走（健步走）等4种。大步快走是本书的论述重点。竞走则一般用于比赛。

不同的行走方法，其基本的区别在于行走速度不同。行走的速度，以东方人的步幅计算，一般男性是75厘米，女性是65厘米。行走运动的速度则因人的年龄、身体状况、锻炼目的的各异而采取不同的步速。现将几种行走的方法分述如下：

自在逍遥步

这种步伐是指行走时步履轻松、步态从容、情志和畅、心情愉悦、且走且停、时快时慢，有时仰天长啸、有时凝神沉思而不计步速的逍遥游步伐。这种步伐最适合文人墨客在山之崖、海之滨、花红草绿的庭院、曲径通幽的小道作沉思遐想的漫步。这种自由自在的逍遥步的最大优点，便是使你头脑保持宁静清新，强化你的思考力和创造力，可以使你智如泉涌，想出很多新的点子，解决很多难题，甚至萌发出造福人类的伟大思想。

慢步行走

这是指步履缓慢、步伐稳健、身心轻松、态度安详所持的行走步伐。每分钟约行走60～70步。这种行走速度适合于年老体弱及病中和病愈后须作调摄活动的人采用。它的好处是可以消除疲劳，稳定情绪，并能强化胃肠功能，帮助消化。对于快走后在自然环境中进行沉思冥想，采用这种"慢步行走"，也极为适宜。

另外，慢步行走，也适合于行走前的热身运动和行走后的放松运动。

中速行走

这是指行走速度较"慢步行走"稍快，步行时不疾不徐、态度从容，男性每分钟走80～90步，女性每分钟走70～80步左右的速度。这种行走速度适合于开始从事行走运动1～3个月之内，为充实体能或是处于"亚健康状态"体力稍弱以及长距离健身者采用。这种行走速度的优点是，可使形劳而体不倦，达到气血调和，百脉畅通而不气喘的效果。

以上行走方法，一般适合老年人和体弱多病者及轻度慢性病患者，也可作休闲散步之用。

健　走

健走俗称"大步快走"、"健身走"、"耐力行走"等多种称谓。

健走是一项以促进身心健康为目的、讲究基本技术（基本身体姿态、肢体的摆动、基本用力等）、合理的运动量（距离、速度、时间等）的步行运动。健走是一种科学性很强的健身方法，有它自身的具体要求和锻炼特点。

健走时步伐较快，每分钟约 120～130 步左右，身体健康的人都可以采用这种速度行走。这种行走法也是多种慢性病患者康复期的最佳运动项目。

健走运动，它采用的是行走运动中最能发挥锻炼效果的一种步速。它的优点是可以振奋精神，兴奋大脑，使下肢矫健、有力，并且能强化全身的功能，具有其他剧烈运动所不能达到的效果。

第一，健走弥补了上述行走（散步）和跑步在体力和肌力等方面所存在的缺点；健走运动强度较大，能消耗大量的热量，可以进一步增强体质，特别是在增强心肺、心血管、呼吸系统的功能和心理素质等方面有不可替代的作用。

第二，健走是一种步幅适中、步频加快、步速较快、运动量稍大的行走运动，是健身运动中最具代表性的有氧代谢运动。健走可使你获得理想的耐力，它不刺激产生过多有害的自由基，也不会损伤骨骼和肌肉。

第三，健走具有的最佳健身效果。

第四，健走最主要的特征是：腰杆挺直、挥臂有力、大步流星。其步伐犹似军人操练时"雄赳赳气昂昂"那样大跨步行走。

第五，有关健走的动作要领，请详见本书所列行走的基本动作和技巧。

第六，健走有4种简便行走法，可以使人取得事半功倍的健身效果：

有关专家建议，一个人每天的运动量，至少应该消耗3000卡的热量，这正好与走10000步所耗的热量大体相当。对于现代人而言，每天走10000步实在不是一件轻松事。"步行健身法"的创造者、美国《户外健身》杂志总编特蕾泽·埃克努提出，有4种简便的步行方法，既能消耗大量热量，又能节省时间：

一是斜坡运动：走斜坡（例如楼梯和车库斜坡路）消耗的热量要比你在平地上行走高出50%左右。

二是加快速度：如果步行的速度保持在每小时7.5千米，就会消耗掉与跑步相同的热量。

三是快速步行30～60秒，然后中速行走5分钟，这样快慢交替行走既可以防止过度疲劳，又可以加速新陈代谢的过程。

四是"钟摆"手臂：弯曲肘部呈90°角，以肩部为轴，像钟摆一样悬垂上臂。手臂摆幅不要过大，否则手臂伸得太远便无法快速摆动，也就无法消耗更多的热量。

散步对不同年龄段的人都很适用，尤其对年老体弱者来说更为适宜。由于身体条件的限制，老年人的肌肉软弱无力，关节迟钝不灵活，采用前三种方法进行健身锻炼，是老年人的首选。美国心脏病专家柏杜西曾说过："轻快的散步比慢跑有益处，而且是不论哪一个年龄段的人都能做得到。"运动医学博士顿维也曾说过："轻快地散步20分钟，就可以将脉搏的速度提高70%，效果正好与慢跑相同。"另据报道：饭后散步30分钟，可以增加热量消耗30%。在沙地、松软的土地或草地上步行，也可增加热量消耗45%。倒退走可以增加热量消耗78%（仅推荐在开阔地带）。10分钟行1公里，消耗热量相当于5.5分钟跑1公里。每天步行1公里（加上日常活动），每个月减少0.3公斤的脂肪。每小时6～8公里步行速度（大约10分钟1公里），消耗热量等同于跳桑巴舞10分钟。

多种行走运动健身法

生命在于运动，生命还应按照人体的自然需要去运动。因为人体的各种功能都需要不断的运动，而且应该是合理的和适度的运动。人们常规的行走，使肌肉、骨骼、经脉得到运用和滋养，而无关部位得不到运用，或运用得很不充分，致使这些部位的气血运行、神经脉冲经常处于低水平状态，久而久之，我们的身体就会出现不平衡状态。

所幸的是，古往今来，行走健身方法多种多样。下面将向你提供多种形式各异的行走方法，它犹似向你展示一幅又一幅绚丽多彩的行走画卷，犹似一勺勺喂给我们的绿色食粮、菜肴和羹汤。只要你去主宰自己，它们就能助你到达健康的彼岸。

换言之，我们如果能在常规行走中，根据自己的身体强弱状况，再从多种行走方法中有针对性地选择一种或若干种非常规行走方法，就能对我们常规行走中机体运动不到的部位起"拾遗补阙"的效果。

上班族的行走运动法

（一）行走为上班族带来健康

21世纪随着工作和生活节奏的加快使得上班族的压力越来越大，行走可以有效地减缓这种压力。

行走上下班，它不仅改变了上班族的生活状态，还赋予了上班族健康、豁达的生活理念。腰痛是上班族经常发生的身体不适症状，多数人是因为久坐不动，腰椎骨骼及周围肌肉老化和紧张所致，行走上下班是治疗和预防腰痛的良药。

据专家称：对于45岁左右的男性，一旦出现性功能减退，治疗的第一步就是走路上班，4楼以下不坐电梯，每天走万步以上，坚持3个月，性功能定会明显好转。

（二）科学安排时间进行行走锻炼

从事脑力劳动的人比从事体力劳动的人失去了许多锻炼机会。其实，这些上班族只要科学安排时间，并将行走运动纳入日常生活中，将生活运动化，使自己经常处在运动状态中，就能挤出许多时间进行行走锻炼。

韦斯普特在《自然》一书中的一项研究表明，那些把锻炼身体同日常事务相结合的人——比如，以步行代替开车去上班，或者走楼梯而不是站电梯——总体上讲，会比只在特定时间锻炼身体的人消耗掉更多的能量。

1. 坐公交车、地铁或轻轨上下班的，可步行去车站，甚至可以走二三站再坐车。

2. 骑自行车上下班的，可以少骑车或不骑车，以步代车；有专车上下班的，可提前半小时出门，先将车子开到公园或其他适宜步行的地方行走半小时再开车上班，上下班路程较近的，可以弃车改步行上下班。

3. 利用上下午工休时间，在办公楼周围或走廊里行走10分钟。

4. 双休日和其他节假日，可以放弃驾车去很远的健身房或高尔夫球场，就近健步走也会使你更健康。

5. 走亲访友、去书店、逛商场强迫自己走着去。

6. 在办公桌或电脑桌前坐久了，腰肌就会疲劳，严重的会出现腰酸背痛，所以伏案工作超过一个小时就应站起来走动走动或做做伸展运动、扩胸运动等动作。

7. 餐前步行去食堂，饭后房前房后多走走。

8. 走路去市场买菜，步行到楼下取报刊，拿牛奶。

9. 利用晚饭后、睡觉前安排30分钟至一个小时进行行走锻炼，不仅有利于睡眠，还可享受如诗如画的夕阳、习习的晚风、皎洁的明月和仰望天空繁星闪烁，令你享受陶醉的乐趣。

（三）行走的科学方法

步行上下班如果不能坚持科学的方法，就很难达到强身健体的目的。

有专家指出，以每小时4.8公里的速度步行20分钟，热量消耗最快，有利于减肥。如两小时后再步行20分钟减肥效果最佳。

一般来说，步行速度控制在中速偏快比较适宜。步行速度不能达到每分钟80米，就很难达到锻炼目的。因此，要在早餐后10分钟再去上班，步行的速度应在每分钟80米左右，如果小腹感到不适，可放慢速度或停下来休息。步行时一般要求身体挺直，两眼平视前方，双手自然摆动，每步迈60～80厘米即可。

用餐过后上下班，也可以在步行的同时双手配合轻揉腹部，这样有助于加快消化和吸收，但注意这时步行速度不宜过快，且一定要沿直线行走。

上班肯定是要背包的，挎个单肩包不是明智的选择。要尽量背双肩或斜挎包，这样才能做到甩开膀子走路。

运动不能留下死角，嚼口香糖就能让你的脸颊和牙齿运动起来，肩包上再挂个小饰物，随着你起伏的步伐运动，饰物的飘逸姿态能直接感染你。

（四）行走的装束

上班族大多是西装革履，这样走起路来自然不如休闲装或运动装方便，也不易做摆臂、伸展等动作。另外，穿皮底鞋也不能较好地发挥缓冲作用，这些都会影响行走效果。

因此，如果工作单位允许，可尽量穿休闲装或运动装，若因工作需要必须穿职业装，进办公室后，可将运动衣、运动鞋换下来，等下班时再换上。

走跑交替锻炼法

走跑交替锻炼方法开始时一般以每分钟 50 米速度跑，跑与走交替，锻炼时间不少于 10 分钟。两周后可增加为跑 100 米走 100 米交替进行，锻炼时间也应相应延长为 20～30 分钟。每分钟的平均速度可因体质的增强而加快，但是，即使是一个体质健康的中老年人，其最快的平均速度也不应超过每分钟 200 米。一般一天走跑一次，每次走跑距离不少于 3000 米。

跑或走时，都要注意身体姿势。跑步的正确姿势是整个上体略向前倾，稍微收腹挺胸，头抬直，双目平视前方。双臂在身侧屈肘呈直角形，双手轻握成拳，与下肢同速度地做前后摆动。跑时脚掌先着地，呼吸要自然。

由于年龄与体质的差异，中老年朋友在进行走跑交替健身锻炼时，务必要掌握适度的运动量。

踏步走与踏步跑健身法

踏步走是一种原地走步或稍向前、往后移动的特殊走法，是一种非常安全的运动方法。它不仅适合于中青年人，更是老年人特别是高龄老人健身的最佳选择。

踏步跑可以运动下肢、腰腹肌肉，增加内脏器官的功能，对于小腹松弛而无严重心脑血管疾病的中老年朋友消除小腹赘肉有神奇作用。

（一）踏步走健身法

1. 踏步走的动作要领

（1）身体姿势：直立，两臂自然下垂或曲臂。

（2）踏步走的动作：两腿交换屈膝抬腿，全脚或前脚掌落地，两臂配合两腿前后直臂或屈臂摆动，屈膝抬腿最高点是大腿抬至髋部高，直腿或屈膝落地均可。

（3）原地踏步走时两腿交换频率因人而异，开始全脚着地阶段，由于支撑时间长，每腿踏步以 30 次／分为宜。随着体力增加，前脚掌支撑时间缩短，每腿踏步以 45 次／分为宜。踏步者可以根据身体素质情况，不断提高抬腿高度与两腿交换的频率。

（4）前行踏步走与倒行踏步时可自行调节，并根据自身需要选择踏步走的重点。如以锻炼脏腑为主，则以前行踏步走为主；以锻炼大脑及颈、腰功能为主的，以倒行踏步走为主；以锻炼双上肢关节为主的，可大幅度左右甩动双臂，或双臂同时前后甩动。

2．踏步走的注意事项

（1）用脉搏控制运动量，健康者快速踏步走脉搏最高可达 180 次／分；身体不适者原地踏步走脉搏最高控制在 120 次／分，下肢有疾患或心脏病患者脉搏控制在 70～90 次／分。

（2）踏步走时最好用前脚掌先着地，然后全脚掌着地，注意脚的缓冲，身体重量落在前脚掌上。

（3）为达到减肥目的，踏步行走时，可进行变速原地高抬腿踏步走。

（二）踏步跑健身法

1．踏步跑的方法十分简单，只要每晚睡前 1 小时在家中锻炼几分钟即可。对于青中老年无论男性或女性，只要无严重的脑血管疾患都十分适用。室内外均可进行。

2．踏步跑前，先活动一下腿脚，然后开始原地踏步跑，尽量高抬腿。开始时速度要慢，逐渐增加频率，将每分钟脉搏控制在 120 次左右。不要骤然停止跑动，缓慢减速后再踏步走 2～3 分钟。锻炼初期，每晚可跑动 3 分钟，以后根据个人耐受力情况逐渐延长至 10 分钟左右。

3．锻炼过程中，如遇身体不适，可中断，待身体恢复后再继续。一般来说，一个月内就可收到成效。长期坚持，不仅能消除小腹赘肉，还能促进新陈代谢，治疗多种慢性病。需要注意的是：踏步跑后不要再加餐，可饮一杯白开水。

赤足行走法

穿鞋行走,是人们生活习惯的常态,提倡"赤足行走"是因为它确实是一项更加有益于健身的行走方法。

(一)赤足行走的健身作用

1. 赤足行走保健又强身

赤脚行走是当今提倡的一项非常有益于健康的锻炼方法。根据医学专家研究,足部以及下肢的一些疾病,例如:筋膜炎、骨劳损、胫骨断裂、压缩性骨折、退行性关节炎、足跟骨刺,以及腰椎椎体和椎间盘疾患等,均与常年穿鞋行走,极少有机会赤足活动有一定关系。常年穿鞋行走容易导致足部肌肉日渐退化,足底筋膜、韧带松弛无力,足弓塌陷等。由于脚底有着与内脏器官相联系的敏感区,脱去鞋袜赤脚行走,就能使脚底肌肉、筋膜、韧带、穴位、神经末梢更多地接触泥土、草地和各种凹凸不平的路面,使足底的各个敏感区受到刺激,把信号传入相应的内脏器官以及与之相关的大脑皮质,大脑皮质又把有关的反射信息传回到相应的器官,从而调整人体全身功能,达到保健强身和辅助治疗的目的。

2. 赤足行走,延年益寿

人的足部血液循环的好坏直接影响脑部的血液循环。赤足行走不但能增强足底肌肉和韧带的力量,还能提高踝关节的柔韧度。赤足行走时对足底穴位的按摩能促进血液循环和新陈代谢,并调节内分泌功能,提高机体对外界变化的适应能力。

赤足行走的作用,还可以从中医经络学中得到解释。由于五脏六腑在脚底都有相应的反射点,赤足行走锻炼,可以舒肝健脾、增进食欲、行气利胆、温肾固表,从而使脏气充足、精力充沛、预防早衰、延年益寿。

3. 赤足行走,释放静电,令你神清气爽

前苏联的米库林院士认为:地球带有大量的负电荷,而地球周围有一个电离层，它由正离子组成。在地球和电离层之间存在电场，一切生物都适应了这个环境。生活的现代化使人类脱离了负电荷，在我们的身体里积累了过多的正电荷，这使人变得容易生病。

现在，物理学家、生物学家和医学家经过进一步研究，充实了米库林的理论。从物理学的角度看，人可谓是一座真正的发电站，细胞就是无数台发电机，不断发生着电能，即生物电能。人如果处在一个封闭的环境中，电能就无法释放，它便以静电的方式积存下来。为了防止静电对人体健康的危害，人们应当通过接触地面来消除多余的电能。数千年前，我们的先辈几乎天天赤脚走路，接触土地。但后来人们穿上了鞋，从而破坏了人体电能的平衡，静电对人体健康造成危害，穿胶鞋和化学合成鞋底的鞋子更是有害。正是因为我们脱离了大地，才会经常感到腿脚酸痛，过多的静电就会在人体内作怪，影响人体的平衡，干扰人体的情绪，导致烦恼、失眠甚至心律失常。赤脚行走，可以驱除体内积存的过多静电造成的不适，令你感到气爽神怡。

4. 赤足行走，让你更聪明

反射学认为，足底是与内脏器官相连的敏感区。赤足行走，足底受到粗糙地面的刺激，会使神经末梢的敏感度增强，迅速把信号传入内脏器官和大脑皮质，调节自主神经（植物神经）和内分泌系统。进行赤足锻炼，不仅可以锻炼腿脚，增强心脏功能，还可使人变得聪明。

5. 赤足行走，健美形体

赤足可使五个脚趾保持一定的间隔自由运动，而不是像穿上鞋袜那样紧紧贴在一起。正是因为足趾之间协调的动作，人的行走姿势才更健美、自然，故赤足锻炼不仅强身，而且能健美形体。

6. 赤足行走，防抑郁

赤足行走使足底的穴位得到按摩，不仅能提高身体的各项功能，加快常见病的康复，而且还可以减轻抑郁。

7. 赤足行走，缓解膝关节炎

最新研究显示，对于膝关节炎患者来说，穿鞋走路会增加膝关节和髋关节的负担，而不穿鞋走路却能缓解膝关节炎。

拉什医学院的纳吉亚·沙库尔博士和乔尔·布洛克博士在《关节炎与风湿病》双月刊上发表论文称，下半身的关节炎基本上是由"异常的生物力"造成的。他们指出："研究最透彻的是膝关节炎，有证据表明，膝部受力异常高的患者更容易发生意外和加重病情。因此，行走过程中应当有效地减少膝部的负担。"

两位研究人员评估了现代鞋类对75名膝关节炎患者的步态及下半身关节的影响，他们的平均年龄是59岁，平均体重指数是28.4，其中59名是女性。

研究对象分别穿着散步鞋和赤足接受了步态分析。研究报告称，赤足行走时膝部和髋部受力大大减少。

他们断言，这一发现"说明现代鞋类可能加重了下半身关节所承受的异常生物力"。

他们还表示，虽然他们没有研究穿鞋对罹患关节炎的影响，但"我们应当重新评价现代鞋类以及日常行走对关节炎流行和加重的影响"。

（二）赤足行走的要求

赤足行走的一般要求与散步大体相同，不同之处是要更加注重足部的安全，主要注意以下几个方面的问题：

1. 根据实际条件可以在泥土、草地、海滩、沙地、鹅卵石或人工路面上行走，在行走时应尽量选择没有尖石、碎玻璃等异物的路面。
2. 赤足行走开始速度不宜过快。
3. 如果足部出现不适，则应适当减少行走距离。
4. 宜在阳光充足的环境中行走。

踩鹅（鸽）卵石行走法

踩石健身在我国已经流传了几千年。数千年来，我们的先辈几乎天天赤足走路，赤足舞蹈，在凹凸不平的山野奔跑，双足不时踩在石子上，先辈们慢慢发现踩石对足部密集的穴位有刺激按摩作用，能产生健身效果。于是，赤足踩石健身一直流传至今。它不仅在我国成了民众喜爱的健身项目，在日本也受到众多健身爱好者的青睐，并且已经广泛流传到美国等30多个西方国家。

美国德州大学的一位健康教授深入地研究了中国这种在鹅卵石上行走对脚底神经的刺激所带给全身的影响，他使用定量分析的方法进行实验，惊奇地发现，这种脚底按摩对刺激脑神经和其他部位的神经都有着不可思议的健身功效。美国俄勒冈研究所的专家专门对走鹅卵石健身进行了系统研究，他们用现代医学的方法研究得出的结果，认为中国的这种传统健身方式，的确对老年人有降低血压等多种保健效果，因而提出美国要大力推广中国式鹅卵石健身。

科学研究证实，脚心的涌泉穴是全身病气的排出口，光着脚板踩石子，其治病健身的作用远远超过按摩穴位。

（一）走踩鹅卵石的动作标准

走踩鹅卵石步子应迈得大而快，步距最好达50～70厘米，15～20分钟走完1公里。迈步时脚跟先着地，步姿要雄健有力，身体重心由脚后跟转移到脚趾，再迈第二步，迈步时要用力向前甩腿；手臂要随迈出的步伐前后自然摆动，肘部弯曲，尽量贴近身体，挺胸收腹。

（二）走踩鸽卵石的动作标准

所谓鸽卵石（撰写者提出的新名词），这里指的是一种如鸽蛋大小般的卵石，目前有的公园和小区的通道上铺有。用这种小而尖的卵石铺成的通道，赤脚在上面大步行走时，会把脚底硌得很痛，因此，只宜慢步走或踩着走。踩踏时间长了，脚底的适应能力提高后，步子就可稍大一些。

走踩鸽卵石步法可灵活多样，可向前走一会儿、再倒着走一会儿，可向前小步跑一会儿、再向后退着小跑一会儿，也可向左走一会儿再向右走一会儿，等等，随个人喜好随意变换走法。

在鸽卵石上踩踏行走，迈出的脚步虽小，但它对全脚掌的刺激更强烈，因而健身效果也远比走鹅卵石大。

（三）走踩卵石的健身作用

1. 走踩卵石使你变得健美

走踩卵石通过刺激足底的穴位，使交感神经和副交感神经保持或恢复平衡，使经络和全身血液通畅，当你在踩石时，会感到一股热流源源向全身喷射，使你身心产生一种轻快、舒适的感觉，不但使肌肉变得富有弹性，体态也会逐渐变得健康、优美。

2. 赤足踩卵石，能防治多种疾病。它的健身效果远远超过足疗。

其实践者总结，走踩卵石对防治脑供血不足、高血压、慢性胃炎、气虚无力、失眠、便秘、前列腺肥大、腰腿痛等都有着非常明显的疗效。而且对防治感冒、消除疲劳、增进食欲、强身健体等也都有立竿见影的功效。

中医理论认为，足底是人体精气之源，按摩刺激足底可以激活人体内的阴阳二气，促进人体气血运行，上下贯通，平衡阴阳、温煦脏腑，因而能达到防治多种疾病的效果。

踩石健身的效果大大超过足疗，它不需考虑按摩的部位、力度。你只需在石子上走动，足底的各个穴位都能受到刺激。当你100多斤的体重全压在一只脚上和石子亲密接触的时候，其力度是任何一个足疗师都难以达到的。

如果健身者住所没有这种场地的公园，则可以到药房购买足底按摩垫，它的健身效果差异不大。

3. 踩卵石能有效释放人体内积聚的静电。

（四）走踩卵石时应注意的事项

1. 循序渐进

开始走鹅卵石时，迈出的步伐应小一点，但速度应稍快，走步的时间短一点，以免出现足部疼痛，待锻炼一段时间逐步适应后，再慢慢加大步伐，并适当延长锻炼时间。踩鸽卵石时，由于石子小而尖，开始宜缓慢地前后、左右移步，待适应后再以小步走踩。

2. 把握运动强度

60岁上下的中老年人，每天走鹅卵石以1公里左右为宜，行走后，可用心率来衡量是否超负荷，只要心率每分钟在130次以下，又不感到心慌气急，就是比较适合的运动量。

3. 老年人不宜久走卵石路

老年人长时间走卵石路，不但起不到健身作用，还可能损伤关节，因为老年人一般都有不同程度的骨关节退行性病变和骨质疏松，关节面已不如年轻时光滑。如果在高低不平的卵石路上走踩时间太久，反而会加剧磨损，造成膝关节肿块和疼痛。因此，老年人走踩卵石健身的时间应以15分钟左右为宜。

4. 糖尿病患者不宜走踩卵石锻炼

由于走踩卵石是通过直接刺激足底穴位而健身的方法，糖尿病患者尤其是老年糖尿病患者，特别是病程长的患者，多有末梢神经病变、下肢动脉供血不足、双脚对外界刺激不敏感等特点。凹凸不平的卵石路面容易损害脚掌，可能因足部皮肤破损、感染而导致慢性溃疡，甚至发展为坏疽，最终不得不截肢的不良后果。

除糖尿病患者外，有下列情况的人，也不宜踩石：

一是脚部扭伤、外伤、肿胀时；

二是感受风寒湿邪及感冒发热时；

三是冠心病、高血压及肝肾功能不良等慢性病患者出现病情恶化时；

四是患膝盖骨性关节炎者；

五是酒后及患梅尼埃病、帕金森病、眩晕症等平衡失调者；

六是天气骤变，地面有冰霜时。

5. 走踩卵石后要及时用热水洗脚，这样有利于改善微循环。

男人走"猫步"可强肾

据专家介绍，模特在T型台上的"猫步"是有着增强性功能作用的"健美步"。

模特在T型台上的"猫步"，其特点是双脚脚掌呈"1"字形走在一条线上。走"猫步"的时候，除了能增强体质，缓解心理压力外，由于需要一定幅度的扭胯，对人体会阴部能起到一定程度的挤压和按摩作用。

人体会阴部有个会阴穴，中医认为，会阴穴属任脉，是任、督二脉交汇之点。按压此穴不仅有利于泌尿系统的保健，而且有利于整个机体的祛病强身。

男性每天抽出一定时间走走"猫步"，能补肾填精，增强性功能。

扭胯不但可以使阴部肌肉保持张力，还能改善盆腔的血液循环，对男性来说，能预防和减轻前列腺炎的症状，对女性则可以减轻盆腔的充血，缓解腹部下坠和疼痛感。

此外，每天做做收腹提肛动作也是提高性功能的好方法之一，对耻骨尾骨肌的锻炼非常有效，同时还可以减少盆腔的充血。

古老的"禹步"更强身

（一）"禹步"的起源

所谓"禹步"是指4000多年前大禹治水时在山川河谷所行走的步伐（大禹，姒姓，亦称夏禹、戎禹。鲧之子，原为夏后氏部落领袖，奉舜帝治理洪水。据后人记载，他领导百姓疏通江河，兴修沟渠，发展农业。在治水十三年中，三过家门而不入。后因治水有功，被舜选为继承人，舜死后担任部落联盟领袖。其子启建立了中国历史上第一个奴隶制国家，即夏代）。在中国奴隶制社会前，人类在尚未使用车马代步的条件下，大禹为治水靠自己的双脚踏遍天下山川河谷而不倦。据古籍记载，大禹之所以长年奔波而不疲，是因为他在治理水患的行程中，创造了一种独特的行走步法，后人称之为"禹步"。据古籍记载，太极拳也是从"禹步"发展而来的。

（二）与天地合动是"禹步"的特性

据古籍记载，"禹步"每走一步都与天地接轨，在行者意念中，要随地球自转之脉一起慢慢转动，并和地球自转速度每秒600公里等动，从而置行者与天地在合动中。正由于如此，后来巫师道士作法时也采用这种步法。《法言·重黎》"昔者姒氏治水土，而巫步多禹。"李轨注："禹治水土，涉山川，病足，故行坡也……而俗巫多效禹步。"

（三）禹步的走姿

一要"守一执中"。所谓"守一执中"，用现代语说，就是要求行走时昂首挺胸，头顶百会穴与天宫呈一垂直线，也就是百会朝天，这样头部就不会前倾、后仰、左歪、右斜了。

二是要伸颈、收颔，头、颈、脊柱呈一条直线，两耳垂直与肩齐，顺耳直下两胯中，下至"涌泉"。此为走"禹步"的首要。

三是走"禹步"时，双脚脚掌各呈"1"字形，走在一条直线上，脚尖略向内收，两手自然向左右轻轻摆动，以此带动小幅度的扭胯动作。

四是走"禹步"时，脚掌心要略向上提，这样能使膝关节减少磨损。

（四）走"禹步"的强身功效

1. 由于走"禹步"时形成一定幅度的扭胯，使人体会阴部得到一定程度的挤压和按摩，从而不仅能使会阴部的肌肉保持张力，而且能改善盆腔的血液循环，这对男性来说，能有效预防和减轻前列腺炎的症状，对女性则可减轻盆腔的充血，缓解腹部下坠和疼痛感。

2. 走"禹步"时，由于脚心略上弓，这样可以大大减轻膝关节、踝关节的承受力，增加行走的持久性和耐力，正如众所周知，拱桥是最能受压的。

3. 走"禹步"的最大功效是强肾、健脾、延年益寿。

4. 走"禹步"是中老年人强身健体的最佳方法。

倒行健身法

倒行（退退走）是一种最适合中老年人健身的方法。

（一）倒行的作用

人的脊柱正常生理弯曲有四个：颈部前凸、胸部后凸、腰部前凸、骶尾部后凸。老年人由于肌肉紧张度的不协调和退行性变化，产生了颈前凸变直，腰前凸变直，甚至后凸，很多中老年病就是由于这个原因造成的，比如颈椎关节病和腰椎关节病，对中老年人的四肢正常活动都有严重的影响。

倒行从现代体育科学观点看有如下益处：一是可以预防驼背，让腰肌保持节律的收紧和松弛，由此获得改善腰部血液循环、组织新陈代谢及防治功能性腰痛之功效；二是可以增加膝关节的承受力，锻炼膝部的肌肉和韧带；三是可以锻炼主管平衡的小脑，提高身体灵活性及协调功能。此外，脚距离心脏最远，是气血较难达到的部位，借助于行走方式的变化来刺激脚底部神经，使之发生调节作用，从而改善脚部以及腿部、腰部的血液循环，加快新陈代谢，消除疲劳，使人感到轻松舒适。

1. 倒行治腰痛和腰突症

倒行是目前国际上积极推行的一种治疗腰椎疾病的主动疗法。人在向前走时人体躯干部分是略向前倾的，倒走正好相反，这样可使腿、臀、腰得到功能性的锻炼。腰部病患，大多数是腰肌、臀肌特别是外旋肌发生劳损所致，而倒走时，每当足跟抬起向后迈步时，由于骨盆倾斜方向和向前走正好相反，这样不仅增加了大腿后肌群和腰背部肌群的力量，而且增强了腰椎的稳定性及灵活性。同时，倒走时腰部肌肉有节奏地收缩和舒张，可使腰部血液循环得以改善，有助于腰部组织新陈代谢水平的提高，从而可使腰部韧带的弹性增强，使骨骼、肌肉、韧带的功能得到恢复，因此能使腰椎疼痛减轻甚至消失，在一定程度上起到很好的治疗作用。

倒走对腰伤、腰部肌肉疼痛也有一定的治疗作用。

2. 倒行预防脑萎缩

人在倒行时，改变了脑神经支配运动的定式，强化了脑的功能活动，因而能有效预防脑萎缩。

倒行时，以每次倒退百步为宜，同时做扩胸运动，以提高摄氧量，进一步提高对脑细胞的供氧量。

3. 倒行增强骨质

倒行时脚尖先着地，随着重心的后移，逐渐移至脚跟，当脚跟最后离开地面时要用力蹬一下地面，以增加对脚跟部的刺激，并保证膝关节的挺直。开始练习时每次退行 10～20 步，随着熟练的程度可逐渐增加至 200～300 步。每天练 2～3 次，可增强骨质，防治骨质疏松、腰背疼及心脑血管病等。

4. 倒行能够增加膝关节的承受力，锻炼膝部的肌肉和韧带，提高身体的柔韧度。

5. 倒行祛头痛

倒行可使头痛减轻，长期坚持，还可使某些"内伤"性头痛痊愈。

但需注意的是：

首先，患者可在固定时间（如清晨或晚间）或在头痛发作时进行倒行锻炼；

其次，倒行时，患者应保持心态宁静，排除杂念，全身放松，双手自然下垂或向后互握，然后成直线倒行或倒退小跑，但速度不宜太快，动作不宜过于激烈。这样在二三十分钟后，头痛症状即可减轻或消失。倒行对头晕或头胀患者同样有效。

6. 倒行治小腿抽筋

人到中年后，容易出现腿脚无力、不灵便的问题，特别是冬天，晚上睡觉会小腿肚子发凉、抽筋。倒行加甩腿不但可以有效缓解小腿发凉、抽筋的症状，还可使双腿变得灵活，步履轻快。

倒行加甩腿治疗小腿抽筋的方法很简单：每天早晚，选一空气新鲜、宽阔平坦、行人较少的空地，倒行 20 分钟左右。倒行时，全身放松，目视前方，挺胸收腹，迈开双腿，摆动双臂。甩腿时，一手扶固定物或扶墙，前后甩动小腿。向前甩动小腿时，脚尖向上翘起；向后甩时，脚尖向后。两条腿轮流甩动各 100 至 200 次。甩腿时要注意将腿伸直。

7. 倒行益循环

倒行有利于静脉血由末梢向近心方向回流，更能有效地发挥双足"第二心脏"的作用，有利于血液循环。另外，倒行时，改变了脑神经支配运动的定式，强化了脑的功能活动，可防因废用而引起的脑萎缩。每次倒行以百步为宜。

8. 倒行，减肥最有效

倒行，由于增加了行走动作的难度，如改变脚着地的方向，维持平衡等，使人消耗更多的氧气和热量。有研究表明，倒行比正常行走的氧气消耗高 31%，心跳快 15%，血液中的乳酸含量也偏高。因此，倒行是减肥运动中最经济、收效最大的健身方法。

（二）倒行的动作要领

1. 上体自然直立，挺胸，两眼平视前方。

2. 倒行的动作是：右脚支撑，左腿屈膝后摆下落，前脚掌先着地后逐渐到全脚着地，身体重心随之移至左腿，右腿屈膝后摆下落，前脚掌先着地后逐渐到全脚掌着地，双臂协同双腿自然摆动。

3. 倒行的步幅一般为 1～2 脚长。在倒行的速度控制方面，开始时，中老年人一般应为 60 步／分，而后逐步加快步频和步长。对减肥者也可采用倒行和倒跑交替进行来提高运动负荷，以消耗更多的氧气和能量。

（三）倒行应注意的几个问题

1. 持之以恒

每天早晨起床后和临睡前各练倒行一次，效果最佳。每天倒行 500 米以上，可根据个人情况选择距离和运动量。

2. 循序渐进

倒行开始因消耗能量较多，减肥见效快，时间长了，动作逐步协调后消耗能量会逐渐减少。因此，肥胖者在锻炼过程中要逐渐加大运动量（增大步速和步距），增加倒行的次数以及加负荷退行（如在腿部绑沙袋）等。中老年人则可增加步距，每天锻炼两次，每次 30～60 分钟，也可采用正行和倒行交替进行。

3. 结伴锻炼

一人正向走，一人倒步行，两人交替轮换。

需特别提醒的是，由于人在倒行时，比向前行走要多消耗能量，心率会相应增快，故患有心脑血管疾病者，对倒行运动需慎重选择，不可勉强。此外，倒行应选择平地，走时须缓慢，以防摔倒。

（四）倒行的具体要求

1. 用脉搏控制运动量

健康人的脉率是 90～100 次／分，腰痛患者倒行时每分钟脉搏比安静时增加 10 次以上，肥胖者脉搏可达到 120～140 次／分。

2. 倒行时要收腹

倒行是一种很有效的逆向运动，倒行时一定要收腹，大腿后面的肌肉要用力，以使骨盆保持正常位置。

（五）老年人倒行注意事项

首先，对初练者而言，倒行时身体应稍向前倾，脚下落时先用脚尖着地，再过渡到全脚，重心要放在前面，这样即使踩空了，也不会摔跟头。

其次，手臂要自然摆动，以保持整体平衡。

第三，初练者应选择平坦的、行人比较少的场地，而且最好是直道，当然有开阔地段更佳。倒行时开始速度要慢，步子要小，走的时间要短。等练习的时间长了，走的次数多了，则可以尝试在弯道上倒行，速度也可快一些，步子稍微放大一点，时间也可适当延长。

第四，在倒行已经很熟练的情况下，可适当加大难度，如上坡倒行，在水中和草地上倒行等；但一定要量力而行，尤其是患有心脑血管疾病的老年人，锻炼的强度，应以稍稍出汗、不觉胸闷为宜，切不能盲目增加运动强度，致使身体不堪重负。

爬行，健身祛病好处多

（一）爬行健身的机理

不少医学专家认为：直立运动中的人类与重力不够协调，这是人类许多疾病与直立行走有关的深层次原因。从爬行进化到双足直立行走，导致人类的骨骼、关节、肌肉、韧带等运动幅度缩小，脊柱负荷加重，大脑处于人体最高位置，极易缺血缺氧。此外，直立行走还带来了肺功能退化、消化功能减弱和循环功能下降等弊端。这些都容易使脊柱、大脑、心脏发生病变。不少生理学家认为，冠心病、高血压、脊椎病、关节炎、内脏下垂等疾病都与直立有关。

运动医学专家研究指出："四肢爬行的运动比直立行走使人血液更流畅，而且很少患腰椎疾病。"另据临床研究发现，老年人练习爬行除了能加快血液循环以外，还避免了腰椎和背部肌肉过度疲劳，从而有助于减少腰椎疾病的发生。

早在20世纪初，德国医生卡拉普从猴子爬行的姿势中得到启发，创造了一种双膝着地的爬行疗法，用来治疗腰肌劳损和脊柱侧弯等病症，取得了显著的疗效。

进入20世纪90年代后，巴西著名的老年病专家庄尔旺博士，对各种爬行动物进行了详细的观察和研究，发现爬行动物很少患动脉硬化、冠心病、痔疮、下肢静脉曲张等症。于是，他在老年人中开展了爬行运动。庄尔旺博士将60岁以上患有动脉硬化、冠心病、痔疮、下肢静脉曲张等病的人，集中到一个宽敞的大厅里，让他们每天在地上爬行20～30分钟。经过一段时间的锻炼后，这些病人的健康状况有了明显好转，所患疾病均有不同程度的减轻。

爬行健身这项运动，自从巴西老年病治疗专家查尔沃医生创办了"爬行俱乐部"以后，在老年人中掀起了一阵"爬行热"。那些身患心血管疾病、痔疮、消化功能紊乱、关节炎、失眠症的老年人纷纷在家中卧室的地板上学起了爬行。爬行运动不仅可以预防、缓解20余种老年病，而且运动时不易使老年人受伤。

目前，在日本的许多"老年人康复中心"里，也都开展了"爬行疗法"。有一位退休教师患腰椎间盘突出5年，常常腰痛腿麻，经过一年多"爬行疗法"，症状明显减轻。另一位冠心病患者，以前上楼梯都感到心慌，经过半年的爬行锻炼后很少出现心慌、胸闷等症状。还有一位肥胖妇女，在坚持一年的爬行锻炼后，腹部和腰部的肌肉明显变结实，体形也变得匀称、苗条了。

（二）爬行健身好处多

1. 爬行健身可将全身重量分散到四肢，以减轻身体各部位，尤其是腰椎的负荷，故对防治腰椎部疾病、腰肌劳损以及多种颈、肩、脊柱的病症都有一定的疗效。

2. 人体直立时，心脏要推动血液循环，就要克服血液的重力影响，而且人在直立运动时，下肢是主要活动器官，血液会更多地分配到下肢，心脏及其以上的器官血供减少。与此相比，爬行时由于心脏及其以上部位位置的降低，有利于全身的血液循环，对防治心血管疾病有积极作用。

3. 爬行时头部经常得以下垂，血流量增加，能有效地改善大脑的血液循环。

4. 爬行对全身其他一些系统也有很多好处

（1）爬行能使身体变得更强壮。因为这是全身性协调运动，全身的肌肉、韧带、骨骼甚至神经系统都要加入运动。

（2）爬行可使骨骼受益。爬行使骨骼变得更硬，可减少骨质疏松的发生，同时使关节变得较柔韧。

（3）爬行可使肌肉受益。爬行使肌肉变得更有张力和弹力，也更为发达，收缩自如。

（4）爬行是很好的有氧运动。当手臂向前伸展、横膈膜拉开的时候，会吸入大量氧气，促进肺部排出大量废气。

（5）爬行促进呼吸功能。吸气、呼气的协调，靠爬行时移动的方式来调节，爬得越快，所进行的深呼吸越多。

（6）爬行可促进脑前庭的平衡系统。爬行时，特别是手足爬行时，需要脑前庭平衡系统的参与以维持身体的平衡，使其得到锻炼并加强。

（7）爬行降血压。用四肢爬行时，躯体呈水平位，减轻了下肢血管所承受的重力，血管变得舒张松弛，心脏排血的外周阻力下降，有利于缓解高血压。

（三）爬行健身的姿势和方法

1. 爬行健身的动作主要分跪爬（或叫手膝爬）和手足爬两种姿势

（1）跪爬：是以两手和两膝着地，手膝交替依次爬行的方法。跪爬的姿势：头抬起，五指分开着地，两臂与肩同宽，两膝着地，与肩同宽。

（2）手足爬：是以两手和两脚着地，手足交替依次爬行的方法。手足爬的姿势：头抬起，五指分开着地，两臂与肩同宽，双足着地分开约一肩半宽，脚前掌着地，膝微屈。

2. 爬行健身的方法

（1）按距离或时间分组：这种爬行方法是一种需要场地较大的锻炼方法，可选在沙滩、草坪或地板上进行，每次爬行20～30米（或5分钟），俯在地上休息2～3分钟，然后重复，连续3次为1组，共做3组。

（2）按节拍分组：这种爬行方法适合于场地比较小的情况，如屋内地板或床上。前爬后爬，先向前爬一个8拍（像做广播体操时一样），然后向后爬一个8拍，交替进行各4个8拍。左右横爬，先向左横爬一个8拍，再向右横爬一个8拍，交替进行4个8拍。完成后为1组，休息2～3分钟，然后重复，共做4组。跪爬和手足爬可分开练习或交替进行，每周至少锻炼3次。练习时方法宜多样化，爬行姿势宜多变，可快速向前爬，也可慢速向后爬，或左右爬、曲线爬、环形爬等，以减少锻炼时的枯燥感。

（四）爬行健身注意事项

1. 爬行前要做好热身运动，徒手操或热身跑5～8分钟，行走40～50米；爬行后要做放松运动，自我按摩或放松练习3～5分钟，慢走50米。

2. 爬行宜在空气流通、有地毯的室内或平坦、有草坪的室外进行（海边沙滩也可）。练习者衣履要轻便，应佩戴必要的护具，如爬行场地在硬质地面上要注意佩戴防护膝和手套。清理好场地，注意安全。

3. 安排运动量要因人而异，逐渐递增。

4. 做好健身监护，练习前后应测试脉搏，以练习后5～10分钟时的心率比平静状态增加10～20次/分钟为宜。

5. 爬行速度不宜过快，想站立时，切忌马上站起，要由爬式先改为坐式，慢慢站起，以免突然站起造成大脑瞬间缺氧而晕倒。

6. 手、足、膝部有炎症、坏疽、感染、化脓性疾病的患者，手术后伤口未痊愈者勿练。

7. 严重心脏病、高血压和眼部疾病患者不宜进行这项运动。

8. 注意防止上肢损伤。在人类站立行走并以双手劳动的演化进程中，上肢支撑躯体重力的功能已大为退化。若以双手爬行于地，支撑体重，会增加手腕及双臂的负担，尤其是五指和腕部承重力增大，会对指关节，腕部肌腱、韧带增加额外的压力，锻炼不当会使手指和手腕等关节发生病变，引起劳损性疼痛，或是患桡骨茎突狭窄性腱鞘炎等。因此，爬行锻炼应循序渐进，预防上肢损伤。

9. 避免在饭前饭后爬行，以免影响食物的消化。

登山健身法

（一）登山健身，要因人而异

登山，一度被认为是锻炼心肺功能最经济的方式，但很多医学专家认为，登山会导致人的膝关节损伤，因此不提倡年龄大的老年人进行这项锻炼。

老年人不宜登山锻炼：从一般的规律来说，人的年龄大了不做登山运动是对的。但是假如一个人从年轻时一直都在进行登山锻炼，这是他原有的习惯，他适应了这样的状态，那么就需要按照他个人的规律来进行。其实，老年人登山健身的人不乏其例：在四川都江堰市青城山镇有一位高罗氏老人，她1901年正月出生，今年107岁。高罗氏从年轻时每天天不亮就上山挖药材，以此糊口，从而锻炼了自己的身体，直到今天，老人还是天天上山下山，遇到沟沟坎坎，还能轻轻跳过去。老人瘦瘦小小，单从面相上看，好似才60多岁。年轻人上山都要用半个小时，可高罗氏老人只要20多分钟就能上去。

现在儿孙们都劝她不要上山了，怕她年纪大摔倒。但她却说："一天不干活，就觉得身上发紧，不上山采药，就会不舒服。"老人如今仍精神十足，祖孙五代天天喜笑颜开。所以老人不宜登山不能一概而论，要因人而异。

对于身体状况不是很好的人来说，无论选择何种锻炼项目，都必须符合自己的身体条件。如心肺功能不适应缺氧环境或有贫血、眩晕症的人，都不宜登山；而且不同的人适宜登不同高度的山。另一种不宜可能是指早晨不宜登山。一般来说，山上空气较平原新鲜，空气污染少，但氧气相对较少。登山时，一方面由于身体耗氧量增加，需要吸收更多的氧；另一方面山上氧气相对减少，所以出现心跳、气喘、脸色发白等缺氧反应，这是正常的生理现象，可以通过锻炼逐渐适应。

山上树木较多，植物的新陈代谢是晚间吸收氧气，呼出二氧化碳，白天则反之。晨练太早，对身体不利，因为清晨人体交感神经兴奋性较高，心率较快，血黏度增高，是心脑血管疾病的高发时间，所以有心血管疾病的患者，清晨是不宜登山的。但是，白天山上的空气就新鲜多了，所以掌握好锻炼的时间，不会对健康带来不利影响。

有的人认为登山容易使膝关节受伤，从解剖学的角度来分析，膝关节的周围肌肉少，其上下骨骼杠杆长，人体的主要重量都靠膝关节来承受，但在一般情况下，膝的伸屈旋转与髌骨的运动之间是很协调的。登山使膝关节的负荷变得比较大，体重正常者活动时膝的负重仍然在正常的生理范围之内；但体重过重的人，膝关节承受的压力过大，就容易受到损伤了。

（二）登山的方法

通常人们爬山，多数是根据个人的体力、感觉，以比较单一的方式向山上行进，其实登山的方法也有多种：

1. 增加耐力的登山方法：可采用小步幅、中频率上行，配合深呼吸。

2. 增长腿部力量的登山方法：可采取中大步幅，中等速度，间歇性上行，走一段稍事休整，再走一段。

3. 加快速度登山方法：可采用中步幅，高频率的方式上行。

4. 间歇跑登山：即采用跑一段，走一段，调整，再跑一段，再走一段的方式上行。

（三）登山的技巧

1. 走上坡路，尽量让脚后跟吃劲。人体的重心在脚后跟上，身体的重量就能分配到大小腿乃至腰部，这比重心在前脚掌爬山要省1/3左右的劲。用前脚掌爬山，等于让小腿累死而让大腿闲死。如果坡路较平，也应尽量全脚掌着地。走上坡路的第二个窍门是每一次迈步换腿时，都将支撑腿伸直，让关节"咯噔"响一下，这样腿的承重就能分散给腰肌一部分，不要嫌直一下腿麻烦，它能让人每走一步都有0.3秒单腿休息时间。

2. 可用可不用手帮助时就应该用手。用手能减轻双腿的重负。爬山时双手多半是闲着的，稍微能用上手时，就该上肢着地用力。爬山时，只要坡度超过45°，就应手脚并用，既可省劲又可减少腿的受损。

3. 爬坡时脚可外八字。外八字式迈步便于让脚跟吃劲，也减小脚面与小腿的角度而使肌腱舒服。

4. 爬坡时可用手掌压在大腿下部助力。这样有两个好处：一是让手臂和腿形成一个力矩而将臂力转移到腿上；二是手掌的按压有助于大腿肌肉的紧凑而得以发力。当按压着一条腿提迈另一条腿时，会觉得像按压着一块石头一样而能使上劲。

5. 爬坡时拄拐也能减轻负重。拐棍的长短以手伸直至地面的垂直距离为宜。手撑住它，让拐棍像腿一样吃劲，就好比多了一条腿，从而减轻双腿的压力。

（四）登山的健身作用

1. 登山有利于锻炼人的肌肉和全身耐力

经常登山不仅可以增强下肢肌肉和韧带的耐力，保持下肢关节的灵活性，而且由于腰、背、颈部和上肢不停地配合下肢运动，对于发展腰腹肌、增强下肢力量、提高心血管和呼吸系统的功能十分有效,对于增强神经系统的灵活性和协调性也大有益处。同时,人体的呼吸、心血管等系统的功能通过登山锻炼也可以得到改善。另外,长年坚持登山对降低血液中的胆固醇,提高高密度脂蛋白的含量,防止动脉粥样硬化、高血压、冠心病有明显的效果。对于肥胖者来说,还可以减肥。

2. 下山比上山更健身

上山和下山对健身和减肥都有一定作用,上山时肌肉用力,把身体一级一级往上举,锻炼效果明显。人们常说"上山容易下山难",这是因为下山对大腿、小腿和臀部肌肉要求更高。下山的时候这些肌肉是在做离心收缩运动。就像从地上提起行李和把行李放到地上同样是肌肉在用力,只不过在放下时肌肉的作用更多是控制速度。有研究表明,离心收缩更容易导致肌肉疲劳和以后的肌肉酸痛。另外,下山时感觉累,也是因为上山时已经造成肌肉疲劳,如果坡度较陡,那你第二天的酸胀感就会更明显。

下山对关节的冲击力较大,肌肉拉伤和身体滑倒的几率也高。下山时的运动对心肺功能作用不大,反而受伤几率大,因此,腿脚不好的爬山者尽可能缓步下山或乘坐缆车等。

(五)注意事项

1. 人们登山时,容易兴奋,常常是超体力向山上行进,这种爬山方式容易造成心跳过速,心脏供氧不足,对身体造成损害,有心血管疾病的人,甚至可能出现危险。所以爬山时,要密切注意自己每分钟脉搏次数,注意做深呼吸,情绪和动作要放松,使心跳保持在正常范围之内。

2. 上山运动开始速度一定要慢,根据体力、心率等具体情况,阶段性地加快上山速度:放慢速度,再加快,再放慢,再加快,使心率控制在正常范围内,根据个人的体力决定爬山的高度,不要强迫自己非要爬到山顶。

3. 登山，步频不要快，更不要一次跨两三级台阶。不要过多地负重，如果要加强锻炼，运动量可由小渐大，不要突然登山过猛，要匀速省力。途中适当休息，每次登山以半小时到一小时为宜。应当带护膝，加强关节保护。对于有膝关节病的人，不宜登坡度过陡的山或上下跨度大的台阶。

4. 凡有高血压、冠心病和肺气肿的患者，应在纠正病情后方可登山。腰椎管狭窄症、膝半月板损伤等患者，以及恐高症者，也不宜登高。

5. 登山前，应先作准备活动，将髋、膝、踝关节活动开，防止拉伤或扭伤肌肉、韧带。

（六）登山的准备工作

1. 水壶或水瓶

登山时体力消耗较大，体温升高也快，出汗是不可避免的，身体也就更需要水分的补充。如果路途较远，应该带含糖的饮料或高能量饮料，这样可以及时补充养料。下山前注意补充水分，以避免因体内缺水而造成肌肉痉挛或损伤。

2. 衣物

山顶较凉，山上的风也会大，下雨的可能性也更大。应该准备一点衣物带在身上。一旦温度开始下降就要适当增加衣物，如果有一件防雨的外套就更加保险。保持体温也是下山时的要点，如果体温过低容易感冒，而肌肉更容易拉伤。

3. 登山鞋

登山鞋有防滑功能，对脚踝的支持也更牢固，这些对于下山时的安全非常重要。鞋的重量也是考虑因素之一，要想想每一个人爬山都会有举步维艰的时候，不要让一双重鞋使你掉了队。

爬楼梯健身法

（一）爬楼梯好处多

爬楼梯可以满足不同年龄、不同体质、不同锻炼强度要求的人们的需要，运动量易于控制。

最早提倡爬楼梯运动的是美国健康学家威肯尼·库珀，他认为爬楼梯这种有氧健身运动有利于锻炼人的肌肉和全身耐力。此后，更多的研究表明，经常爬楼不仅可以增强下肢肌肉和韧带的耐力，保持下肢关节的灵活性，而且对发展腰腹肌、增强下肢力量、提高心血管和呼吸系统的功能十分有效，对增强神经系统的灵敏度、协调性也有很大益处。

据运动医学专家的测定结果，爬楼梯时消耗的热量比静坐时高10倍，比散步高3倍，比行走高1.7倍。美国斯坦福大学的一项研究表明，登一级楼梯，可以延长寿命4秒钟，同时，每周登5000级楼梯的人死亡率比那些不运动的人要减少25%～33%。

（二）爬楼梯的要求

青少年上楼梯的动作可以是一步几个台阶地跨上去。中老年人在上楼时则需要上体微微前倾，有意识地屈膝抬腿，前脚掌撑稳台阶中部，随即蹬伸支撑腿，右腿屈膝抬左腿，前脚掌稳稳地落在上一级的台阶上。两腿交替着不停地登上3～6层的楼梯，稍停，待脉搏恢复正常后继续登。下楼的动作是在脉搏恢复平静后开始做，身体微微后仰，肌肉放松，用前脚掌有弹性地落在台阶中部。上下楼梯的速度一般是上楼慢、下楼快。中老年人上楼时的速度可等同散步时的速度，一步一步地上楼。每分钟的呼吸次数比平时多3～5次，脉搏比平时多5～10次为宜。

1. 爬楼梯锻炼前最好进行一次体检

如有冠心病、高血压、慢性支气管炎、肺气肿、支气管哮喘等症，在开始锻炼时应该以慢速度为主。如1分钟上2层楼，休息1分钟，待呼吸平稳后再上2层楼，再休息1分钟。这样经过1～2个月的锻炼以后，可以逐步减少中途休息时间。每次锻炼控制在30分钟以内。

2. 开始锻炼上下楼梯时，速度要慢，不要着急，一步一个台阶地踏实。腿脚不灵便者，可以手扶栏杆或借助于拐杖上下楼。

3. 为了锻炼全身力量，可以携带重物上楼

最好是两手负重均等，或一只手提重物，另一只手扶楼梯的栏杆上楼。

4. 选择锻炼的楼梯不要太光滑，以防脚下打滑跌倒

楼梯道要宽敞明亮，光线充足，不要堆放杂物。下楼梯时不要抬头，注意台阶。最好手扶栏杆，缓缓而下。特别是中老年人，要避免踏空而造成下肢骨折、崴脚等伤害事故。一旦感到心慌、气短、头晕、腿软时，应该扶住栏杆休息。

（三）爬楼梯锻炼注意事项

1. 登楼锻炼对膝关节的压力和磨损是存在的，但不要因噎废食，过分担心。首先要结合自己的实际情况，中老年人有不同程度的骨质疏松，某些身体过于肥胖的人，对膝关节的压力更大。这些人一定要掌握好速度与持续时间的关系。开始时，应采取慢速，坚持一段时间后，可以逐步加快速度或延长时间，但是不能过于剧烈，否则会增加心肺负担。在爬楼梯的过程中发现不适，应立即停止锻炼。

2. 膝关节有陈旧性损伤的人，尽可能不要进行登楼的锻炼。同时，要掌握正确的锻炼方法。下楼时，为了防止膝关节承受压力增大，应前脚掌先着地，再过渡到全脚掌着地，以缓冲膝关节的压力。登楼锻炼后可对膝关节进行局部按摩，平时最好常做下蹲、起立及尽力半蹲等练习，使膝关节得到充分的活动，防止其僵硬。

脚大趾蹬地行走治膝痛

膝盖软骨随年龄的增加而日益老化，而且骨质不断磨损，逐渐失去了弹性。在补充磨损部分的过程中，往往形成骨质增生或关节退化，形成变形性膝关节炎。若膝部长期过度使用，也会引起膝部关节炎，这就使得伸腿或屈腿都会感到很疼痛。这种变形性膝关节炎多发生在中年肥胖女性中，因此，美国将此病称作"肥胖女性关节"。医学专家指出，要防治这种关节炎，重要的是防止肥胖、锻炼膝关节与肌肉。行走可以强化大腿的四头肌和小腿的三头肌。

用脚大趾蹬地行走的养生方法，被认为是能够有效地预防膝盖老化、保持人体青春活力的重要方法。

这种特殊的行走养生法，特点在于通过刺激人体足大趾的内侧穴位，起到补益肝肾气血、强筋壮骨的作用。从现代医学的观点来看，行走时脚大趾蹬地，主要是小腿三头肌起作用，伸直膝盖用大腿四头肌。因此行走使膝部筋骨和肌肉受到适度刺激，逐步强化。

具体方法是：在行走之前，先自觉地收紧五个脚趾，并将脚大趾深扣向内侧，练习着地时要使脚尖先着地，而五个脚趾中脚大趾要先着地，踏实地面后，脚大趾随着脚的上提而用力蹬地，这样反复进行，每天练习30分钟即可。

脚大趾蹬地行走养生法证明，对治愈膝痛十分有利。但是，当病痛发作时，还得听医生的；若医生允许，也要选择好合适的行走平路，待疼痛减轻后，再在坡路或楼梯上训练，同时加大速度和距离。

雨中、雨后行走法

雨中散步，在我国目前还不很流行，但是欧美一些国家的健身爱好者，非常喜爱雨中散步。在霏霏细雨中散步，不仅可以享受到一种别样的闲情逸趣，而且会令你有一种清新、舒畅和愉悦的感觉，非常利于身心健康。

让霏霏细雨飘洒在你的颜面、肌肤上，犹如一种轻柔的按摩，更能提高机体对大自然的适应能力。

（一）雨中散步的作用

1．细雨不仅可以洗涤空气中的尘埃，使其不带辐射、不再污浊。污浊的空气得到净化，树木更青，花草更绿、更艳，路更洁，使人神清气爽。

2．雨前阳光照射和细雨飘洒时，空气中产生大量享有"空气维生素"美誉的负离子。这种负离子可以使人心旷神怡、精神振奋、松弛神经，促进人体新陈代谢，改善呼吸功能，增强体质，同时还有助于降低血压，预防神经衰弱，并且有抑制癌细胞在体内生长的功能。雨中行走还有调节神经、清除郁闷的作用，可以使大脑由紧张趋于平静。

3．细雨从空中徐徐降下，具有滋润皮肤和美容的效果。

4．在霏霏细雨中行走、逛街或散步，还有益于呼吸系统和大脑的保健。

5．雨中散步是天然的冷水浴，能够锻炼和增强机体对外界寒冷的适应能力。

6．雨中行走，由于空气湿度增高，人体通过与湿润空气的呼吸交换，对喉咙有湿润的作用，减少空气中的细菌和灰尘的吸入。在夏天，雨中行走比在高温下行走要舒服得多，而且还可以防止中暑。

（二）雨中行走的要求

1．在霏霏细雨中行走，一般应以每小时4公里左右的速度为宜。行走时要轻松自然，并采用腹式呼吸法。手臂要大幅度摆动，以维持身体平衡。

2. 雨中行走，最好戴一顶有帽檐的帽子，这样雨水不易直接流入眼中，以保持良好的视线。在着装上，可以穿一件薄的防雨运动装。

3. 雨中行走后，回到家中要马上把湿衣服换下，用干毛巾擦干皮肤，再洗一个温水澡，这有利于血液循环。

4. 身体状况良好时才能进行雨中行走。

（三）雨后行走宁静健康

夏秋季的一场场雷雨，不仅给人们带来一片凉意，空气也焕然一新，变得清新了许多：

首先，雷电产生的瞬间，空气中的氧发生电离，释放出带负电荷的氧离子。其浓度是晴天时的几十倍到几百倍。这种环境可以使血液得到净化，改善呼吸功能，消除正电荷对呼吸道的刺激，人的紧张情绪也得到缓解，精神轻松愉快。

其次，飞扬的雨滴吸附了空气中的污染物、灰尘等微粒，所以雨后的空气会更洁净。

最后，在雷击和太阳紫外线的作用下，空气中的氧会变为臭氧，这是一种无色的、带有新鲜芳草香味的极不稳定的气体，它可以在较短时间内破坏细菌、病毒的组织结构，杀灭病原体。研究表明，臭氧的杀菌力比甲醛、氯等化学物质都强。而且臭氧在常温下很快变成氧气，并无污染，反而有益于人体。

时下，雨后运动正在成为人们的新宠。雨后行走，可以吸入清新的空气，排出体内的浊气，对人体的心肺功能大有益处。所以，雨后行走是一种有益的健身方法，能够给人带来身心的宁静和健康。

水中行走法

当气温越来越高，在地面上难以进行行走运动的时候，你不妨把行走运动转移到水中进行，这样，你的身体不但会感到舒适，而且可以提高健身的效果。这就是近年来比较流行的一种健身方法——水中行走。

所谓"水中行走",就是在水中进行行走运动。

现代科学研究证明,水的浮力能使行走的人只受到体重 1/10 的负担,不会对关节或身体其他部位造成伤害。特别是有腰痛、神经痛等问题的患者,通过水中行走,只要用正常情况下 2/3 的时间就能恢复健康。

(一)水中行走的健身作用

1. 在水中行走的阻力是在空气中的 12~14 倍,它会使所有相关的肌肉开始运动,还会调节大肌群和小肌群的动作,进而使身体的柔韧性和协调性增强。侧面行走具有美臀作用;向前弯腰行走,可以锻炼腹肌;向后行走可去掉背部多余的脂肪;把腰向左右扭动可预防腰痛。如果能踮起脚尖在水中行走,还能起到瘦身和美腿的作用,并使下半身的肌肉更结实起来。

2. 水的压力和浮力使人在行走时必须掌握平衡、调整呼吸,这对循环系统很有好处。

3. 水中行走具有镇痛和按摩功效,不仅能减轻肌肉的酸疼症状,而且对治疗伤情具有非常神奇的效果。美国著名花样滑冰选手南希·凯利曾被歹徒袭击受伤,但经过 4 周水中运动,很快就恢复了健康,并参加了 1999 年冬季奥运会。

4. 水中行走比地面运动更能减轻身体负担,因此较适合骨骼和关节疼痛的患者。

5. 水中行走可以强有力地促进新陈代谢,消耗能量,使人的身体降温,引起体内糖分大量分解,减少脂肪存积,从而起到良好的减肥和瘦身作用;由于水压的作用,身体内相关的激素会大量分泌,从而能起到美白肌肤的作用。

6. 水中行走对于体重不足、体质较虚弱者,可以增进其食欲,改善消化吸收功能，有助于增加体重；对妇科疾病及精力减退有显著疗效。

7．水中行走有调整大脑皮质的兴奋与抑制、消除脑部的疲劳、预防神经衰弱和动脉硬化、改善血液循环等功效。

（二）水中行走姿势要多样化

从事水中行走运动，不是简单地在水里走路，而是要配合不同的动作，姿势愈多样化，效果会更显著。

当人们在水中行走习惯后，应该练习跳跃、倒着走，使更多的肌肉参与运动；还可以让双腿浮在水面上，做划水、蹬水、夹水、画圈等动作，以运动更多肌群，增加运动量。此外，有不同疾病的人，需要配合不同的动作。比如：有腰椎病的人，可以双手叉腰，倒着行走，这样能够一边运动一边利用水压进行按摩；要想使腹部变瘦的人，行走时应注意吸气提臀，并以"大腿带动小腿"的方式迈腿等。

水中运动指导研究专家认为：水中行走对于老年人来说，是一种非常适度的运动。

首先，老年人多有腰、膝关节疼痛的病变，而疼痛限制了活动，活动减少则导致肥胖；而肥胖便使体重增加，反过来又使关节不堪重负，如此形成恶性循环。水中行走可以借助于水的浮力，如：肩部以下全部浸泡在水里，体重便可以减轻到在陆地上时的十分之一。在浮力中运动，可以使运动者的关节在运动中最大限度地减少来自体重的压力、冲击力及摩擦力，因而既能完成一定量的运动，又不会因运动造成关节损伤。

其次，水又有比空气大得多的阻力，在这种阻力中运动所消耗的能量，比在陆地上行走要多上二三倍，有利于消耗多余的脂肪，并通过运动强健各个器官及其生理功能。

（三）水中行走的基本姿势

（1）胳膊：前臂屈曲，像滑水一样前后摆臂。

(2) 手：轻握拳。

(3) 背：背部挺直。

(4) 膝盖：将膝盖屈曲向上，有节奏地向前走。

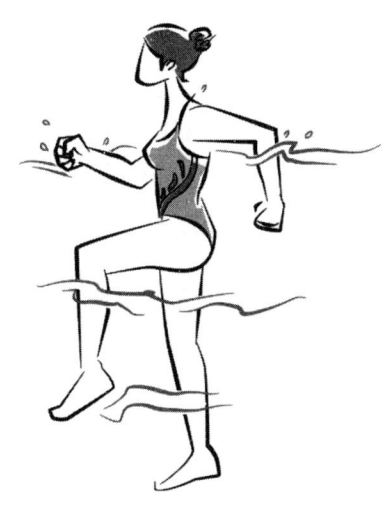

（四）水中慢跑

时下，水中慢跑已成为世界上流行的一项健康运动。运动学专家认为，对许多未受过正规运动训练和年纪较大的人来说，这是一项理想的运动。因为在水中慢跑，能平均分配身体负载。另外，水中慢跑比陆地跑也有明显的优点。在陆地每跑1英里（约合1.6公里），运动者的每只脚就得撞击地面1000次左右，脚部、膝部都受到震荡，所以常常使肌肉扭伤或韧带拉伤；而在深水中，下肢受到的震荡为零，因而不会出现上述损伤，而且水的阻力是空气阻力的12倍，在水中跑45分钟即相当于在陆地上跑2小时。因此，在水中跑是一项更有效的健身法。

水中慢跑对肥胖者尤其适宜。由于水的密度和传热系数比空气大，因此水中慢跑时消耗的能量比陆地上多。试验表明，在12℃的水中停留4分钟所散发的热量，相当于在同样温度的陆地上1小时所散发的热量，陆地上全力跑百米大约消耗146kJ能量，而在水中慢跑百米要消耗272kJ能量。可见，在同样的时间、强度下进行运动，水中要比陆地上消耗的能量多得多。这些能量要靠消耗体内的糖和脂肪来补充，就可以逐渐去掉体内过多的脂肪。因此，水中慢跑又是一种减肥的有效方法。

人的腹部和腿可通过水的阻力得到很好的锻炼，想减肥的姑娘在水中慢跑，不仅可以去除腹部多余的脂肪，而且能够使双腿修长健美。因而，水中慢跑十分有利于女性的体态健美。

做水中慢跑运动，身体应竖直悬浮于深水中，鼻孔比水面稍高一些，四肢如水车轮般猛烈划动，像在水中扑腾的鸭子的动作一般最为适宜。水中慢跑要循序渐进，不要一开始运动量就过大。医学专家认为，一个人在水中慢跑5分钟后，心跳速度不应超过每分钟110～130次，并以休息和运动交替进行为宜。

越野行走法

（一）越野行走的兴起

目前，在美国和欧洲盛行一种用撑杆滑雪式的行走方法，这项运动于1997年从芬兰兴起。

后来，有人对滑雪杖的手柄和手柄护套进行了改造，使之更适合于快步行走和登山，于是，越野行走逐渐成为一种受人喜爱的健身方法。目前，以北欧国家为主，约有近20个国家开展了越野行走，并在此基础上成立了国际越野行走协会。在芬兰，每周至少进行一次越野行走锻炼的人数已占16%。在全世界范围内，越野行走人数发展迅速，短短4年，发展到540万人，增长了5倍。我国国家体育总局前不久已经把这项运动推向全国。

（二）越野行走更健身

越野行走，它的特点是使用两支手杖帮助行走。很多人都希望通过步行锻炼加快血液循环，提高心肺功能，希望消耗更多的热量，减掉多余脂肪，以预防和治疗高血压、高血脂和高血糖。

有人在健步走时，行走的速度不够快，要达到能够健身的运动强度，应是锻炼者最大心率的 60%～85%。有人虽达到了这个运动强度，但走的时间不够长。因为在有效的运动强度下，前 20 分钟机体的能量是由燃烧碳水化合物来提供的，大约 20 分钟后，才能够靠消耗脂肪来提供能量。因此，要想减肥，每次锻炼时间一定要超过 30 分钟。

越野行走比正常行走多消耗一半的热量，对膝关节有保护作用，四肢并用提高了身体协调能力，从而大大提升了徒步行走的健身效果，成为大步快走的升级版。

越野行走使上肢可以参与运动，使人的肩、背、腰甚至手掌都同时得到锻炼。"四条腿走路"不用走得很快，心率就可以达到健身的运动强度。解决了一般行走运动强度低、锻炼效果较差的问题。美国达拉斯大学的研究数据显示，与一般行走相比，越野行走可使心率提高 13%，热量多消耗 20%～46%，使身体 90% 的骨骼得到锻炼（相比之下，游泳只用到 35%，跑步只用到 70%）。运动起来的肌肉愈多，消耗的热量愈会增加，平均可比正常走路多燃烧 46% 的热量。

越野行走符合人体工程学原理，长时间行走甚至负重行走，不会感到很累，便于达到较长时间锻炼的目的。

越野行走具备了有氧运动的三要素：实现中等运动强度、较长运动时间和全身大肌肉群的同时参与。因此，它能够提高心肺功能、预防和治疗"三高症"和达到减肥、瘦身的效果。

另外，越野行走手杖还可用于登山，它解决了登山过程对膝关节的损伤，延缓了骨骼衰老的进程，大大提升了登山健身的锻炼价值，起到了预防骨关节病的作用。因为人接近 30 岁的时候，骨骼的发育就已经停止了，进入了维持阶段，随着年龄的增加，逐步进入衰老阶段，如果不使用手杖徒手登山，对关节的压力比平路行走会增加 5～6 倍，会加剧膝关节软骨的磨损。

（三）越野行走手杖使用方法

1. 越野行走时，向后推手杖的时候，不能用手掌握住手杖推，而是张开手掌借助于腕带来推，这样才能加大摆臂的幅度，每走一步，使腰部都有一次扭动，这对减小腰围、消除内脏脂肪有重要意义，是预防和治疗心脏疾病的重要行走锻炼措施。

2. 越野行走步子要大，后脚跟先着地，这能对骨骼形成一种适度的撞击，称作有撞击性的运动，可以帮助人体对钙的吸收。

3. 手杖有着特殊设计的腕带，不仅可以保证腕部血液的正常流通，还可以在支撑时，使手臂和手杖形成一条直线，相当于延长了手杖的长度，下山时更加方便。

4. 手杖是由碳纤维合成材料制成的，每支仅约150克重，还具备足够的支撑强度，可以很轻松地支撑全身的重量，完成山地行走的腾空跨越。

（四）越野行走的方法

越野行走是一种使用两支手杖行走的健身运动，它的主要目的是在行走的时候让双臂也参加到运动中。另外，使用手杖也能做些简单的锻炼。

越野行走简便易行、老幼皆宜，健身安全有效，不受场地限制，马路、土路、山地都可以，尤其是在草原上行走，健身效果更好。

越野行走，能完成各项技术动作。手杖的底部有个小靴子样的橡胶头，用于在水泥、石板等坚硬地面行走，起防滑的作用，拔掉橡胶头，里面是金属尖头，用于在土路、草地及冰雪路面的行走。

如果市场没有售的话，也可以自己制作仿制手杖替代物，用两根结实的木棍，顶部做个把手，高度为双手握木棍，小臂和上臂夹角成90°就可以。但是，木棍的手杖一定要结实，也可以使用其他结实、分量轻的替代物。

行走的方法跟持越野手杖是一样的：双手应平行前后摆动，不要走成"一顺边"，也不要有横摆的动作。手杖的支撑点在身体的斜后方，一定要有手杖推着身体前行的感觉才对。摆臂要以肩为轴，幅度比较大。步幅稍大，后腿要蹬直，前方腿的脚跟先着地，过渡到全脚掌着地。上身要稍前倾，便于手臂发力。

在刚开始学走的时候，学习者可能走成一边顺拐。这里有个小窍门：先站立，身体稍向前倾，胸部挺直，抬头向前看，双手握手杖，手杖在后，然后自然行走，跟平常走路一样自然摆动手臂。后腿蹬地发力时，要脚趾抓地。前脚用力蹬地，使髋关节呈现一个送出去的角度。另外，还应当尽量走大步，双手使劲拄杖。手掌用力向后推时，手掌已经不再抓住手柄，而是利用腕带，通过腕带将力传递给手杖，推动身体前行。

登山时，手杖撑在前面，像拉着两个树杈那样往上爬，下山时，手杖也在前面支撑，身体重量被手臂分担大部分后再迈腿向下，可以有效地减轻膝关节的压力，起到保护作用。

十六种另类行走保健法

（一）10点10分走法缓解颈椎病

水平抬臂这个位置叫9点1刻，再向上斜举到10点10分的位置，把胸挺起来，头仰起来，每天分别认真走200步，可有效锻炼颈部肌肉，缓解颈椎病。

（二）快慢交替走防早衰

快慢交替走的方法：一是快走10分钟，慢走3～5分钟，以快为主，往复交替，每天走30分钟以上；二是前后交替走，即向前走一阵，再倒着走一阵，以向前走为主，倒着走为辅，每天走200～300米。这种交替行走运动，能使尽可能多的腿部肌肉在运动中健壮发达，防止早衰。

（三）扭着走增强老年人排便功能

老年人的腰骶关节灵活度差，在行走过程中，如果能扭着身体走，就能起到搅动内脏的作用，犹如对肠胃进行良性按摩，可增强排便功能。

（四）脚趾行走功效多

用10个脚趾头正直往前走，这样大脑会控制脚趾头每一个动作，可以提高神经系统的调控能力，有效降低小脑萎缩的高发。

日本医学家最近研究发现，经常活动脚趾可以健胃。经络理论认为，胃的经络要通过脚的第二趾和第三趾之间，胃经的原穴也在脚的关节部位，脚趾行走，能有效起到健胃助消化的作用。

（五）摩腹行走助消化

摩腹行走即是一边散步一边按摩腹部。对防治消化不良和胃肠道系统慢性疾病有特效。

（六）脚跟走路，补益肾气

中医认为，肾衰是人体衰老的主要原因。肾经起自足底，若能坚持用足跟走路，可刺激肾经上的穴位，达到补益肾气，延缓衰老的效果。

用足跟行走的方法是：

（1）前进或倒走法：身体自然直立，头端正，下颌内收，精神集中，双目平视，上身稍前倾，臀部微翘，两脚分开呈90度夹角，脚尖跷起，直膝，左右脚依次向前迈进，也可左右脚依次向后行走，两臂自由摆动。

（2）前进后退法：即进三退二。动作要求和要点与前相同，向前走三步后退二步，也可左右走，或前后左右走。此法于室内、室外均可进行。

（3）脚跟行走与散步相结合锻炼法：在散步时有意识地用脚跟着地，这样既能调动情趣，又能提高锻炼效果。

（七）弹力走治脚垫

很多人长脚垫，跟脚部缺乏锻炼有一定的关系。如果不锻炼脚，就容易使脚底的肌肉退化。脚底肌肉不单单起到支撑脚弓的作用，还要依靠脚底健康的肌肉保持脚部血管的良好状态。由于很多人行走时脚趾不用力，脚容易骨折。如果学会弹力走，每走一步10个脚趾头都用力，特别是大脚趾头更要用力，要有把人弹起来的感觉，这样会使脚弓参与运动，可扼制大趾外翻，防止足部肌肉群功能的退化。凡是有脚垫的人，只要坚持弹力走，三个月以后即可减轻或消失，而且可以降低脚踝骨骨折的几率。

（八）弓步走锻炼全身

练习弓步走时，双腿分开与肩同宽，前进时脚跟先着地。膝盖保持90度弯曲，与脚趾头呈垂直方向。与此同时，膝盖逐渐接近地面，然后再慢慢抬起膝盖，在向前行进的同时，恢复至直立的姿势。

弓步走能锻炼身体许多肌肉，如后背、臀部和大腿等位置。因而耗能多，可以锻炼全身。

初练者每天练习走40步，以后逐渐增加到100步。

（九）摆臂散步益处多

患有上下肢关节炎、肩周炎或慢性气管炎、肺气肿的老年人可选择"摆臂散步"法。步行时两臂用力前后摆动，以增进肩关节、肘关节、胸廓等部位的活动度，每分钟行走60步左右。

（十）腹式呼吸散步改善肺功能

肺气肿患者或肥胖者，特别是有大肚子（"将军肚"）的老年人，应选择"腹式呼吸散步"法。其方法是：每分钟行走60步左右，边行走边做腹式呼吸。也就是平缓地将空气最大限度地吸进去，使肚子最大限度地鼓起来，然后徐徐将气呼出，使腹部尽量缩瘪，如此反复进行。此法不但能改善人的肺功能，同时还能减肥，缩小腹围。

（十一）踮脚运动防腿病

人的腿部肌肉发达，肌肉中有大量血管。人在上下踮脚时，腿部肌肉就会一紧一松地运动。当肌肉放松时，来自心脏的动脉血液会增加向肌肉的灌注量；当肌肉收紧时，会挤压血管加快静脉血液回流心脏，从而促进血液循环。另外，踮脚运动还能使脚踝用上力，养成习惯后，脚踝就会变得纤细而富有魅力。

踮脚运动的具体做法：双脚并拢，用力踮起脚尖，然后放下，如此重复，连续做5～10分钟，能有效而快速地减轻腿部的疲劳，预防一些职业病的发生，也是中老年人保健的一个简便有效的锻炼方法。做踮脚运动，对下肢保健大有裨益。

（十二）拍手行走增强免疫力

人的手掌连着全身的经络和脏腑，拍手行走可以刺激手掌上的反射区，活络十二经脉、疏通全身的气血，增加阳气，并将五脏六腑中的积郁之气散发出来，从而达到快速增强免疫力，防治疾病的效果。

拍手行走时，步子迈得要较为缓慢，一边走一边拍手，以走一步拍一次为宜。拍手时将双手屈曲举起，十指合拢，手指高度不超过鼻孔，拍手时使两掌劳宫相对，两手拉开时的距离略宽于肩。拍手由于能刺激劳宫穴（手心正中，中指弯曲指尖到达处），因此有补养心脏之功效，且补养的速度极快。所谓"劳宫"就是劳累之后到宫殿里去休息之意。

拍手时要稍用力，意念集中于脚底的涌泉穴，拍手可将全身的病灶通过涌泉穴排出体外。

开始练习拍手行走时，次数不宜过多，以两掌心不感到疼痛为度，然后可逐步增加拍手行走的时间。

（十三）侧行可使腰肌有力

世界上的动物都是直行的，唯有螃蟹是横着走。人如果学螃蟹侧行，要让身体重心随时伴着交叉足移换，两手按步伐自如地扭动，注意保持节奏感。这种走法有益于锻炼腰肌和臀部肌群的肌力,加强髋、踝关节的灵活性,提高人体的平衡能力。

(十四)扭着走可防多种疾病

扭着走(有点像竞走)可以促进排便,防止便秘,特别是对于减少直肠癌的发生会起到一定的作用。人的内脏器官在胸腔、腹腔内由极细的韧带和薄薄的网膜悬挂着。当我们坐或躺着的时候,内脏是极其拥挤地"堆"在一起的,当身体抖动起来时,内脏就会因获得活动的空间而备感"舒适"。所以大步走再加上一些适当的肢体动作,比如腰部的扭动等,会有效刺激内脏的抖动,相当于"按摩"我们的心、肝、胃、肠等内脏器官,可以有效地预防很多种疾病。

(十五)高抬腿走防疝气

高抬腿走就像正步走一样。人的脊椎骨两侧的前面有两条肌肉叫髂腰肌,髂腰肌对人的作用非常重要,如果长期得不到锻炼,这种功能性退化就容易引起疝气,尤其是老年人越瘦越容易得。但是,如果每天坚持定时定量的抬腿走,就可以达到预防老年人疝气的效果。

(十六)弹力走纠正平底足

弹力走,每走一步都会使脚下的肌肉得到锻炼,从而保持健康的活力。凡是有平底足的人,只要坚持弹力走,三个月以后基本可以使平底足减轻或得到纠正,而且可以降低脚踝骨骨折发生的几率。

走步机行走法

这里首先应指出的是:最理想的行走场地是户外。

不要试图在"走步机"上给自己找自然的感觉。如由于天气、环境等不利于室外行走的原因,走步机也是一种不错的选择。走步机使用起来较方便，可在室内进行，而且可在原地运动。正因如此，许多人都怀疑："在走步机上行走，能达到和在自然环境中锻炼一样的效果吗？"

这要看走步机属于哪种类型。有些走步机可以准确地显示你的行进速度，而有些则达不到准确的程度。有时，你觉得你的行进速度是每小时5公里，但一些走步机显示的速度要比这少得多。

此外，在走步机上行走时，由于脚下的传送带不断向后走，这样就无法感受到像在坚实的路面上走路时的那种从脚上推进的感觉。使用走步机肯定是有原因的，也许是因为你觉得出去不安全，也可能是外面天气不好。因此，想通过走步机锻炼肌肉、消耗卡路里，达到锻炼的目的。

实际上，如果没有特殊情况，最好还是多到户外进行锻炼。在户外走路的好处很多，对于这些好处，只有你亲自到户外进行锻炼时才能体会到。

值得注意的是：使用走步机后，有时会产生头晕的感觉。这是因为在走步机上行走时，虽然是在运动，而眼前的场景却从未变化，这会让人感觉迷惑。这样，在你重新踏在实地时，你的身体会认为它应该继续向前走，即使你站着也是如此，要想减少这种眩晕的感觉，最好是在从走步机上下来之前，先把行走的速度调慢一些，下来后再在屋里慢慢地走几圈，这样就能使感觉恢复到正常状态。

如果因某种缘故，你只能在走步机上锻炼时，这时就要根据你身体的具体情况，制订一个走步机行走训练计划，而且一定要循序渐进，并长期坚持才有效果。

（一）在走步机上运动时，应注意的事项

1. 环境

走步机安装最好面对窗外，运动时有类似户外活动的感觉，假如做不到，也可以面墙安放一幅动感灯箱风景画，以减少视觉疲劳。室

内要通风，辅以节奏感强的背景音乐，但要避免边看电视边运动，因为那样容易精力分散而导致受伤。

2. 着装

就像户外走步一样穿好适合的运动服装及运动鞋袜。

3. 准备活动

在走步机上以很慢的速度开始缓缓步行，双手拉住扶手，慢慢加大步幅，呈挺胸跨步状，下压牵拉髋关节、膝关节和踝关节，以达到准备活动的效果。大约2～3分钟即可。

4. 走步机训练要带心率表

（1）有氧等速训练：速度从2公里/小时逐渐增加，级差1公里，每一级保持1分钟，观察心率达到中等强度有氧训练目标心率范围（130～150次/分）后，即保持这时的速度，运动10～30分钟，如果心率继续加快、感觉气喘或不适，即刻减速，除非紧急情况，一般应避免突然停下来，而要以逐渐减速过渡，这样才比较安全。当同样的速度已经达不到原先的心率时，可以稍微增加速度或增加坡度，这样才有利于提高心肺功能。

（2）有氧变速训练：前期方法同（1），心率达到130～150次/分后，维持3分钟即减缓速度，使心率下降到110～120次/分后，维持3分钟，又再次增速3分钟，如此来回交替2～5次。属于中小强度有氧训练，适合体质较差的年轻人。

（3）无氧代谢训练：方法在（1）的基础上，当心率达到130～150次/分时，维持5分钟，以后按照每分钟级差1公里/小时-坡度2度，加速及增加坡度，使心率逐渐达到170次/分，即进入了无氧代谢的"门槛"，再维持5分钟。然后开始快速降低速度、坡度，再慢走3分钟结束，适合体能较好的年轻人。

对中老年人而言，比较适合采用有氧等速训练，而且应将心率控制在110～120次/分左右比较安全，如果患有心血管及其他疾病，就需要在医师指导下专门确定锻炼方法。

5. 走步机上锻炼的时间安排

当慢步走，坡度为 0 度时，行走时间不低于 10 分钟；当快步走，坡度 30 度时，行走时间不低于 20 分钟；当减速慢步走，坡度 0 度时，行走时间不低于 10 分钟。

（二）应注意的几个细节问题

1. 在练习的过程中，最好每 15 分钟就补充一定的水分，但不可补充太多。

2. 不要在走步机上进行倒走练习。

3. 训练次数每周不超过四次，在饭后一个小时后进行为好。

4. 如果是为了减肥而练习走步机，可在练习期间配合腹部力量训练，如仰卧起坐等。

5. 在走步机上锻炼不是一两天就能看见效果的，还要配合其他的户外有氧锻炼。

第七章
四季行走，与自然交流

当我们外出行走时，必然要与大自然亲密接触。春、夏、秋、冬，严寒酷暑，雨、雪、风、霜，是大自然赐给人类变幻多彩的美妙世界，让我们迈着矫健的步伐去亲近、去融合、去享受、去与大自然拼搏，每当你全身心投入健走运动时，你就会与大自然交换着气息，人与自然浑然一体，大自然拥抱着你，你也被大自然所融化。

春天,最美的行走季节

春天气温开始缓慢回升,草木复苏,绿色替代了枯黄,空气变得清新。绿色象征着生命的活力,给人以欣欣向荣的景象;千姿百态的花朵,竞相斗艳。这绿色与花香,会使人心旷神怡,给人带来无限的欢快和满足,这个季节走向效外、走向公园、走向大自然,不仅锻炼了身体,消除了疲劳,也增添了对大自然和美好生活的热爱之情。

(一)春季行走好外多

1. 春季行走可使人体获得更多的"空气维生素"

所谓"空气维生素",是指弥散于空气中的阴离子,它是维持人体组织细胞正常功能的必要元素。春季风和日丽,绿色植物覆盖大地,空气中的阴离子倍增。在这样的环境里锻炼身体,可改善肺功能,提高呼吸道的抗病能力,有助于预防多种疾病。

2. 春季行走有利于调节情绪

春日的阳光中含有大量的红外线和紫外线,红外线除了能加快血液循环,升高皮肤温度,促进新陈代新外,还能提高神经系统的兴奋度。因此,春季室外行走能使人心情格外舒畅,精神更加振奋。

3. 春季行走事半功倍

春季人体全身毛细血管舒张,代谢过程加快,有助于吐故纳新,提高机体的摄氧能力,增强脏腑的功能,促进代谢物排出体外,使行走变得既轻松又富有成效。此外,春季阳气生发使机体的肌肉、韧带和皮肤更富有弹性,这对防止扭伤、拉伤更有保障。

（二）春季行走运动要适度

经过寒冷的冬天，刚进入春季，人体各器官功能包括肌肉功能都处在一个较低的水平，肌肉和韧带也比较僵硬，因此，进行行走运动时，身体需要一个阶段的调整过程。这时，行走主要应以恢复人体的功能水平为目的，行走的运动量要注意适度，运动量过大，出汗过多，一旦受冷风侵袭，又没有及时采取保暖措施，很容易使身体受凉感冒和诱发各种呼吸道疾病。

另外，行走前后，更要进行充分的热身运动和放松运动，让肌肉和韧带得到充分的放松，防止造成肌肉和韧带损伤。

夏练三伏排体污

（一）夏日行走排体污

经过春天的行走锻炼，人体适应气候变化的能力逐渐增强。炎热的夏天，行走会使你大汗淋漓、呼吸急促、心跳加剧，但夏日行走锻炼可以增强耐高温的能力，身体素质好的，要坚持"夏练三伏"。人类具有适应大自然的潜能，当你从空调房中走向室外时，一股热浪虽然会使你难受，但只要坚持一会儿就能适应。

夏日行走锻炼出汗多，可将体表及体内的污物排出，给身体做一次清理。另外，夏日行走锻炼，体温高，可以有效杀死体内细菌、病毒，并提高神经系统调控汗腺和温度的能力。

（二）夏日行走防中暑

夏天如果在高温的天气里进行长时间行走锻炼，容易引发中暑。发生中暑时，会令你感到头晕、头痛、全身无力，烦躁心慌、恶心呕吐、口干舌燥，继而面色发红、全身抽搐、呼吸急促，严重者可出现虚脱甚至死亡。如果是想锻炼自己的意志倒是可以尝试在酷暑中行走锻炼，但一般健身者特别是年老体弱的人，就要避免在高温天气里进行锻炼。

（三）夏日行走防暑的方法和措施

1. 避免在 11 时～16 时炎热的时间里进行行走锻炼

夏日在日光下行走锻炼时，需要戴上遮阳帽，要避免阳光对头部的直接照射。如果有条件，能利用林荫道或河边比较阴凉的地方进行步行锻炼，则是最理想的。

2. 行走锻炼时间不宜过长

夏日行走锻炼，要因人而异，每次行走最好控制在 30 分钟内。

3. 宜着白色运动装

夏天，在太阳强光的照射下，进行行走运动时，应着白色运动装。白色运动装能够反射并阻挡辐射光对身体的照射。大家知道，在中东的沙漠地带，人们从头到脚用白色衣服包裹着身体的原因，也是为了防辐射。

4. 夏日行走应视气温选择适宜的运动场所

气温在 32℃以下时，适合户外活动，32℃以上最好在室内运动。还应特别提醒的是，湿度高比温度高更使人感到难受。温度和湿度的结合被称作是外在温度，如外在温度上升，中暑的可能性也会加大。

5. 及时补充水分

行走出汗多时，体内的水分和盐分会随之减少，因此在运动结束 30 分钟内要及时补充 500 毫升淡盐水或清凉解暑饮料（如绿豆汤、果汁、金银花茶等），据最新研究，牛奶是运动后的最佳饮品。

6. 夏日行走忌讳多

夏日行走人体在出汗的时候，毛孔开放，如突然遇到寒冷刺激，毛孔会立即出现反应性的关闭，使污浊余毒积于皮下，寒气入侵，久之还容易生病。因此，行走锻炼后，应用温水洗澡，切忌用冷水浇身，更不能在大汗淋漓时跳入冷水中。此外，不能急于开电风扇吹汗，不能立即进入开着空调的房内，更不能马上脱去衣服。

7. 老年体弱防中暑

情绪不佳和年老体弱者在天气十分闷热时可暂停几日或到阴凉通风处缓慢地散散步，一旦出现中暑，应立即停止活动，到阴凉通风处坐下，喝些凉淡盐开水，呼吸新鲜空气，在头额部或腋下处进行冷敷。头晕、头痛、恶心呕吐的人可服用人丹、藿香正气水或十滴水等祛暑药物，很快便能恢复。

秋日行走观美景

秋日天高云淡、气候凉爽宜人，是行走锻炼的好时机。行走时有条件的可选择景色优美的山路或是溪谷河旁，一边行走，一边欣赏自然山川的秀美壮丽，不仅可以陶冶情操，而且可以激励我们行走的活力。

秋季行走穿衣有讲究。秋季气温开始下降，早晚温差加大。有的人认为秋季户外行走穿外套是多余，一旦运动起来就不会感觉到冷了，穿一身运动服就可以了，这是不可取的。因为户外行走中产生较多热量时是在运动的中期，如果热身时就穿很少的衣服，出汗后很容易伤风感冒。因此，在清晨行走锻炼时，人们应当多穿一件宽松舒适并且有避风功能的外套，里面穿一件T恤或者秋衣，等做完热身或锻炼一会儿身体发热后，再脱下外套。锻炼结束后出汗多，在往回走的路上也要穿上外套，等回到室内再脱去汗湿的衣服，擦干身体，并换上干燥的衣服。

如果运动量小，出汗少，可以选择穿保暖的纯棉内衣。

正确的做法是选择那些透气性相对较好的服装面料，如化纤等材料，可以帮助散湿。另外，千万不要让湿衣服在身上潲干！很多患腰肌劳损、肩背关节疼痛等风湿性关节疾病的人，与大量出汗却不能及时更换干衣服有很大关系。

温差相对较大的秋季，更容易引发风寒感冒、头痛等症状，健身者要特别注意保暖。

冬练三九蓄体能

（一）冬练三九最强身

冬季的三九天是一年中最寒冷的季节。"冬练三九"也就是说，天气越冷，越要进行行走锻炼；气温越低，行走锻炼的效果也越好。

1. 可积蓄体能，提高机体耐寒抗冻能力，使人适应寒冷风雪的刺激，减少感冒，增强对疾病的抵御能力，对磨炼人的意志也大有裨益，这是我国古代健身爱好者总结出的一条宝贵经验。

2. 寒冷刺激可促进血液循环，增强血管弹性，提高神经中枢调节体温适应寒冷的能力，使其反应灵敏；寒冷刺激可使皮肤温度恢复正常的速度，从10分钟加快到5分钟，从而使人体内外一致，适应力加强。

3. 促使人体内代谢加快，胰岛素敏感性增高，加快肠道对糖的吸收，对预防和治疗糖尿病有独特的作用，对治疗脂肪肝也有一定的疗效。

这里需要强调的是，对老年人和体弱者不宜"冬练三九"。

（二）冬季行走锻炼要得当

1. 日出而行，防寒又防病。人在早晨血压、血液黏稠度都较高，寒冷时运动易出现血管梗塞，应待日出后外出行走。冬日的阳光是人类最好的补药，可减少精神抑郁症，防治骨质疏松。

2. 呼吸方法要得当。冬季气温寒冷，风沙大，行走锻炼时不要大口吸气，而应用鼻腔呼吸，以减轻寒冷空气对呼吸道的不良刺激。

3. 防止受寒冻伤。冬季行走锻炼，应根据户外气温变化增减衣服，对暴露在外的脸、鼻和耳朵等部位，除了经常搓、擦以促进血液循环外，最好能抹上适量的防冻膏、防裂霜、油脂等以防皮肤冻伤。

4. 严防心脑血管病。冬季晨练易发猝死。这是因为，清晨天气寒冷，会刺激交感神经兴奋，血管收缩，引起血压波动，导致心脑血管疾病突发。冠心病患者有不同程度的动脉粥样硬化，冠状动脉、脑动脉都会因此变得狭窄、血供减少并失去弹性，此时对气温急剧下降的适应能力差，易因寒冷刺激而发生痉挛、收缩。

5. 谨防运动创伤。冬季气温低，人体的肌肉、韧带在寒冷的刺激下变得不够灵活，伸展度降低，关节的活动幅度减小，神经系统对肌肉的指挥能力下降。寒冷还会引起血管收缩，使血液黏滞性增加，热身运动可使腿部的血管扩张，这样就可为心脏减轻负担。锻炼前热身运动不充分，易导致关节、韧带、肌肉拉伤，甚至还可能使心绞痛或心脏病发作。因此，每次锻炼前一定要充分做好热身运动。把关节和肌肉活动开，使全身各个器官和系统进入工作状态。

6. 冬天路面结冰要防滑。冬天行走，遇到结冰路面，应当缩短步长，用全脚掌着地，防止滑倒摔伤。

7. 掌握适宜的运动量。冬季行走锻炼，应根据天气情况和个人的身体健康状况来合理安排运动量。锻炼中，要循序渐进，量力而行，运动持续时间不宜过长。

（三）冬日行走，雾霾天不行，雪天行

冬天的"雾"，往往是晨霭沉沉，貌似蒙蒙细雨。

起雾的原因大多是因为空气的湿度太大。但是，雾气在大城市里出现则有着不同的概念。雾是空气中的水汽凝结物，里面饱含着尘埃、细菌或其他微粒等很多对人体有害的物质。尤其是在大城市，由于工厂和汽车排放的污染物中，有燃烧释放的一氧化碳、二氧化碳，汽车排放的氮氧化物、氢氧化物、硫化物等，待到夜晚气温下降时，都沉降于地面而不易散去。雾滴在飘移的过程中，不断与污染物相碰，并吸附它们。上述各种有害有毒物质，都悬浮在雾霾中。因此，雾霾对人体健康有很大的危害。据测定，雾霾中含有各种酸、碱、盐、胺、酚、尘埃、病原微生物等有害物质的比例，竟比通常大气水滴高出几十倍。如果在雾天中行走锻炼，随着活动量的增加，人的呼吸势必加深、加速，

自然就会更多地吸收雾霾中的有害物质，从而极易诱发或加重气管炎、咽喉炎、眼结膜炎等诸多病症。

"雪"是空中雨水遇冷凝结而下降的冰花，明白了雨天的道理，对雪天就无须多言。水滴在空中凝聚，污染物更易附着于雪花上，从而使空气更清新，所激发产生的阴离子更多。所以，一场白雪后，会感到空气格外新鲜、清爽，精神为之振奋。雪天行走，对人体健康极其有利。这就是提倡雪炼的缘由。

雪天行走，要注意防冻、防滑、防跌。由于路面很滑，所以在行走的时候，步幅要小一点，但可以适当加快步频，雪天行走要尽量选择防滑的运动鞋。

第八章
行走的装备

选择好运动鞋和运动装备是保护自己在行走运动中免受运动创伤、提高运动效果非常重要的因素。可以说，行走运动的质量如何，在很大程度上取决于运动装备的类型和质量，其中尤以合适的运动鞋最为重要

选择合适的运动鞋

运动鞋的种类很多,包括跑步鞋、篮球鞋、网球鞋、走步鞋、健美鞋及全能训练鞋等多种。从事行走运动者,应选择适合行走的运动鞋。

"弹性、透气性、重量"是选择行走运动鞋的关键。

(一)选择有弹性的鞋

有弹性的鞋底是对踝关节、膝关节的直接保护,不管有没有气垫,弹性好的鞋底都会起到缓冲作用。

(二)透气性是穿着舒适的重要保障

两只脚闷在罐子里行走,不仅会使你感到不舒服,行走运动的效果也肯定不会好。

(三)轻便是行走运动鞋的必要品质

行走时最适合的鞋其重量大约应为行走者体重的1%,比如:你的体重是65公斤,那么鞋子的最恰当的重量应该为650克。

具体地说,在选购行走运动鞋时,应注意以下几点:

1. 选择具有缓冲作用的行走运动鞋或慢跑鞋。行走鞋的鞋底不应是皮质的,因为在水泥地或柏油路面上行走时,皮底鞋对坚硬路面的反冲力几乎没有缓解作用。这样,从脚部到腰部在不同程度上都会受到伤害。

2. 选择行走运动鞋的鞋底采用吸收冲击的材料。鞋的构造要利于减震，鞋体轻软，这样的鞋子，穿起来非常舒适。选购时，在遵循合脚的前提下，可按个人喜好进行选择：

一要注意鞋头：鞋头是用来放置脚趾的地方。它应在宽度和高度上都有适当的空间，鞋头最好要宽而圆。不能买"抵脚趾"的鞋。

二要注意鞋跟：行走时，鞋跟是脚跟与地面接触的中介物，你每走一步，脚跟都会与地面撞击一次。因此在选购时，要特别注意鞋跟的质量、类型及形状等因素。一般来说，鞋跟要稳定性好、稍有倾斜，平衡性较好、具有缓冲作用的鞋跟是最佳选择。

三要注意鞋底具备柔软的夹层，有吸收冲击的效果：最后端须呈斜面状，以利脚向前移动。鞋底要分层，前后的厚度及材料不同。最下层直接接触地面的部分要牢固耐磨，并且须有适当分布的凸起物，这样才能保证不滑。鞋底的前1/3处要柔软，这种鞋底才能适合脚趾关节的背屈，减少对跟腱的伤害。

四要注意衬舌：后跟的上方要有适当凸起的衬舌，既能保护跟腱，又不会刺激跟腱；鞋带的下方，也需有衬舌，才能保护脚背及伸趾肌腱。

五要注意鞋垫：鞋垫能起到保护脚不被鞋子所伤的作用。如果没有鞋垫，行走的时候，你的脚就会触及鞋内的针脚和小堆凝固的胶水，感觉会很不舒服。

六要减震和缓冲：选购一双减震功能好的鞋十分重要，尤其是对高足弓的人来说作用会更加明显。

七要注意侧面支撑力：如果你的脚是扁平足，那么侧面支撑力就显得尤为重要，它可以防止脚踝扭伤。

八要注意抗菌防臭：行走锻炼时，双脚出汗较多，如果选购的运动鞋透气性不好，就会引起脚汗、脚臭、脚气等脚部健康问题，运动后鞋内高温、高湿，导致细菌大量繁殖。因此，应选用布或皮子制作的透气性好、具有抗菌防臭性能的运动鞋。在选择具有纳米抗菌防臭等特殊功能的运动鞋时，要认准其检测报告或专利证书，以免上当受骗。还应特别提醒的是，尼龙制品易起球，会导致脚面浮肿。

（四）合适的运动鞋不需要"磨合"期

一双质量好且合适的新鞋，穿上后就会很舒适。一般来说，合脚的鞋不压脚背，鞋前有约一个拇指的空间，前脚要有一定活动的余地而后跟不能摆动，脚后跟和鞋帮之间不感觉摩擦，而且，每个人的双脚大小并不一样，试鞋时要以适合于偏大脚的尺寸为准，一定要站起来走几步，看看两只鞋是否都跟脚。

（五）如何选购合适的运动鞋

老年人选购运动鞋时还应关注运动鞋的防滑止滑功能、抗扭功能和减震等功能。

根据专家的建议，如果你仅仅是通过大步走来锻炼身体，购鞋最最关键的一项，应该首先考虑鞋底的减震功能，最好选带有气垫的鞋。

在选购行走运动鞋时，首先应关注运动鞋的功能性，不应只注重其颜色、款式及品牌；其次要重视鞋对运动伤害的预防作用。

总而言之，选择好一双合适的行走运动鞋并不是一件轻而易举的事，但只有穿上一双合脚而又舒心的鞋子，你才能收到理想的行走效果。

挑选合适的运动装

（一）挑选运动服装

一要能使你感觉舒适轻便，因此要选择吸汗、有弹性的衣服；

二是透气性要好，要有利于散热和排汗。

近年来，一些品牌运动装都采用了各种新型面料，其最大的优点是透气、速干。这些面料的材质多以涤纶为主，但在纤维的织品中加入了高科技因素。当然，比较理想的运动服装还是棉织品：一件质料好又舒适的棉织品是永远不会过时的流行品。优良的棉织品会将你身上的汗水吸走，使你身体保持干爽舒适。另外，运动服的弹性也是不容忽视的。选购贴身有伸缩性的服饰让你可以活动自如。采用松紧带和来克拉之类伸缩性强的人造纤维弹性衣料，可以让你在运动中的动作不会受到局限。

（二）如何挑选袜子

脚是行走中最辛苦的部位，因此要善待你的双脚，袜子是对脚最妥帖的关怀。如何选择袜子呢？主要看袜子的大小要适中，太大、太小都不能将就。

多种袜子供你选择：

棉质袜：吸汗，不排汗，触觉好，适合郊游。在连续行走中，穿这种袜子不易磨出水疱；

毛质袜：保暖，冷天时穿着很舒服；

化纤袜：排汗好，易产生异味，应经常换洗；

化纤绒袜：保暖，分量轻，舒适，是冷天行走运动时的首选；

混合纤维质地袜：吸汗，排汗，触觉好，适合于连续行走。

（三）挑选一顶太阳帽

当阳光很强烈的时候，戴上一顶舒适的太阳帽，就可抬起下巴目视前方走路了。

时下很流行一种质量较轻，有超软性能的泡沫帽檐的太阳帽，它的上部有拉链，你可以根据头的大小和发型来调整帽子的大小。这种太阳帽有吸汗带，而且有良好的透气性，戴起来既安全又卫生；无太阳时还可将它卷起来放进口袋里，携带起来非常方便。

（四）选购一副太阳镜

在强烈阳光照射的时候，戴一副太阳镜可以避免阳光刺眼，能起到减轻眼部疲劳的作用。

（五）准备几副手套

天气寒冷时，应选择一副手腕处有松紧带的手套，这样的手套保暖效果好。天气炎热时，则应选择手指和手掌透气性较好的手套。

行走与科学补水

水是生命之源，人体内的水大约占人体重量的 50%～70%。充足的水分对所有人体的新陈代谢都是至关重要的。

（一）水对人体有很多好处

1. 按时喝水能帮助你排泄废物和毒素，保持皮肤健康并且充满光泽；

2. 器官靠充足的水分来正常工作，特别是肾。水能预防泌尿系统感染，如膀胱炎、肾盂肾炎，减少各种感染和便秘；

3. 消化酶需要水来合成，这种酶能帮你分配体内所有必需的维生素、糖和营养成分；

4. 在炎热的天气中，喝水特别重要，水分充足可以使体温保持正常；

5. 体内水分充足时，你的思维会更敏捷，同时更有活力；

6. 若是缺水，你可能会头痛，按时喝水就能预防头痛。

（二）人体缺水有碍健康

当行走运动中口渴又得不到足够的水分补充时，机体就会出现脱水，表现为疲劳、精神不振、头痛以及昏迷等症状。运动生理学家认为，即使你只是进行一般性运动，如慢跑、行走，也会出现脱水现象，尤其是在气温比较高的夏末秋初，人更易因运动量增加而发生脱水。

1. 人体失水超过体重的 2% 时，就会出现尿少、口渴等症状

脱水对呼吸系统有影响，会导致最大的摄氧量下降；持续脱水不仅会降低运动能力，还会加重心血管负担，并可导致肾缺血和肾损害，

还可引起泌尿系结石。

2. 当人体因脱水而减轻体重时，对心脏和脑血管有影响

人体热量大部分是通过皮肤来散发的，所以通向皮肤汗腺的血液循环就成了人体的主要降温方式。血液的主要成分——水如果缺少，降温过程就会受到干扰，人的体温升高，心率加快，肌肉乏力提早出现，运动能力就会下降25%～50%。另外，出汗在减少血液中水分的同时，使盐的浓度增加，从而对心脏产生不利的影响，甚至会导致脑血管堵塞等严重后果。

（1）如何判断体内缺水

一般来说，在行走运动时感到口中发黏，就表示体内缺水；此外，通过察看小便的量和颜色，也可判断体内是否缺水。如果小便的颜色透明且量多，说明摄取的水分充足；如果小便颜色深黄，就表示缺水。

（2）怎样正确补水

补水的方法应遵循预防性补充和少量多次的原则。预防性补水可以避免脱水的发生，防止运动能力下降；少量多次补水可以避免一次性大量补水加重胃肠道和心血管系统的负担而出现腹胀、恶心、呕吐、心慌等症状。

①运动前：适当进行补水是非常必要的。

很多人不重视运动前补水，也有人担心运动前补水会加重胃肠道负担。大量科研实践证明，只要方法正确，运动前补水不会对机体和运动能力造成任何影响。专家建议，行走前15分钟应补水300～500毫升（有条件可饮含糖和电解质的饮料），可有效防止运动性脱水。

②运动中：补水应根据运动时的出汗量而定。

一般情况下，补水总量不应超过800毫升。如补水过多，会增加胃肠道负担，出现恶心、腹胀等症状。

运动中补水应少量多次进行（每15～20分钟补水一次较为适宜，每次补水控制在150～300毫升为恰当）。

③运动后：为使机体的进出液体达到平衡状态，促进血容量的恢复，

最好的饮料是牛奶。

发布在《英国营养学杂志》上的一则最新研究成果称："运动后想喝恢复体力的饮料，既不是喝水，也不是喝特制的运动饮料，牛奶比任何其他饮品都能更好地补充人体中随汗液流失的水分和盐分。"英国生理学家希里夫说："在保持体内水分方面，牛奶的作用时间能达到水和运动饮料的4倍。牛奶中含有糖、脂肪和蛋白质组成的化合物，因此它从人体中流失的速度较慢。"

牛奶为健身者提供了一种既便宜又方便的选择，而且它的脂肪含量低，有利于减少热量的摄入。

运动后头晕喝杯蜂蜜水。有些人在运动后感觉头晕，这是运动性低血糖造成的。当体内热量不足、血糖含量下降时，就会出现这种现象，严重的会晕倒或出现暂时性的精神紊乱。因此，在运动后补充一些碳水化合物十分必要。

在众多的运动后备选食品中要数蜂蜜的效果最佳，主要是因为它能在运动后两小时内迅速帮助人体恢复到标准的血糖水平。尤其是对于女孩子来说，在恢复体力的同时还能养颜美容，可谓一举两得。

④饮水的温度以接近室温为佳：在运动后喝冰水，容易刺激呼吸道及消化系统，影响血管扩张；而过热的水，容易灼伤口腔、食道，还会造成胃部吸收减缓。

⑤饮水时不能一次猛喝：正确的喝水方法应该是小口小口慢慢地喝，这样身体才能达到良好的吸收效果。

运动中掌握科学饮水方法，能有效降低血液黏稠度，使动脉管腔变宽、血液循环顺畅，有助于在锻炼时预防心脑血管疾病的突发。

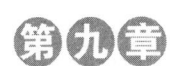

第九章
婴幼儿和青少年的行走锻炼

让婴儿学爬对他将来发育很重要。爬得好,走得也好,学说话也会越快,认字和阅读的能力也越强

人们的行走姿势、习惯大体上8岁前就形成并储存在大脑的运动中枢。所以,从幼儿期就养成良好的行走习惯非常重要

经常进行行走锻炼的青少年比不常参加行走锻炼者,身高平均多4～9厘米,体重增加4～9公斤,胸围增多2～5厘米,肺活量大900～1300毫升

当今，儿童和青少年的休闲时光越来越多地耗费在电视机和电脑桌前，他们在幼儿园或学校，即使参加一些体育项目，运动量也十分有限，于是孩子们肥胖的危险性也越来越高，小胖墩也越来越多。这将对他们的健康造成很大的影响。而儿童和青少年时期的肥胖者约有42%～80%将发展成为成人肥胖者。

如果能让步行成为他们日常生活的一部分，那么这种趋势就可以从根本上得到改观。行走可以帮助他们保持合理的体重，强壮他们正在生长的骨骼，锻炼肺活量和肌肉的耐力，发展身体的协调性。多参加户外运动还可以减轻青少年心理上的压力，让他们放松心情，同时还可以让大脑获得适当的休息，不仅有利于提高学习效率，同时也会使他们变得更活泼、更快乐，在对待事物的看法上也会更加平和。

走爬锻炼要从婴幼儿开始

（一）从婴幼儿时期培养良好的走爬习惯非常重要

1. 婴幼儿久坐影响发育

一些刚刚身为人母的年轻妈妈，为了家务，常常无奈地让宝宝长时间坐着，殊不知，这样对宝宝的生长和发育会造成不良影响。

中医认为，"久坐伤肉"。从解剖学来看，婴儿的骨骼柔嫩纤弱，骨骼中的钙含量还不足，内含的丰富胶质和细嫩的皮肤及肌肉根本无法承受长时间的坐姿。另外，久坐使婴儿局部的血液循环不通畅，肺的代谢产物不能及时排出，消化器官的活动受到抑制，还会发生脊柱变形的不良后果。

当婴儿可以站立，会爬行之前，正确的做法应该是，在平时作息中用一个小时抱抱宝宝，并帮助宝宝熟练完成各种爬行和站立的训练，这样既可以锻炼上肢与下肢和全身各关节，又增进了骨骼与肌肉的正常发育和血液循环及大脑的正常发育。同时，也能增进与宝宝的感情交流。

2. 别让学步车耽误了宝宝爬行

人们的行走姿势、习惯大体上 8 岁前就形成并储存在大脑的运动中枢。所以，从婴幼儿时期就养成良好的爬行习惯非常重要，但是，不少妈妈看到宝宝能够稳稳当当地单独坐了，就着急买学步车想让宝宝学走路，中国有句老话"还不会走就想跑"，意为讽刺不打好基础急于求成的人。对于性急的妈妈们，这句话大可改成"还不会爬就想走"，虽说改动了两个字，但是其提示意义却是一样的。

首都儿科研究所生长发育研究室的童方医生说，现在很多妈妈在宝宝八九个月的时候就给他们买来学步车，认为宝宝已经能坐了，扶着东西也会站一站了，当然可以学走路了，但至于爬，会不会都一样。这种做法对幼小的宝宝来说是有害的。要知道行走是负重运动，当关节肌肉尚未达到负重的要求时，过早起步会影响孩子下肢的发育。另外，学步车的坐垫较高，小宝宝坐在上面只能用脚尖触地滑行，所以前行时，基本是靠脚尖用力，这就容易使足关节变形，形成趾外翻，甚至扁平足。另外，由于婴儿骨骼中含钙少，骨骼较软，过早过多使用学步车行走，容易出现"X"或"O"形腿，而长时间坐在学步车中，可能限制儿童许多自主的手、眼、脚配合动作。因此，月龄在 11 个月以下的婴幼儿应当不坐或少坐学步车。

"三翻六坐九爬爬"，婴儿 1 岁前学习爬行，对身体各部位动作的协调有至关重要的作用。统计表明，3～13 个月的婴儿中，10%～30% 的婴儿不同程度地存在注意力不集中、平衡能力差、易摔倒、胆小、内向、手脚笨拙、爱哭等症状，这是儿童在脑发育过程中某些功能不协调所致，医学上称为"感觉统和失调"。这样的儿童 90% 以上不会爬行或爬行时间很短，而爬行是目前国际公认的预防感觉统和失调的最佳手段。因此，儿童保健专家呼吁，为了孩子健康成长，一定要在婴儿期及早训练爬行。爬、走路、跌倒、再站起来，这是一个运动的过程，也是一个发育的过程，宝宝正是在这种自主运动中学会掌握平衡、增强条件反射、学会思考的。如果用学步车过早地将婴儿固定住，将会使婴儿失去大肌肉群运动的机会。如果婴儿爬行期得不到爬行锻炼，学站的阶段又未能学站，走路可能不会提前。因为学步需要力气，而坐在学步车里的孩子活动时，可借助于车轮毫不费力地滑行，缺乏真正的自主锻炼。因此，该爬的时候还是让宝宝爬一爬为佳。

另外，还有些地区的母亲，喜欢背着婴幼儿，这在孩子还没有发育好之前也是很不利的。

以上两种抚育孩子的方法，都可能造成孩子腿部变形，并导致不良的行走习惯。

3. 婴幼儿和童年时期要让孩子玩个够

让婴幼儿早期进行适当运动，不仅可锻炼肌体，也能促使智力迅速发育。

2～4个月时，家长应让孩子适应四肢运动，让婴儿平卧，先将其上肢交叉伸屈，再将其下肢交叉伸屈，每一动作重复2～3次，以锻炼肩部及腿部的肌肉。

4～6个月时是孩子开始练习翻身运动的时候。家长可握住婴儿双脚，将其身体左右翻转。婴儿翻身尚不自如时，可一手持其脚，一手持其上身帮助翻身。

6～8个月时是孩子开始练习爬行运动的时期，家长应在大床上放置一些可按动的、色彩鲜艳的玩具（带响声更好），这样婴儿将探身、滚爬着去触摸那些玩具，这恰恰是一项有益的运动，能有效促使婴儿协调性、灵敏性得到很好的发展。

8～10个月时，应帮孩子做独自站立的准备运动。让婴儿俯卧，将两脚提起，再慢慢地放下。这样重复多次，可锻炼上身及腕部力量。

10～12个月时，应帮孩子做步行的准备运动。让婴儿蹲着或跪着，拉住婴儿双手，使其立起，这样重复多次，以锻炼其下肢肌肉。

幼儿初步能行走时，家长可抱其两腋让其跳动，既锻炼各器官的生理功能，又能增加幼儿的欢快心情。值得强调的是，婴儿运动应根据不同生长时期的特点而进行，循序渐进。

婴幼儿需要的就是玩。对婴幼儿的早期教育要针对其天性，让他们在玩中体验快乐。孩子稍大时，家长可以鼓励他们在床上或客厅的地板上爬来爬去，这些简单的活动，既能让孩子感到无拘无束的快乐，又可以使孩子获得强壮的体魄。

我国著名教育家陈鹤琴先生在《怎样做父母》一书中，告诫父母要让孩子有玩游戏的时间，小孩子玩比吃还重要，可以从游戏中得到许多新的体验，这也是帮助孩子体验学习的过程。

如果家长重视孩子的游玩，让孩子充分游玩并予以良好的指导，不仅使快乐伴随着孩子的童年生活，更能促进幼儿身心健康发展。"游戏其实不是玩，是孩子生活的一部分。"

四川教育学院王彤副教授认为，孩子来到这个世界，最重要的是让他快乐，把孩子当作容器，一味填鸭肯定不能给他带来快乐。

4. 喜欢运动的孩子会生活得更安全

到底是尽情玩耍的孩子安全，还是把孩子放在保险箱里更安全？下面的情景，引发了我们的思索。

有一天在游泳池，我发现一对孪生兄弟：一个套在救生圈里，还胆怯地离不开父母；另一个却像一条鲮鱼，在池中钻来钻去。我好奇地问坐在池边的老人才知道，在救生圈里的那个是在奶奶百般呵护下长大的，连托儿所幼儿园都没送；那个在水中如鱼穿梭的孩子从小跟着妈妈来美国，放在一个黑人家养育，跟几个黑人孩子一起爬，不到两岁就扔到水里游泳。现在，他不光游泳好，还能骑两轮自行车，蹬滑板和滑旱冰也都有模有样了。

老人常说："越淘气的孩子越不会出事，挺安全；越是放在保险箱里的孩子，反倒容易发生意外，更不安全。"

德国的一项研究报告指出，在德国每年有180万儿童出事故，但发生最多事故的是那些不经常运动的儿童，因为他们缺少经验、力量和技巧。科学家建议，对那些刚会爬的儿童，家长要给予足够的运动空间让他们活动。对大一些的孩子，要让他们随大人一起参加长距离的步行运动。对生活在城市的儿童，家长要经常带他们郊游。在游戏场上，家长不要总担心出事而不让儿童独立活动，只要注意安全就好。

（二）从小进行走爬运动有益于孩子一生健康

儿童体质的强弱既受先天因素影响，又与后天营养及运动有密切关系。充足的营养可促进生长发育，积极进行行走运动可以促进婴幼儿新陈代谢，加速血液循环，改善呼吸、消化功能，调节激素分泌；走爬运动可以增强体质，提高抗病能力；同时，还能促进智力的发育。

1. 走爬运动有利于生长发育

经常参加行走锻炼者，心脏贮备力量就大，尽管心跳次数减少，但搏出的血液量却增多了，不仅有利于供给身体各组织器官营养，还有利于心脏本身的休息。据测试，经常参加走爬运动的婴幼儿比不运动的婴幼儿，心跳每分钟少9～10次。

2. 走爬运动可增强消化功能

运动使体内代谢加快，消化腺的分泌功能随之加强，从而分泌更多的消化液，胃肠蠕动也会增加。一个活泼好动的婴幼儿食欲必然旺盛，吃的食物比不爱活动的同龄婴幼儿多1倍。中度运动量的婴幼儿所需食物也比不爱运动的婴幼儿多1/3左右。

3. 走爬运动能增加肺活量和肌肉力量

行走运动的需氧量大大增加，排出的二氧化碳量相对增多，肺功能相应得到锻炼。运动时流入肌肉中的血液较多，代谢旺盛，既使肌肉中的蛋白质增加，又使肌肉中长出更多的毛细血管，有利于肌肉活动。

4. 走爬运动能促进骨骼生长发育

运动时肌肉收缩舒张地活动，对骨骼有机械性的刺激作用，因肌肉都附着在骨骼上，运动时有关关节都随之活动，可刺激组成关节的骨骼，同时，肌肉运动可加快血液循环，有利于骨骼的生长发育，使胸廓得到良好发育、骨质坚实。

5. 走爬运动能促进大脑及神经发育，提高智力经常运动可促进大脑的兴奋与抑制，使身体对外界变得更能适应，反应更加灵敏、准确。运动可使大脑更多地建立条件反射。所以，经常运动的儿童活泼、聪明、接受新事物快。

6. 走爬运动能增加形体美

幼儿时期的体态尚未定型，脊柱的生理性曲线于三四个月开始出现。如果早期进行适当的行走等运动，可以形成自然的曲线美，还能矫正轻微的生理缺陷，使身体更加健美。

幼儿时期是形成正确行走姿势、取得平衡感的时期。从小养成行走的习惯对一生中的健康起着相当大的作用。

（三）如何帮助婴儿学会爬行

有学者研究证实，婴儿会不会爬对他将来发育很重要。爬得好，走得也好，学说话也会更快，认字和阅读的能力也越强。

家长应积极协助婴儿做好爬行动作，一开始先练用手和膝盖爬，7～9个月是婴儿学爬行的关键期。当6～7个月时，婴儿趴着时能用两上肢撑着使腹部移动，身体可以匍匐爬行，两小腿在后面拖着，小肚子离床面很近，母亲这时候该帮着托起小肚子，并将小孩子的小足交替性向腹部推。每天练数次，每次3～5分钟。当两小腿具备了一定的交替能力后，在前面放一个能吸引他的小玩具，他会为了拿到小玩具而努力向前匍匐地爬行。但是往往一开始时不但不前进，反而倒退，有时还原地打转转。这时大人可向孩子的小脚底使一点支持力，他就可以向前爬了。父母可因势利导帮孩子进行爬行的训练，要点是帮他托肚子，在他双足底给以支撑力，并且在孩子前方放个小玩具吸引他，用亲切的语言不断地鼓励他。

当婴儿学会了用手和膝盖爬行后，大人们应训练婴儿用手和脚爬的动作。当他俯卧位趴着时即托住小孩子的腰，抬高臀部，双腿离开床面，帮他用双手双脚爬行。每天练习3～4次，这样可提高小胳膊、双下肢的支撑力。总之，爬行动作能使婴儿颈部、项部的肌肉，胸部、腰部的肌肉，四肢的肌肉得到充分锻炼，加强肌肉的力量和肺活量。

（四）体弱幼儿的运动"处方"

1. 一般说来，瘦弱儿多爱静不好动，因此，每天应保证孩子2～3小时户外活动时间，活动前先摩擦孩子的面部和双手，使皮肤有个缓冲的过程，活动时做到动静交替，活动量由小增大，循序渐进。

2. 为增加体弱儿童的运动兴趣，可以为他（她）找些同龄小伙伴，增加他们活动的积极性。

3. 对于婴幼儿来说，家长可常抱他们到户外，接受空气浴和日光浴的锻炼。

（五）幼儿学走步的5个安全提示

幼儿从学会走路开始，其动作表现一天比一天更成熟，活动能力一天比一天更强，会坐、会站、会扶着物体移动身子，能独立摇摆着行走，肌肉的控制越来越自如。这时家已经不能满足儿童的好奇心，他特别喜欢外出。因此，幼儿的安全也自然成为最重要的事。

1. 为学步的幼儿准备一双合适的鞋子。如无带鞋、塑料粘胶鞋、胶底鞋等，以防孩子跌倒、滑倒。

2. 随着乳牙的增多，幼儿的啃咬能力也随之日益增强，给他们玩的物件、玩具要有选择，要留意硬物和尖锐的东西不能给他们玩耍，以防受伤。

3. 幼儿刚学走路，重心往往不稳，大人应尽量清除孩子活动范围内的物品，要远离有尖锐边角的桌椅、橱柜及易碎物品。孩子喜欢爬上爬下或钻到桌椅下、柜子后玩耍，这些地方应该注意不要放置危险物品。

4. 湿漉漉的地板，在上面行走时极易打滑、跌倒。地板干燥前，注意不要让儿童乱跑。

5. 给孩子洗澡时，澡盆内要先放冷水、再放热水。更要随时注意防止孩子单独在浴缸、澡盆中玩得忘形而摔倒。

青少年更要积极参加行走锻炼

2006年，国家体育总局与教育部等10部委公布了第二次国民体质检测报告，我国青少年体质持续滑坡，引起中央领导的高度重视。中国工程院院士钟南山在接受记者采访时大声疾呼："增强青少年体质，刻不容缓！当务之急就是要让更多的青少年参加体育锻炼。年轻时即使体质再差也未必会生病，但危害却会在10年、20年后逐渐显现。可以说，改善青少年体质健康状况是一项意义在于未来的事业。"

据调查，经常进行行走锻炼的青少年比较少参加锻炼者，身高平均多4～9厘米，体重增加4～9公斤，胸围增多2～5厘米，心血管及呼吸功能也高于普通学生，心跳慢而有力，心脏输出血液量多，肺活量大900～1300毫升。

平时的行走锻炼，在青春期就可以获得最佳效果。因为人体对运动刺激的效应，不仅同运动量的大小有关，而且还与受刺激的器官本身的发育程度有关。一般情况下，器官组织生理变化越大，对运动的刺激越敏感，效果也越好，而青春期是人体生理变化最急剧的时期。如果抓住这个时期进行锻炼，在很大程度上会影响以后一生的身体健康水平和劳动能力。

身体素质包括肌肉收缩的力量、速度，即完成单个动作或身体移动一定距离的时间；耐力，即长时间持续进行肌肉工作的能力。在青春期加强锻炼，不仅身体形态得到很好的发育，身体素质也会有很大提高，形态发育快速期结束后1～2年，身体素质的快速增长期也基本结束。也就是说，青少年除去形态方面呈现出发育高峰外，身体素质方面的发展也往往出现一个高峰阶段，叫作"身体素质的敏感发展期"。在这个时期加强锻炼，同样可以收到使身体素质较好发展的效果。

开始进入青春期，即十一二岁的少年，骨骼较软，体力较弱，适合灵活性和速度性的大步快走、短跑、跳绳、打乒乓球、练武术、做体操、游泳等项运动,也要进行适当的力量练习,如仰卧起坐、轻量物体的提举和抛接等;不适宜长时间用力活动,如举重、长跑等。十三四岁时,应做大步快走、跑步、球类活动和游泳等,以便增加速度、耐力和力量,但运动量不宜太大。十五六岁以后,进行单杠、双杠、举重、哑铃、实心球等的锻炼,也可以练跳跃、投掷、跑步和球类,时间不要过长。十七八岁可参加各种类型的锻炼,但时间要比成年人少一些,运动量也应小一些。

据研究,青春期进行以下三种运动能使身体增高4～10厘米,并且体态更优美。孩子们可根据自己的兴趣爱好,选择方便易行和易于坚持的运动种类。

1. 有氧运动

游泳、慢跑、快步行走、滑冰、骑车、球类运动等有氧运动,通过大肌群参与节律性的反复运动,加速血液循环,促进新陈代谢和生长激素分泌。有氧运动最好每周3～5次,每次30～60分钟,每天不超过2小时,可分2～3次进行。

2. 弹跳运动

人体的高矮主要由下肢骨骼长短决定,跳绳、跳皮筋、蛙跳、纵跳摸高等弹跳运动,可使下肢得到节律性的压力,充足的血液供应便会加速骨骼生长。弹跳运动以每天1～3次,每次5～10分钟为宜。

3. 伸展运动

引体向上、韵律操、太极拳、踢腿、压腿、芭蕾练习等伸展运动,可增加柔韧性,使身体变得更加轻捷和灵活,配合前两种运动,每周进行3～5次。

这里还应特别指出的是:年龄过小,不适宜从事强度很大的运动。对青少年来说,他们正处在生长发育期,如进行长时间的耐力运动,由于对心肺功能要求比较高,会使他们的心血管难以承受巨大的负荷。所以,少年儿童不宜进行高强度的专项训练。

让孩子们玩得"更野些"

在美国一些地区,有的学校由于怕学生在运动中受伤使学校摊上官司,打算将诸如秋千等"危险设施"禁用;有的学校禁止了"追人游戏";有的还在操场上立起了"禁止奔跑"的牌子。为此,一些专家呼吁,为了让孩子健康成长,应该让他们接触点儿危险,让孩子玩得"野"一点。专家认为,学校的禁令使学生更多地待在屋里,这不利于儿童健康。美国国家医学中心儿科专家纳兹拉特·米尔扎说:"儿童总是待在室内让他们更愿意总坐着,可能更容易超重……只要孩子动,他们变胖的机会就会更少。"

与美国人一样,大洋彼岸的英国人也在为孩子的运动场所操心。英国《每日电讯报》报道,英国安全专家强调,在操场上不应追求"绝对安全",应该让孩子们"冒点儿险"。

英国事故预防协会游戏安全经理戴维·耶利说:"要保护儿童不在运动中严重受伤这点毋庸置疑,但一些'小事故'可能让儿童学到更多知识。""如果你让他们坐在电视和电脑前,你可能认为正在保护他们,但是那样他们就不能感受到真实的世界。"

让孩子们对行走产生兴趣

当今,面对电视、电脑、漫画书的诱惑,孩子们运动得越来越少了。另一方面,运动场地有限,老师和家长时间、精力不足,无法照顾孩子的安全,都是导致孩子活动量减少的原因。如何才能让孩子更多地运动起来呢?

对于某些功课太紧或性格过于文静、内向的孩子,专家们建议,家长和老师应当通过改变一些日常生活习惯的方式,巧妙地影响和引导孩子。

1. 如果平时孩子们都是搭车或乘坐公交车上学、放学的话,可以要求他们步行上学或放学。目前，在新加坡、韩国和我国香港的一些中小学校里，老师们号召学生在上学的往返途中做"健走"的运动。

2. 星期天、节假日带孩子步行到公园去玩，外出郊游，带孩子到商场去参加购物等活动。

3. 帮助孩子制订一个步行计划，每天完成作业后，到室外行走至少 20 分钟，一天数次更好。

4. 带孩子或鼓励孩子找同学一起玩玩飞碟、小球类、放风筝或其他好玩的项目。

5. 在孩子看世界杯或其他体育比赛时，鼓励他们到操场上去亲自尝试一下。一旦孩子感受到运动的乐趣和益处，就自然会养成运动的习惯。

进行适当的、充足的行走等运动，青少年每人每天锻炼应不少于 1 小时。

具有肥胖倾向或肥胖家族遗传史的孩子，应在医生的指导下尽早实施运动处方。

每天锻炼一小时，恰到好处

当下，学生体育锻炼的时间越来越少，青少年肥胖问题日益严重，体质明显下降，中共中央国务院 2007 年发布《关于加强青少年体育、增强青少年体质的意见》，明确指出要"确保学生每天锻炼一小时"，让他们养成锻炼身体的好习惯。科学研究证实，45 分钟以上有氧运动才能消耗体内脂肪库中的脂肪，时间太短效果不佳，时间太长又会影响饮食和休息。所以，1 小时锻炼，对学生强身健体而言，可以说是恰到好处。

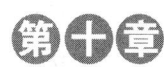

第十章
老年人健身行走应遵循的原则

如果你想在耄耋之年保持健康而又充满活力,那么有规律地行走应该成为你生命中不可或缺的一部分

老年人进行肌力锻炼,不仅可以使分布在身体各个部分的肌肉得到锻炼,从而提高体力和耐力,而且对改善心血管系统方面也很有帮助

老年人如果能在力量、柔韧性、平衡能力等方面加强锻炼,可以延缓衰老的进程

老年人的概念

"人生七十古来稀",这是唐代诗人杜甫《曲江二首》诗中的一句:"酒债寻常到处有,人生七十古来稀。"在那时,人的平均寿命只有28.5岁,能活到70岁的人当然是不多见的了;但现在(2013年)中国平均寿命76岁,人生七十只能算小弟、小妹了。按世界卫生组织最新提出的年龄划分法:45岁以下为青年人,45~59岁以前为中年人;60~74岁为年轻老人或称老年人前期;75~89岁为老年人,90岁以上为长寿老人。

综合多种情况,结合我国国情,中国人的年龄段划分定为:45~60岁为中年人;60~70岁为低龄老人;70~80岁为老年人,80岁以上为高龄老人。

人体生理学研究证明,身体内某些组织和细胞从中年期即开始出现退化(即老化)现象,因此,延缓衰老应从中年即开始采取措施,这样易达逆转衰老的效果。

健康的心态是延缓生理性衰老的关键

(一)何谓"衰老"

所谓"衰老","衰"是指"衰弱"、"衰退","老"是指"老年"或"老化"。具体地说,"衰"是指整个机体各个器官的功能衰退;而"老"是指整个机体的一个年龄阶段,进入这个阶段的机体属老年机体。

衰老又可分为两类,即生理性衰老和病理性衰老。生理性衰老是指随着年龄的增长所出现的生理性退化；病理性衰老是由于人体生病时发生病理性变化使衰老现象提前发生，俗称早衰或未老先衰。

衰老也是指生理和心理变化的过程。生理性变化主要为生物学自然法则所决定，而心理变化主要受社会文化及环境的影响。老年期的到来，生理功能逐渐衰退，诸如耳聋、眼花、脑子迟钝、精力不足，活动能力下降等现象日趋明显起来。但是，生理上的变化并非必然会导致心理上的变化。

（二）健康的心理是延缓生理性衰老的关键

在现代社会中，越来越多的人成为"白发童颜"者，不少人到了高龄时期仍有所建树，取得"第二个黄金时代"的辉煌成果。由此可见，老年人的心理变化有很大的可塑性，如社会地位的变化、经济状况的改变、生活方式的变迁、疾病因素，特别是退休后的心理状态的改变，对于这些变更，如有良好的心理承受能力及适应能力，就意味着心理状态健康，而健康的心理状态又是延缓生理性衰老的关键。

（三）心态年轻人不老

人生经历过春的明媚，夏的浓绿，步入金秋，是不可逆转的自然规律。经历过风风雨雨的老年人，处世心态大多比年轻人沉稳、练达。但是，在现实生活中，仍有一些老年人容易使心理受伤。

据报道，有两位年届七旬的老太太：一位认为到了这把年纪可算是人生的尽头，对做什么事都提不起精神来，并开始料理后事。另一位却认为一个人能做什么事不在于年龄的大小，而在于怎么个想法。于是，她在70岁之际开始学习登山，其中有几座还是世界上有名的山脉。在她95岁高龄时竟登上了日本的富士山，打破攀登此山年龄最高的纪录。她就是著名的胡达·克鲁斯老太太。

用乐观、积极的心态看世界，世界上一切都美好。用消极、悲观的心态看世界，对一切都不满意，便觉得世界真可怕。生活中往往并不是因为愁事多才感到不快乐，而是因为不快乐才感到愁事多。乐观的人在乌云中能看到曙光，悲观的人在曙光中能看到乌云。乐观的人在灾难中能看到希望，悲观的人在希望中能看到灾难。一个人是快乐还是不快乐，完全取决于自己有什么样的心态。有不老的心态，才有不老的体魄。人的生理年龄增长是不可抗拒的，但一个人的心理年龄取决于自己的心态。

心理学家根据试验发现，70岁以前的老人，思维能力和判断能力还保持着智能高峰期的87%。加上老年人具有丰富的实践经验，所以，许多60～70岁老年人的体质、心态、精力和志趣与年轻人比并不逊色多少。在日本，60～70岁的老年人，大多还在从事一份工作，退而不休。75岁以上的老人，日本称之为"新老人"，"新老人"们还提出"吃自己的饭，流自己的汗，自己的事情自己干"的口号。保持充实、积极、平和的心态，在很大程度上有利于老年人多为社会做贡献，有利于家庭与社会的稳定，更有利于老年人的健康长寿。

心态就是年龄。老年人的好心态在于知老而不服老。心不服老，精神就不老，就能活到老学到老，活到老干到老。曹操有诗："老骥伏枥，志在千里。"王勃诗云："老当益壮，宁知白首之心。"徐特立老人说："世有老少年，也有少年老。不落时代后，年老才是宝！"前苏联教育家卢那察尔斯基说："人可以老而亦壮，也可以未老先衰——关键不在岁数，而在创造力的大小。"人到老年，如果有一颗不老的心，像陆放翁诗中所说的，"壮心未与年俱老"，就有一种年轻的感觉，从而能战胜自我，战胜疾病，益寿延年，老当益壮，并能为社会做出新的贡献。

当然，老年人身体状况各异，不可能人人暮年都有所作为，也不能像年轻人一样去拼搏，干什么事都要力所能及，适可而止。关键要始终保持一种不老的心态。岁月消磨了老年人的青春，人的自然年龄无法改变，只有保持不老的心态，用心理年龄去冲淡衰老，才能永葆青春。

老年人要靠自己主宰健康

尽管我们已进入令人眼花缭乱的科技时代,但目前的科技对付疾病的手段还远不能让人满意。药物惊人的副作用,手术台上本不该发生的失误,让人目瞪口呆的医疗费用,铺天盖地的虚假保健品宣传……所有这一切,都不能让我们获得健康、长寿,但它让我们反思:主宰健康的只能是自己,而绝不是依靠"药物和医生"。

目前对健康有持三种不同态度的人:

一种是懂得健康并按健康规律办事的人。这类人包括中国古代的名医孙思邈。他非常懂得养生之道,并在70岁时写出了《千金要方》,100岁时写出了《千金翼方》。

第二种人是宿命论者,不相信健康有规律可循,认为活多活少是由天注定,该怎么样就怎么样,不必顾忌,所以拼命抽烟、喝酒,生活无规律,认为这都无所谓。

第三种人是相信健康之道,却不懂得健康的诀窍。这种人最多,有一项数据表明,有80%的病人是稀里糊涂地死掉的。

所以,一个人能不能健康长寿,关键是你对健康持哪种态度。健康是个小宇宙,它受多种因素影响,尤其是受生活方式影响最大,生活方式科学与否对身体健康起着决定性的作用。

世界卫生组织指出:人类健康与否,寿命长短与习惯因素(60%)、遗传因素(15%)、社会因素(10%)、医疗因素(8%)、气候因素(7%)密切相关。遗传基因是在生命的早期健康中发挥着最大的作用;到了80岁时,在许多的特征中,几乎没有留下任何遗传基因的痕迹。由此不难看出,老年人的健康与寿命几乎75%取决于自己的生活方式。医学研究揭示了一条规律:在日常生活中养成科学的生活方式,增强促进健康行为的频度,是提高健康水平,减少疾病特别是慢性非传染性疾病的根本途径。加强个人保健措施，防患于未然，自己才是自身健康的主宰。

无论你是70岁、80岁还是90岁，都不愿意自己体弱多病、痴呆迟钝，都希望自己神采奕奕、手脚灵敏、头脑清晰。其实，只要你有生活的热情，坚持锻炼，心胸开阔，投身到生存竞争的欢乐中去，忧虑、恐惧、自卑心理就会一扫而光。每个人都蕴含着奇迹般的健康潜力。无论你今天是80岁还是18岁，你都能主宰自己的健康。

一要积极乐观。如果你的身体有一些毛病，不要以此为借口不锻炼；相反，你应该通过锻炼来减轻痛苦。战胜疾病的坚定信念比药物有用得多。乐观的心态是你在与病魔斗争中获得健康的最好武器。

二要自我调节。你的身体有无限的潜力去对抗疾病，要适应新环境。机体在适度的情况下才能最好地工作，这点在行走运动中也不例外。你需要正确了解自己的身体，学会对它做出恰当的反应。既不要运动太多，也不要忘记锻炼。

医学界研究证实，一些高龄老人主要器官的细胞看上去与年轻人并无差别，甚至90岁时的睾丸内还有大量形态正常的精子；有些高龄老人的器官新生细胞尚处于活跃阶段。由此可见，即使是高龄老人，仍存在着长寿潜力。这一研究为老年人抗衰老提供了重要启示。

80岁运动不言迟

人的体力随着年龄的增长而由强变弱，这主要是力量的基础——骨骼肌发生了老化。老年人这种体力上的衰退是无法回避的现象，但精神要永葆青春。惧怕死亡，会引起生理和心理的全面失衡，其结果反而可能使自己迅速走向衰老，身体健康状况更容易一落千丈。唯一的办法就是乐观地与衰老抗争，最积极有效的办法就是经常锻炼，参加各种适宜的健身运动。

运动可以增强体质，提高健康水平，延年益寿。这主要是因为运动不仅依靠各种组织器官的协调及共同作用完成，同时在运动中也使各种组织器官得到了锻炼，心脏跳动强而有力，每次心搏的输血量增多，肺活量提高，骨骼肌肉也变得粗壮有力，中枢神经系统、大脑皮质也变得灵敏；而衰老的主要表现就是各器官功能减退。通过运动，各器官的功能都得到了加强，必然延缓衰老的进程。由此可见，坚持运动就可以延年益寿，而不在于从什么年龄开始，运动将使老年人越活越年轻。

运动可以让人保持思维敏捷。科学家们一致认为，体育运动是迄今为止最好的保持思维敏捷的方法。72岁的老人在开始每周3次的行走锻炼后，记忆力有了明显的改善，脑部扫描表明，他们大脑的活动模式开始变得像年轻人了。

在当今，随着科学的发展，人们生活条件的改善，也改变了对年龄的看法：当今已不是"人生70古来稀"，而是"人生70才开始"。西方的健康研究专家则倡导"人到80运动不言迟"。据美国体育运动科学与医学刊物报道，老年人到了80岁才开始运动，也能增强免疫系统的功能，减少发病率。

美国加州大学近期的一项研究表明：人在65岁后越是积极运动，对别人的依赖性就越小。一项对6000名65岁以上女性所做的调查发现，越是经常行走或爬楼梯，越有可能保持思维敏捷与身体健康。

另据报道，荷兰的研究人员对120位平均年龄79岁的老年人进行17周的研究：让一部分人既吃维生素又加上每周两次45分钟的行走运动；让另一部分人只吃维生素而不运动；第三部分人只运动而不吃维生素。结果发现只吃维生素的老年人，虽然对身体有益，但并未增强免疫力。

研究认为：老年人免疫力的降低，肇因于营养不足和身体活动不足两大因素。因此，在补足其营养外，如再促其运动筋骨，则对免疫系统的增强确有助益。

老年人健身要选择适合自己的项目

（一）老年人的运动原则

人在年轻时期，只要坚持锻炼，身体肌肉与骨骼的柔韧性、反应能力等都可以有大幅度的提高。人的体力可以承受住大运动量的锻炼。此外，身体中还能大量分泌出促进肌肉增长的激素和性激素等。这些综合因素，会随着年龄的增长而下降。这是生理上不可避免的事实。

但是，老年人如果能在力量、柔韧性、平衡能力等方面加强锻炼，完全可以减缓衰老的进程。许多实验和实例表明，运动不仅可以达到祛病强身的效果，而且还能减缓身体素质下降的速度。

不急、不躁、不放弃、循序渐进、坚持锻炼，这是老年人的运动原则。

（二）按照自己的节奏是第一位的

老年人一般体质较弱，动作节奏慢、灵敏性差，因此，有益于老年人健康长寿的锻炼是那些轻松自如、不拘形式、强度较小、耗能较低的运动。

科学研究证明，低能量运动对老年人有下列好处：

一是能延缓随着年龄增长而带来的生理功能衰退。

二是持续的低能量运动可以加速体内脂肪、糖和蛋白质的分解，提高心肺功能，减少外周血液循环的阻力，从而减轻心脏工作的负担，有效预防心脑血管疾病。

三是可以刺激体内产生较多的免疫辅助剂，使免疫系统中的天然杀伤细胞，包括中性白细胞、淋巴细胞和巨噬细胞等细胞活性明显增强，从而起到抵抗病毒、细菌的感染和抑制并杀灭体内突变癌瘤细胞的作用。

四是可以防止雌激素分泌过多，减少脂肪堆积，有效地降低女性生殖器官癌瘤的发生。

按照上述要求，老年人对健身方式的选择，也要像选择营养套餐一样精心：

一是中轻度的耐力性运动；

二是增强肌肉力量的运动；

三是柔韧性运动，即伸展运动以及休闲娱乐等多种方式相结合的复合式健身运动。

伸展运动既可作为上述三种运动的热身运动，又能增强肌肉和韧带的弹性。

适合中老年人参加的锻炼项目主要包括：散步、慢跑、小型哑铃、太极拳、八段锦、五禽戏、静坐术、按摩术、乒乓球、门球、老年健身操、交谊舞、俯卧撑、慢步登高、游泳、柔力球等。

（三）老年人最佳健身方式

1. 散步

这项中轻度耐力性运动，是老年人的首选健身项目。

研究证实，老年人进行低能量有耐力的运动活得更健康、更长寿，而且神智更清楚。可以达到最佳耐力的运动就是行走。

散步是每一位老年人最容易做到的一种健身运动。轻松愉快、悠闲自得的散步使老年人在欣赏大自然的过程中，得以调节情绪、陶冶情操。通过行走，使全身关节筋骨得到适当的运动，对身体的新陈代谢都有良好的促进作用，对有慢性疾病和久病初愈的老年人更具有特别重要的作用。

据美国"檀香山心脏计划"对2678名81～93岁的老年人进行的调查，结果是：每天行走2.5公里以上的老年人比行走少于2.5公里的人心肌梗死少一半。

1997年，国外通过对1645名65岁以上老年人4年前瞻性研究发现，每周行走4小时以上的老年人比每周行走少于1小时的老年人，其心血管病住院率减少69%，死亡率减少73%。

我国也有一组资料，把老年人分成两组，一组一天平均走4.2公里，一组基本上不走路。结果发现，走4.2公里的这组老年人死亡、冠心病比不行走那组低60%。这就是行走的好处。

老年人散步的方法：

老年人散步要掌握好"度"：老年人体质、年龄、性别不同，散步的强度也要有区别。

首先要根据自身的情况量力而行。高龄体弱年老者，可缓慢行走，每分钟50～70步，这样步履稳健，还可配合腹式呼吸。

有肩周炎、支气管炎的老人，可甩臂行走，速度不宜太快，以舒适为度。

一般慢性病老年患者和体质状况较好的，运动量可达到每分钟行走100步左右为宜。健康的年轻老年人，每分钟行走120步左右，这种步速可使人精神振奋，下肢矫健有力，大脑兴奋。

不管是何类人，只要选择适合自己的行走速度，就能达到满意的效果。但老年人若像平常生活中那样随意溜达，是几乎达不到健身效果的。要把散步当作一种健身运动，还要按照本书行走的动作要领与技巧去做，才能获得满意的效果。

（1）老年人走得慢，中风几率高

美国爱因斯坦医学院最新研究发现：走路速度慢是缺血性中风的一个重要标志。缺血性中风是世界上主要的死亡和致残原因。大部分急性缺血性中风是由于大脑内一支动脉被血栓堵塞，从而形成局部缺血缺氧。研究人员提示："上了年纪的人如果行走速度明显减慢，就要及时检查身体，预防中风了。"

（2）老年人快走更长寿

据日本科学家最新研究发现，老年人如能以每小时超过6公里的速度行走，能增强腿部肌肉力量，防止血压升高。最新科学研究显示，如果一个人可以步行1/4英里（约400米），说明他的身体状况至少还能活 6 年以上，而且是走得越快，寿命越长。

专家推荐走路自测健康状况公式是：如果你能在 10 分钟内走完 1 公里，说明健康状况良好；如果能在 20 分钟内走完 2 公里，说明健康状况优秀；而如果能在 30 分钟内走完 3 公里，那么你的身体状况与青壮年的小伙子一样棒。

另据美国《纽约时报》报道，匹兹堡大学的研究人员用了约 10 年时间，在观察了近 500 名老年人后发现，走路快的老年人比走路慢的老年人死亡率更低。

10 年中，走路慢的人中有 77% 的人死亡，中速行走的人中 50% 的人死亡，而走路速度快的人中只有 27% 的人死亡。研究人员称，该调查揭示出行走速度是寿命长短的"预警器"，即使在身体健康的人身上同样适用。

无独有偶，日本学者在探索长寿奥秘时，也发现寿星有长期快步走的习惯。用较快的速度走路，对促进心血管系统的活力、提高呼吸肌功能、降低血液中胆固醇含量、避免高血压的发生都有良好作用。

对此，北京体育大学运动人体科学学院教授陆一帆认为，走路速度和身体功能是相辅相成的。一般来说，走得快的人，心脏、肌肉、骨骼等各方面功能比常人强，平衡能力、协调能力也比较好，对疾病的抵抗能力和对意外事故的防范能力自然更佳；而且，长期有规律地快走，也能提高人体各方面的生理功能，如减缓老年人的血管老化，让他们显得更年轻。由此可见，身体素质较好的老年人，可以通过时速 6 公里的快速行走运动来达到健身的目的。

（3）对老年人散步的要求

一是要心情愉悦地走。行走时心情要舒畅，周身气血才能调达平和，百脉流畅，身心和谐平衡。美国专家做过一个试验，把精神紧张、失眠的 30 名老年人分成三组：甲组服用镇静药，不参加运动；乙组不服药，但心情愉快地参加行走；丙组不服药，却是被迫参加自己不情愿的行走运动。结果表明，同样是在无药情况下从事行走运动，心情愉快的乙组效果最好，而被迫运动的丙组效果最差，对紧张、失眠的缓解，甚至不如不运动的服药组。专家解释说，这是因为情绪会直接通过大脑给所有器官的功能痕迹以影响，而这种痕迹又会直接影响器官在运动中的状态。

二是呼吸技巧。老年人刚开始散步阶段，可用自然呼吸法，几分钟后可配合腹式呼吸，即吸气时腹部鼓起，呼气时腹部瘪下去。吸气时向前走4～5步，呼气时向前走7～8步。另外，吸气时心想（用意）全身毛孔吸气，把天地精气吸入体内；呼气时心想把全身浊气都从涌泉穴排出体外。腹式呼吸，可以增大肺活量，增强肺功能，促进血液循环。

三是左右甩臂。散步时如能一面行走，一面大幅度甩臂前进，甩右臂用右手拍打左肩，甩左臂用左手拍打右肩，左右甩臂拍打，交替进行，这种方法，有利于防治肩周炎、上下肢关节炎、慢性支气管炎等疾病。

四是散步时间较长，中间可休息几分钟。在休息前先行全身拍打一遍，疏通经络后再坐下休息。坐下后再拍拍头、梳梳发、搓搓脸。这样不仅能很快驱除疲劳，而且能使头脑清醒，精神焕发。

2. 肌力锻炼

（1）肌肉力量是身体素质的基础

肌肉的力量和耐力，以及骨骼和关节的力量和稳定性，都是影响生活质量的重要因素。它们决定了你能否精力充沛、轻松自如地应对日常工作和生活，并减少你受伤的风险。提高肌肉力量还能帮助减肥。

（2）锻炼肌肉能有效预防心血管疾病

肌肉节律性地收缩，压缩静脉血管，使血液不断地由静脉回流至心脏。肌肉越发达，血液循环就越快，从而提高新陈代谢率，起到预防心血管等疾病的作用。

（3）锻炼提高你的肌肉质量

在一般情况下，肌力会随着年龄的增加而下降。肌肉的强度和可

第十章 老年人健身行走应遵循的原则

塑性从20岁开始下降，如以20岁为基础，到了45岁时为20岁的2/3，65岁时则只有20岁的1/2了。这并不意味着肌力的逐年下降是不可逆转的。你的肌肉和关节会从任何一种有规律、有节奏的运动中受益。科学实验证明，即便是80岁以上的老年人，只要他们进行力量锻炼，神经系统的调节功能同样可以得到改善，特别是神经系统的强度和集中能力的提高，而且在肌力锻炼的影响下，细胞内的肌红蛋白和肌球蛋白等收缩物质含量增加，脂肪减少，从而使肌肉的黏滞性降低。这些因素促进了肌肉力量的增长，延缓肌肉力量的衰退。

据对老年人进行力量测试中发现，老年人如果能持续运动3个月，肌肉力量可以提高10%～20%。

据北京市健康教育所日前发布的实验报告称：他们在对90岁高龄而又大都患有慢性病的老年人中以9人一组，依靠器械仅对腿部进行8个星期的力量锻炼后进行测定，所有人双腿的力量均比以前增加了3倍，其中两人在行走时扔掉了拐杖，6人走路步伐比过去明显轻快了许多，还有1人多年来第一次从椅子上起身时，不用双臂支撑扶手了。

经研究发现，老年人（平均78岁）进行6个月的力量练习之后，除了全身力量提高了19%、上肢力量增加了52%以外，夜间的睡眠质量也提高了38%。由此可见，力量练习应纳入老年人的健身内容中，它不仅能增强肌肉的运动能力，提高代谢率，减少患心脏病的危险，还能改善睡眠。

不久前，美国心脏协会和美国运动医学院制定了新的健身指南，新指南增加了力量训练。

力量锻炼不仅能够增加老年人的肌肉含量，而且能从根本上防止肌肉衰老，而肌肉含量不足正是老年人身体出现问题的根源。对老年人而言，有了力量才能谈柔韧性，如果没有较高强度的锻炼，老年人肌肉就会快速减少，柔韧性随之变差，从而变得步履蹒跚，难以应对正常生活。另外，高强度锻炼还能促进老年人对钙的吸收，延缓骨质疏松的发展进程。

高强度锻炼有很多种，其中最为有效的是使用杠铃和哑铃举重，因为其刺激肌肉生长的功能最直接，也最充分。美国前总统里根在70岁时仍保持着较好体形，就得益于他多年坚持进行器械力量训练。

　　当然，除了使用杠铃、哑铃等器械外，老年人可进行下蹲起立、高抬腿等力量锻炼。在进行力量锻炼的时候，一定要注意将全身进行分组练习，同一部位在两次锻炼之间，至少要间隔48小时，给肌肉充分的休息时间。

　　另据美国通过对89～91岁的7名男女老年人测试，发现经过8个星期的腿部锻炼，大腿的四头肌部位的厚度增加了11厘米，膝部的屈肌部位也增加了8厘米。

　　进行肌力锻炼，还可以使分布在身体各个部分的肌肉得到锻炼，在提高肌力的同时，能有效提高进行行走运动的体力和耐久力，提高行走速度，增加行走效果。

　　另外，如果你想走得更快、更远，那么就需要增加一些肌力锻炼，锻炼胫部可以提高速度，锻炼髋部可以增强身体力量。

　　肌力锻炼对保持体重和改善心血管系统的功能也很有帮助。通过肌力的增强，耐力和骨密度的提高，全面改善人体的健康。

　　肌力锻炼对防止肩痛、腰痛也很有效果。

　　肌力锻炼还可以改善胰岛素的敏感性和葡萄糖的代谢。

　　肌力锻炼比补钙更重要。美国骨科专家提出：在骨质疏松的发病机制中，非机械因素（钙、维生素D、激素等）并非是最主要的，而在神经系统调控下的肌肉质量（包括肌块质量和肌力）是决定骨强度（包括骨量及骨结构）的重要因素。

　　有关研究得出结论：提高骨密度，防止骨质疏松，一方面需要补钙等，另一方面需要在负重状态下才能使钙质有效地吸收于骨组织中。所以，补钙结合适当的负重运动是防止骨质疏松最有效的办法。

　　我们身体内部的肌肉细胞，在人的有生之年时刻都在发生变化。

通过上述列举的事实，就可以理解，为什么老年人不能抱着"已经老了，不行了"的观念而放弃运动的机会。

（4）腿部肌肉坚实者多长寿

腿部肌肉是坚实还是松弛，是老年人是否健康、能否长寿的重要标志之一。

一些有经验的心脏病学医生在诊断时，都很注意查看患者的大腿。他们认为，大腿肌肉坚实的人，必定有一个强壮的心脏。反之，大腿肌肉松弛者，心脏也是软弱的。一个步态稳健、行走如风的老人，必定是位高龄寿星。

人到45岁以后，腿部肌肉数量开始减少，骨质亦逐渐疏松、软化，弹性与韧性降低。腿的老化使人行动不便。如果老年人不爱动弹，减少活动，就会造成新陈代谢减弱，血液循环减慢，胆固醇更多地沉积在血管壁上，从而使心脏功能衰减，同时肺活量也变小，胃肠蠕动变慢，消化吸收功能随之下降。

许多人都知道，中风后肢体瘫痪或行动不便的老年人，如果终日卧床不起，那么，他的麻烦事儿就更多了，会继发许多其他疾病。

老年人应选择一些适合于腿部运动的项目，长年坚持下去，预防腿老的良方是多走路。

（5）肌力锻炼的方法

①最简单的方法是：向下弯腰锻炼腹肌。

腰往下弯，腿直立，手臂及头下垂悬空，不要强迫自己双手触地，尽量放松，然后自然起身，伸展背部及腿部的肌肉，约停1分钟，再重复若干次。

②准备一副哑铃，根据自己的实际情况每天练习托举，锻炼手臂的肌肉。

③男子可采用俯卧挺身、俯卧起身、仰卧起坐、伸屈膝盖、原地跑步、跳绳（空手跳）等运动；女性肌力锻炼可采用原地踏步、登台踏步升降、俯卧直身、蹲下站立等运动。

④进行防止肌力衰弱的补给运动，如借助于扩展器、拉伸器等体育器械进行锻炼，都能收到很好的效果。肌力锻炼每次至少做20分钟，每周4～5次。

⑤股四头肌锻炼法

取仰卧位，两腿伸直平放在床上，抬腿时要伸直膝关节，将腿抬离床面，足跟稍离床即可。根据肌力大小，可在腿上增加适当的重量，抬腿时要慢慢抬起，当把腿抬到适当高度时，停留3～5分钟再放下，然后再抬，这样反复练习，以不疲劳为度，每次5～10分钟。有条件可两小时做一次。

⑥两种低负荷肌肉锻炼法

一是面对墙壁做俯卧。面对墙壁直立，平视前方，双臂略低于肩部，双手张开，贴于墙上。手臂弯曲成90度，大臂保持与地面垂直，静止一分钟。强度可以调整，双脚离墙越远训练的强度越大。借助于墙壁的阻力，向前伸展双臂，直至双臂完全伸展。

二是背靠墙壁做下蹲。两手叉腰，双脚并立，与肩同宽，双目平视。然后松腰屈膝慢慢下蹲。下蹲时脚跟离地，重心落在脚前掌上，背部尽量贴紧墙壁，避免前倾。体弱者还可以双手扶着桌沿椅背下蹲。这些动作都是在锻炼腿部肌肉的同时又锻炼了腰部、手臂或肩部的肌肉。

以上动作，一般每个动作做三组，每组12～20次，要让自己始终保持呼吸自如、能正常与人交谈的状态。如果感觉呼吸急促、上气不接下气时，就要停止锻炼，休息片刻。

以上两种方法，老年人每周锻炼2～3次。

肌肉锻炼最怕勉强和停歇，在勉强锻炼的情况下，肌肉容易受伤，所以一定要量力而行。同样，2～3天之后，如果没有运动的刺激，前一段时间的运动效果会逐渐消退。所以，要按能力分配强度，但是绝不能三天打鱼两天晒网，只有这样才能收到锻炼肌肉的预期效果。

3. 柔韧性锻炼最养生

仔细观察，你会发现，老年人走路时每步迈出的距离较短，且两脚之间的距离较宽。由于每步迈出的距离缩短，再加上步伐比较慢，行走的速度明显下降，其实这与老年人肌肉韧带的弹性和关节的灵活性下降有关。适当的锻炼，可使高龄老人仍保持较好的柔韧性，走起路来照样很有精神。

柔韧性是指关节和肌肉伸展的最大限度。运动可以舒展你的肌肉，从而提高你身体的柔韧性和舒展性。

柔韧性锻炼可以使肢体、躯干"尽量缓慢地拉长"，扩大关节韧带的活动范围，有利于提高身体的灵活性和协调性，在发生意外事故时能避免和减轻损伤；还可以使僵硬的肌肉得到松弛，减少肌肉疲劳；同时能延缓血管壁弹性的下降进程。

（1）腿部柔韧性锻炼

①腿部柔韧性锻炼最简便的方法是，一腿伸直站立，另一腿抬起，脚跟放在适当高度的物体上（椅子、栏杆、窗台、台阶等都可利用）。膝关节伸直并尽量勾脚尖时，可感到大腿后面被牵拉得有点痛，但可以忍受，一手可扶在旁边的物体上保持平衡。保持时间5～10秒或更长一点（切忌身体一下、一下向下压），注意放松大腿后面的肌肉。当大腿后面被牵拉的感觉减轻后，上身向前倾一点，被牵拉的感觉又会加重，坚持一会儿，再次前倾。进行4～5次以后，换一条腿做同样练习。随着柔韧性的改善，可逐步选用更高一点的支撑物。

②两前脚掌站在台阶或楼梯上，脚跟悬空，手扶栏杆以保持平衡。膝关节伸直，身体重心向下降，这时会感到小腿肌肉被拉紧。练习方法同上，保持一段时间，待被牵拉的感觉减轻后，重心再下降一点，脚跟再降低一些，进行4～5次。

（2）关节柔韧性锻炼

在人的关节构造中，关节软骨的营养输送要靠挤压作用，挤压可以使关节滑液中的营养成分渗透到软骨细胞中。充分活动关节，产生挤压，关节软骨才能得到充分的营养；此外，活动中关节滑液也能均匀分布于关节表面，产生润滑的作用，减少摩擦。因此，老年人经常做做关节操，让下肢关节多活动，就可以预防老年性关节炎的发生。

关节操的做法是：

①膝部及髋的运动：

站立或坐位，向前抬腿、屈膝，然后伸直腿，屈膝的幅度要尽量大，双腿交替各做 6 次；

站立，左腿向后伸直抬起，然后屈膝，再放松，双腿交替进行；

站立或坐位，向前抬腿屈膝，以髋关节为轴心，大腿做向内、向外的旋转运动，两腿交替进行。

②踝关节的活动：

站立，双脚足跟抬起、放下，做 10 次，再抬起脚尖、放下，做 10 次；

足跟抬起，以脚尖为支点，足踝分别向内翻和向外翻，各做 6 次，再以足跟为支点，足尖跷起，做足踝的内、外翻运动；

抬起脚跟，以足尖为支点，做踝关节向各个方向的旋转运动。

老年人如果把行走运动作为健身的一项基本锻炼项目，那么，再选择几门适宜自己的运动作为辅助锻炼项目，通过这种复合式运动，一定会收到意想不到的健身效果。

老年人行走要讲究姿势

一些年纪较大的老年人，走路时常常伸着脖子背着手、弓着腰、驼着背，也有走外八字和内八字步的人。大多数人会认为，这是人体老化的正常生理现象。其实不然，如果说老年人驼背是自然现象，那么为什么有的老年人八九十岁还腰板挺得直直的，而有的人五六十岁就弯腰驼背了？其实，多数老年人驼背与长时间低头行走有关。

老年人之所以弯腰驼背走路，大多是由于老年人性激素水平降低，骨的生成减缓，骨质就变得疏松，骨质疏松就容易驼背缩胸。老年人长期这样走路，就可能出现脊椎关节错位，椎间盘突出等问题。比如说因为颈伸得不直使头部关节及周围的肌肉紧张，继而导致肩膀关节滑囊炎及腱鞘炎。

老年人如果长时间弯腰垂头，还会导致越老越矮、骨头老化。脊柱的一节节脊椎骨椎体变薄，导致腰酸背痛，脊柱变弯、变短，每个椎体之间的椎间盘，因缺乏水分和弹性而变得又薄又硬。

脊柱弯曲过度，还会导致大脑萎缩甚至使人患上老年痴呆症。

经常驼背走对身体、心理都会有一定的伤害。对身体的伤害有骨关节功能的退化、肌肉质量的退化，尤其是腿部的肌肉得不到很好的锻炼，肌肉萎缩衰老后，两腿就抬不起来了；身体功能退化而患病，包括代谢性疾病，如老年性糖尿病、老年性心脑血管病等。而且经常驼背走的人大多心情不畅，生活目标渺茫，给身体带来影响。

由于精神和心理的压力，长期驼背走，不知不觉脊柱长期弯曲不正，脊髓神经长年受到压迫，背部和肩膀会感觉十分沉重，常有疲劳感。驼着背走还会压迫肺脏的下半部，呼吸时只能使用肺的上半部，所以肺活量减退。胸腔长年受到压迫，得肺病的几率较高；呼吸系统功能衰弱，不但容易感冒，眼睛也很容易疲劳，体内容易滞留气体，使消化系统运动不佳，表现为便秘或腹泻等，对一般疾病的抵抗力也相对较弱。长期驼背走，就会形成龟缩体形；在行走运动中，驼背走不能充分活动身体的各个部位，更不能达到良好的运动效果。

行走姿势不当，影响大脑健康。在国际上，步态训练是脑病患者康复的重要课题，陕西西安交大医学院第一附属医院康复中心脑病科主任邓景元医生说，许多脑病患者通过有效的走姿训练，使大脑恢复了正常的功能，可见正确的走姿是多么重要。

走路抬头挺胸才利于周身与大脑的气血流通。也就是说，抬头挺胸走路时，是让大脑得到休息的机会，这个姿势使低头工作的状态变为"阳气升发"，正好补偿了人因为低头工作，给大脑造成的紧张以及气血流通不畅。低头走路造成的结果就是阳气不升，从而影响大脑正常的气血供应。

人在走路时，全身七经八脉都跟着一起活动，而含胸、弯腰的走路姿势却让这些经脉得不到舒展，也得不到应有的供氧。此外，这种走姿所造成的脊柱问题，会反射到大脑，使人无论在伏案工作还是走路时，大脑都处于紧张状态。白天的这种不得缓解的紧张，造成大脑过劳，必然会影响夜间的睡眠。

内、外八字的走路姿势也是如此，外八字走路有碍阴经，使肝、脾、肾脏气血紧张，血流不畅，影响大脑血液的供应，造成大脑血液供应不足。内八字则影响胆、胃和膀胱等阳经经络，而这些经络不仅会影响心脏功能，而且同样影响大脑血液的供应。

纠正不良的走路姿势，应先从纠正站姿做起。可以在家里对着大镜子自我检查。人在照镜子时会不自禁地挺胸抬头。然后在走路时注意保持端正的姿势，做到不偏不斜，不前倾。

不正确的走路姿势对人的伤害是长远的。在日本驼背走路的人很少，因为他们在青年时代要接受严格的体态训练，强调一种昂扬向上的精神。我们中国人却缺乏这方面的文化和教育，有的人甚至错误地认为走路昂首挺胸是一种不谦虚的高傲表现，这是十分有害的误解。

现在要告诉大家，行走的正确姿势体现了一种健康文化，要想获得身体和心理的健康，首要的任务就是保持正确的走姿。

人的脊柱长约70厘米，由24块椎骨连接构成人体的支柱和中轴，由四个生理性弯曲形成了人体美丽的曲线，老年人要想避免椎骨与椎骨错位，就要尽量抬头挺胸，一改老态龙钟之形象。

一个人如果长期弯腰驼背走路，椎骨前边的椎间盘组织就要萎缩变薄，将会成为永久的驼背老人。

如果能养成抬头挺胸、直腰的良好姿势，不仅可减少腰背酸痛感，还可以使肺活量增加20%左右，血液的含氧量增多，从而有利于老年人的新陈代谢。

还要强调的是，挺胸抬头不会让老人感觉累。因为随着肺活量的增加，身体的各部位获得的氧气也增加，会让老人身体不易疲劳，没有低头含胸引发的不适。

再有就是，坚持抬头挺胸可使血液顺利输送到脑部，保证大脑所需的乙酰胆碱、卵磷脂等营养物质的供应，使人保持敏捷的思维、良好的记忆，还会让老年人感觉更年轻、更性感。

因此，老年人越老越要挺起你的胸膛。

当一个老年人昂首挺胸、心境愉悦、面带微笑从从容容地走向前方时，将令外表年轻 10 岁。

老年人行走锻炼时要特别注意安全

老年人进行健身走，最关键的问题是安全。在行走运动过程中，如感觉身体不适，最好停止运动进行观察。以下症状是危险的信号，须引起特别重视：胸闷伴随心绞痛，呼吸非常困难，感到分外疲劳、恶心、眩晕、头痛、四肢剧痛，足关节、膝关节、髋关节疼痛，两腿无力，行走困难，脉搏显著加快。

（一）锻炼时不要空腹

中老年人一般喜欢晨练，但由于早晨人的新陈代谢水平低，血流相对缓慢，血压、体温偏低，加之经过一夜的消化，腹中空空，因此，晨练前应适当进食，如喝些牛奶、蛋汤、麦片粥等，以补充水分，增加热量，加速血液循环，这样可以防止心脑血管疾病的发生。

（二）进行锻炼不要操之过急

老年人一般肌肉松弛，关节韧带僵硬，四肢功能协调性差，所以，锻炼前应充分做好热身运动，防止骤然锻炼而诱发疾病。锻炼中不要轻易脱衣。在行走锻炼中，随着血液循环的加快，人会感到全身发热，这时不要贸然脱衣。一旦外受风寒，轻者引起关节疼痛，重者还会诱发其他疾病。

（三）老年人运动过量降低免疫力

运动是老年人增进健康、延年益寿的重要手段。然而，对于老年人来说，运动量并非越大越好，运动过量可使机体免疫功能受到损害，从而影响健康。

因为老年人在剧烈运动时，体内会产生较多的肾上腺素和皮质醇等激素，当这些激素增加到一定数量时，可使免疫器官中的脾脏产生白细胞的能力降低，致使淋巴细胞中的细胞活性物质大大降低。一般来说，剧烈运动后的免疫力降低要持续 1 个小时左右，并经过 24 个小时以后才能恢复到原来水平。如果此时遇到细菌、病毒侵袭，便容易罹患感冒、肺炎、胃肠道感染性疾病。因此，老年人进行体育锻炼要适度，以锻炼后精神饱满、不感到疲劳为宜。

（四）运动后不要立即去洗热水澡

当运动停止后，血液的流动和心率虽有所减慢，但仍比平静时快得多，心脏很累，如果这时立即洗热水澡，会增加血液向皮肤及肌肉内的流动。导致血液不足以供应其他重要器官，如心脏及大脑，因而会诱发心脏病。特别是老年人或者身体肥胖者，所以，运动后不宜立即洗热水澡。

第十一章
科学运动才健身

生命在于运动,亦在于静养。人的躯体以动为主,心神则以静为主;有动有静,有张有弛,遵从动静规律,以静制动,动静结合,养身之道也

要想强身健体,即使每天晚上溜达两小时,也是效果甚微

健走对增强体质,特别是增强心血管和呼吸系统功能,对防治各种慢性疾病都有着难以置信的作用

生命在于运动,运动要讲科学

"生命在于运动"这句名言,是法国思想家伏尔泰提出的。其实,我国历代养生学专家对运动可以延寿也多有论述,早在2000多年前的《吕氏春秋》就有"流水不腐、户枢不蠹"的论述。

"生命在于运动",运动要讲科学,用现代的观点来说应该是"生命在于适当的运动","生命在于温和的运动","生命在于动静平衡","生命在于科学运动"。"生命在于运动,亦在于静养",人的躯体以动为主,心神则以静为宜,有动有静,有张有弛,遵从动静规律,以静制动,动静结合,循序渐进,才是正确的养生之道。我国传统养生保健理论认为:动与静和阴与阳密切相关,养生保健要做到动静结合。

这里所说的静,并不是让你默不作声,闭目塞听,而是让你意念集中,精神专一。具体指心无邪思,心无杂念,清心寡欲,以达到忘我的境界。

如何理解"生命在于运动"和"动静结合"呢?其实,只要生命存在就意味着运动。这里所说的运动并非单指体力劳动或体育运动。体育运动和体力劳动对维护人体健康有着重要意义。而静养调节对减少外在的体能需要,增加体内细胞的运动能量,保证生命分子的运动,有着重要作用。

"生命在于科学运动",科学运动就是要因人而异,使人们的锻炼内容和方法同自己的实际情况相适应。比如,有的老年人身体健壮,运动基础好,不但可以散步、健身走,而且可以竞走。在国内外70多岁的老人进行马拉松锻炼或比赛者也大有人在,100多岁的老年人还有每天爬山不止的。这说明老年人个体差异很大，我们的锻炼切不可盲目模仿。要选择符合自己特点的锻炼模式，以期获得最大的锻炼效益。我们在中老年人群中提倡"温和运动"，但并不是否定激烈运动和竞技运动的健身作用。这其中关键的问题是要因人而异。

"生命在于运动，亦在于静养"，其实，在静心休闲时，人体内在的细胞、生命分子仍处在活跃的运动中，人体从一个受精卵细胞发育成复杂的机体，达到50万亿个细胞，组成人体的十大系统，担负起呼吸、消化、运动、感觉、思维等各种复杂的功能。每个系统又是由不同的器官组成，每个器官则承担各自功能，诸如心脏的跳动，关节的活动。每个器官又是由不同的组织所构成，每种组织又是由一定的细胞所组成……由此可见，无论从哪个层次上来说，生命的运动都是绝对的。无论机体是在工作，还是在熟睡状态，心跳不能中断，呼吸不能停止，细胞代谢不能停止，所以我们所说的生命在于运动，不仅仅是指行走、跑步、打球等宏观运动形式，还包括人体新陈代谢概念中的微观运动形式。

为什么要静呢？因为静可以给我们无比巨大的力量，令我们身心合一，它联通了自然之力，这种力量无坚不摧，无疾不除。它不损耗我们的能量，还发掘出我们固有的源源不断的潜能。

静，还由于不同器官的组织细胞新陈代谢是有一定限度的，如果过早地走到了代谢的尽头，细胞功能就必然低下或减退（早衰就是细胞功能低下的反应）。反之，如果尽可能延缓代谢过程，延缓运动过程，保存更多的细胞潜力，就有可能在抗衰老方面取得实质性进展。因此，当我们进入老年后，一方面要加强运动锻炼，提高心肺与肌肉的功能，提高机体的应激能力；另一方面要注意静心休闲，保持机体安宁，减缓新陈代谢，这有助于生命之树常青不衰。

科学地运动与静养总的原则是：平日活动多的，应适当地静养调节；平日不活动或很少活动者，应适当以动调节；青少年以动为主，静养为辅；中年人应动静相当，按实际情况调节；老年人则应以静养为主，运动为辅；健康老人以适当运动为主，静养为辅；患病者以适当静养为主，运动为辅。总之，根据个人的实际情况，适当调节动与静的平衡，以自身保持健康快乐为度，这对延缓衰老有着重要意义。

在此前提下，我们将着重讨论如何科学行走健身的问题。

科学行走的基本要素，一般包括行走目的、行走项目的选择、行走强度和行走时间四个方面。

根据运动目的选择健身项目

由于每个人的年龄、性别、职业、爱好、体质和健康状况不同，其承受的运动强度和运动量也各不相同。青年人参加运动是为了促进机体的生长发育、提高身体素质或提高运动技术水平；中老年人则是为了延缓衰老、健康长寿或者是休闲消遣；对患有慢性疾病者来说则是为了防治疾病；对肥胖者来说则是为了减肥；对大多数年轻女士来说则是为了健美。运动的目的不同，所以，在选择行走锻炼的项目过程中，要根据各自的实际情况，首先要确定一项或若干项适合自己的基本运动项目是极为重要的。

正确认识"有氧"、"无氧"运动

为了正确选择运动项目，首先要对"有氧"和"无氧"运动有一个了解。这对正确选择适合自己的运动项目是十分必要的。根据运动时能量供应的不同，运动项目可分为三类：即"有氧运动"、"无氧运动"和"混合运动"。

（一）什么是"有氧运动"

据最新研究，其定义是：有氧运动是在一定强度下的锻炼，呼吸流畅，全身舒服，一小时下来还挺有劲。这种一定强度、恒速持久，从而燃烧脂肪的运动叫"有氧运动"。

美国有氧运动之父肯尼士·库柏说："有氧运动是指充分摄取氧气而持续进行的运动，也唯有适度的运动才能充分摄取氧气。定期而适当的运动虽不是什么万灵丹，但它是保持或改善体能最好的方法。"

再说具体一点，我们呼吸的空气是由大约79%的氮、21%的氧气和0.03%的二氧化碳组成的。在进行有氧运动时，我们通过呼吸，空气进入口腔，经喉咙、气管进入肺部，最终进入肺部深处被称为肺泡的液囊中。这些肺泡周围是血管，血管壁很薄，吸入肺部的氧气由此渗入血液，通过血液的传输，氧气被送到大脑、人体其他器官和正在运动的肌肉中。在这里氧气被用来"燃烧"脂肪产生能量，这种能量的供应被称为有氧运动。

一般来说，有氧运动对运动技巧要求不高，简便易行，例如：行走、慢跑、游泳、骑自行车、打太极拳、做健身操、跳舞以及某些小球类运动等。

进行"有氧运动"，可以很快降血糖、减赘肉，它的健身祛病效果令人惊讶，而且还很安全、很轻松、很快乐。

有些运动项目动动停停就叫"非标准有氧运动"，如乒乓球、保龄球、高尔夫球，等等。这些运动虽然"动了"，但燃烧脂肪难。

（二）何谓无氧运动

概括地说：无氧运动是高强度的运动，运动时人体不是燃烧脂肪，而是燃烧碳水化合物；无氧运动是肌肉在没有持续氧气供给情况下的剧烈运动。

在进行无氧运动时，由于速度过快，人体来不及燃烧脂肪产生能量，而只能燃烧糖或糖原，提供能量虽然很快，但不持久。无氧运动中产生的副产品之一，就是在肌肉中产生乳酸。乳酸积累到一定数量，就可能引发肌肉酸痛、大口喘气甚至抽筋现象。

无氧运动有100米或200米赛跑，高速短时间的爆发力跳高、跳远，单双杠、举重和投掷等，无氧运动对人体影响很大，所以不宜作为中老年人健身保健的运动。

（三）混合运动

在运动实践中，两者不规则而混合存在的运动，或者是同一项目由于运动方法不同，而成为有氧运动或无氧运动。例如长跑，轻松慢跑时是有氧运动，而竞赛时全力跑就是无氧运动。

由此可见，有氧运动与无氧运动的一个重要区别就是运动量的大小。心率快慢是衡量运动强度的标尺。

健身需要有氧运动，但不拒绝无氧运动

健身需要有氧运动，但也不要拒绝无氧运动，要因人而异。

无氧运动是高强度，燃烧糖原的运动。有人误认为缺氧的运动都是一种对健康不利的锻炼，让人长"胖肉"，不利于身材健美。其实，道理并不是这样简单。

经常参加锻炼的普通人参加无氧运动时，体内因缺氧而燃烧糖原，酶就会增加，肌肉更容易在缺氧的状态下燃烧糖原。体内糖原的消耗，可以从食入的碳水化合物在胰岛素的作用下得到补充。所以，无氧锻炼还能增加肌肉内的糖原，让肌肉里那些短胖的"快收缩肌纤维"变得更发达，这样越锻炼身材就越健美。无氧运动强度高，身体受伤的几率比有氧运动大得多。所以，即便是经常锻炼的人参加无氧运动也要做到适度，以防止损伤。

一般来说，无氧运动只适合健康的青年人，因为人在青年时期适合进行负荷性的竞技类锻炼。对职业运动员而言，他们参加无氧竞技类运动的目的，只是为了竞赛，而不是为了健身。

平时不锻炼的胖人参加较剧烈的无氧运动时，由于体内糖原储备少，快速燃烧糖原就会促使血糖偏低，会引起食欲骤然增加。需要提

醒的是，胖人体内的胰岛素，对肌肉里的糖原合成的敏感性往往较低，其结果是，胖人的食量增加，很容易形成更多的体内脂肪。不少胖人参加无氧锻炼后，误认为食欲增加是身体变"健康"了，其实，这可能是更肥胖的信号。患有慢性病的人参加无氧运动，非但不能起到保健作用，反而使心血管系统更容易受到损害。

当今科学研究表明："生命在于调节自身的生理平衡。"轻松而适度的运动，才有助于健康，而剧烈运动，只会催人早衰早逝。由此可见，不少人认为，唯有运动后大汗淋漓，腰酸腿痛才过瘾，才有健身效果，这是完全错误的观念。

国外一家保险公司在调查3500名已故运动员生前健康状况时发现：其中有些人在40～50岁左右就患有心脏病，许多人的寿命比普通人还要短。那些运动剧烈而过量的人，最易积劳成疾，运动员猝死的也不乏其人。

据科学家们分析，剧烈运动最易造成无氧代谢，而无氧代谢有损于健康与长寿。在从事无氧运动时，尽管我们的心与肺脏用尽全力增加对肌肉的氧气供应，但仍无法满足急剧增加的四肢肌肉对氧气的需求。于是大脑、肝、肾和胃肠的血管都急剧收缩，只好把血"挤"出来，供应四肢肌肉，而这些脏器在运动中处于缺氧状态，对身体十分有害。可见，无氧运动只适合少数经常参加锻炼的年轻人。

选择健身项目不能"单打一"

健身应选择自己喜爱并能长期坚持的运动项目。但是，健身者大多有这样的习惯：喜欢上了乒乓球，就天天打；迷上了台球，也天天坚持；爱上门球的，也是天天去打。这些健身者球技虽然进步很快，但不知不觉犯下了"单打一"的错误。殊不知长期只做一种运动会增加运动损伤的发生率。

体育科学研究证明，反复的机械力对心脏的影响不大，但长期作用于肌肉、筋膜、韧带、关节的外力，会导致这些器官的负担增加，产生慢性损伤。举例来说：喜欢单一长跑的人，容易产生胫骨骨膜炎、膝关节慢性骨膜炎；长期打乒乓球、网球、保龄球的人可能造成肘部肌肉拉伤。

因此，锻炼时，不能长时间重复做同一种运动，应该多变换运动方式，这样可以达到经常进行改变体位的交叉训练，使不同的肌肉群有轮换休息的机会，关节可以分开负担，以减轻疲劳和预防劳损，还可以增加运动中的新鲜感，从而减缓神经系统及心理疲劳的发生，提高运动效果。

更为重要的是：一个希望通过运动锻炼获得健康的人，其身体的四肢、骨骼、肌肉、神经、内脏等都需要得到全面的锻炼，专注于某一个运动项目是不能奏效的。

明明白白选择健身项目

（一）都是有氧运动，健身效果不一样

1. 篮球、足球、排球、网球、羽毛球、乒乓球、高尔夫球等，胖人、心血管病患者不宜

上述几种球类虽然都属有氧运动，但都是较为剧烈的运动，相当多的时候，运动需要高速度及爆发力，或时而加快速度或时而跑跑停停，而且伴有爆发动作，所以这些球类运动其本质大都是无氧运动或非标准的有氧运动，主要燃烧糖原而很少燃烧脂肪。

球类运动员为了提高竞技水平，平时还要参加较多的有氧锻炼，从而能提高他们运动时的持久力，他们不但有发达的肌肉，其燃烧脂肪的能力也很好。这是普通健身者力不可及的。

平时不运动或很少参加运动的胖人，单靠参加这些球类运动，是难以改变身材的。胖人由于本身体重超重、体内肌肉少以及运动能力差等，更容易受到损伤。

患有心血管病的患者参加这类运动，非常容易给身体带来危险。

属于"燃烧糖原型"体质的人参加这类剧烈运动，由于燃烧大量糖原，使体内糖原消耗、血糖降低，而大大增加进食量，热量摄入也随之增加。过多热量摄入，体内脂肪堆积，根本无助于改善身材。

2. 打太极拳减肥效果小

太极拳是一种非常有益于健康的运动，对于身体较弱的老年人和有氧运动能力差的人比较适宜，但由于太极拳速度慢，一般成年人打太极拳健身，难以燃烧脂肪，也就难以达到瘦身目的。要想通过打太极拳减肥，锻炼时间需要延长到数小时才能奏效。

3. 打高尔夫球不能改善身体素质

由于高尔夫球运动没有任何大肌肉的持久运动，时而走走停停，也就难于燃烧脂肪，单纯靠打高尔夫球不会对身材有大的改变。打高尔夫球击球时，应视作"爆发运动"或"无氧运动"。胖人参加这样的运动，同样还会燃烧糖原，当血糖降低时，食欲也会增加，对运动者来说，无助于改变身材，其体质也不会从"燃烧糖原型"转变为"燃烧脂肪型"。

上述球类运动由于总在变换速度或是运动时动动停停，运动保持不了恒速，实际上是"非标准的有氧运动"，有专家称为"非有氧运动"。非健康人参加这样的运动难于燃烧脂肪。

另外，有些有氧运动，由于运动强度不够，达不到"心跳训练带"的要求，难以在肌肉内建立有效的脂肪燃烧系统，被称为"亚有氧运动"，如散步、打门球等。

4. 做家务不能达到健身目的

很多女性存在着这样的误解，干家务就是运动，可以减肥，自己每天都有忙不完的家务，一天要干几个小时，累得够呛了，运动量已经很大了，根本没必要再去进行锻炼。其实，这是一种误解。因为干一般的家务，活动的是手腕、腿肌的小肌肉群，根本锻炼不到大肌肉群；而且做家务不能让人的心跳频率达到"心跳训练带"的要求，所以不能让身体的脂肪燃烧起来；更糟糕的是，不少妇女是在劳累、烦躁的状态下做家务的，这不仅不能使身心健康起来，还会起到相反的作用。由此可见，做家务不仅不能替代有氧运动，而且对健康弊多利少。

（二）健走运动最健身

1. 健走最具中、轻度运动特点

大步快走是一项以促进身心健康为目的，具有增强人体内氧气的吸收、输送和利用的耐久性运动；健走讲究的基本技术（见行走的动作要领和技巧）是：低强度、长时间、不间断、有节奏，在行走过程中，肌体吸入的氧气量大致等于其所消耗的氧气量，具有合理的运动量（距离、速度、时间有明确的要求）；大步快走是一种步幅较大、速度加快、运动量稍大的行走运动，可使身体在行走运动的过程中处于有氧的状态，是标准的有氧运动，它具有最佳轻中度运动的特点；大步快走是一项科学性很强的健身方法，有它自身的具体要求和锻炼特点；大步快走又是集身体耐力训练（主要是心肺功能）、力量训练（主要是肌肉功能）、柔韧性训练（主要是各器官的协调性）、速度训练（主要是反应性）为一体的运动。

近年来关于运动与健康研究，最重大的突破就是认识到轻中度（而非剧烈）运动才有益于健康长寿。

行走运动具有多种锻炼方法，除散步、大步快走（健走）、竞走三类外，还有许多花样走法。在众多的行走项目中，行走者要根据自身多方面的情况选择一种或几种行走或其他适合自己的运动作为自己健身的固定项目。

科学研究证实，对于大多数人而言，要想有效增进健康，把行走作为一项健身的运动，就要达到能增强全身耐力所必需的运动强度。具体地说，行走运动要达到健身的目的，只有按照动作要求，达到一定的时间（30～60分钟）、速度（120步以上/分钟）、运动强度（5～6公里/小时，因为一种运动刺激的持续性，每周不能低于5次，一个锻炼周期3～6个月）才会使调节身体状态的"阀门"充分打开。如果只是漫不经心地随便走走，就想舒舒服服地健康起来，是达不到目的的；但由于每个人的体质与健康状况不同，所以不必勉强追求这一目标。

2. 自然行走达不到健身效果

我们日常行走的步法是自然的行走法，自然行走达不到健身的效果。大家都有这样的体会，在我们日常生活中，许多人习惯吃完饭出门随意溜达几圈，作为一天的健身活动，结果这些人经过多年的溜达，明明没少走路，身体却并没有变得强壮，降血脂、降血压、降血糖、减肥等愿望总也实现不了。我国在对国民体质检测时，发现不少人脂肪超标，但这些人常常每天有1～2小时的散步活动。可见散步的活动量，尤其对中青年人来说，是远远不够的，它不能消耗多余的脂肪，达不到健身目的。对此，一些专家的话可能会让随意溜达的人从中吸取经验。

日本负责"步行健身"讲座的东洋英和女子学院宫下充正教授指出："慢走几乎完全不使用肌肉，因此几乎没有健身效果。"美国疾病控制中心的一份调查数据显示，因为人们平常走路的步速、姿势都太随意，所以只有6%的人达到了健身效果。

北京市科学健身专家讲师团秘书长赵之心说："要想祛病健身，即使每天晚上溜达两小时，也是效果甚微。"某研究机构称："散步是有氧活动，虽然有一定的保健作用，但是由于行走没有达到一定的强度，所以对于增强心肺功能的效果极小。"

另外，散步的动作由于过于软弱无力，肌肉系统就不能产生足够的推动力给心脏输送血液，所以对中青年来说，散步不易起到祛病强身的作用。

自然行走的散步为什么对老年人没有健身作用？因为老年人身体的各种功能下降了，就需要功能的锻炼，锻炼的目的也不是增强体质了，而是保持较好的身体功能。

3. 健走比一般行走的健身效果高两倍

（1）一般行走步幅小，以身长的37％为一步，时速为4～5公里；而健走的步幅要达到身长的45％，时速为6～8公里。

（2）一般行走摆臂动作不大，很少用到上半身的肌肉；而大步快走双臂前后大幅摆动，连上半身的肌肉也全带动起来了。

（3）一般行走只用到全身肌肉的50％，而健走却用到全身肌肉的95％～98％。

（4）一般行走一分钟消耗的热量只占大步快走一分钟所消耗热量的60％。

（5）健走由于步幅大、前后挥臂有力，调动了全身200块骨头和60条肌肉，比一般行走运动的效果要高两倍。

4. 健走比慢跑运动效果好

美国健康学者的一项最新研究证实，大步快走的健身效果胜过慢跑：

首先，大步快走比慢跑消耗的热量更多；

其次，慢跑时脚部要承受体重3～4倍的重量，因而对足、踝、膝、腰都有不同程度的损害，而大步快走因全脚着地，只承受人体重量的1.2～1.5倍；

第三，慢跑加给心脏的负担比大步快走大；

第四，大步快走比慢跑要安全。

另据报道：通过对世界各国、各地区、各民族的调查证实，几乎没有一个人是通过跑步取得长寿的。从医学角度讲，在正常情况下，35岁以前可以通过跑步来强化心脏和肌肉，35岁以后跑步只会给身体带来负担而损害健康。能弥补跑步这一缺点的运动正是大步快走。

5. 健走比跑步更健身

一是冲击力不同：

跑步的冲击力是体重的3～5倍，大步快走的冲击力只是体重的1.2～1.5倍。

二是体内脂肪减量不同：

在卡路里（热量）的消耗上，跑步比大步快走高出 2 倍。大步快走时脂肪和碳水化合物消耗量的比例是：50 ∶ 50，而跑步则是 33 ∶ 67。

三是耗氧量不同：

大步快走氧气消耗量少于跑步，可以维持很长时间的运动；跑步虽然增加了活性氧气，但跑步使老废物质堆积在体内，使人老化的速度加快；大步快走则燃烧脂肪多，能起到预防多种疾病发生，并能起到延年益寿的作用。

大步快走运动适合于中年和低龄健康老年人和青少年。

（三）选择运动项目要像吃饭、配菜一样品种多样化

行走是最好的运动，但对每一个健身者来说，又不能作为唯一的运动，因为仅限于某一种运动，都难于起到全面健身的作用。选择健身项目，要像我们吃饭、配菜一样，也要讲究粗细搭配、荤素搭配，干稀搭配才能营养均衡，有利于健康。为了让身体的四肢、骨骼、肌肉、神经、内脏都能得到全面的锻炼，每一位健身者需根据自己的锻炼目的、身体健康状况和年龄等，有针对性地选择运动项目，如青年人要选择适合生长发育的负荷性运动项目，如以竞走、快走、跑步、单双杠、游泳等有氧运动为主，让肌肉、骨骼得到充分的锻炼。在中老年时期，身体的各种功能下降了，就需要进行功能锻炼，锻炼的主要目的就不是增强体质了，而是保持较好的身体功能。此年龄段应选择提高体质、防止身体功能衰退的运动项目，通过多种运动，提高身体的耐久力、柔韧性和速度，诸如健走、慢跑、游泳、太极拳、健身操、气功、肢体按摩、哑铃等较温和的运动。

耐力训练主要是提高肌肉的功能，柔韧性训练主要是加强各个器官的协调性，速度训练主要是增进反应能力。

行动受限制的高龄老人和有慢性病的患者，则宜选择能够缓解自

己慢性病的小动作项目，如散步、打太极拳、气功按摩等。安全、有效、自己感兴趣的运动项目是每一位健身者的首选。

选择最佳的行走运动时间

何时行走最健身？一般来讲，行走运动是可以不受时间限制的，行走锻炼者可以根据季节、天气、工作和生活习惯等具体情况作出安排，这也正是行走运动的优越性之一，但在一天中，不同的健身者有其最佳运动时间。

（一）有心脑血管疾病的患者清晨不宜锻炼

每天的6:00～11:00是一天中锻炼效率最低而且最危险的时间段。一般人在入睡前都不大习惯饮较多的水，经过一整夜的休息和排尿，不仅人体的血液会处于一种时段性的黏稠状态，而且人的心脏血管负担最大，交感神经最兴奋，在这种状态下，患有高血压、冠心病、心脑血管病的人，以及高血脂、高血黏稠度的人进行剧烈运动，如果大量排汗，则会导致血液进一步黏稠，极易发生运动性血栓和猝死事件。这种情况很危险，血栓堵在脑部就造成脑卒中，堵在心脏就造成心梗，堵在局部，尤其是下肢，就会发生局部麻木和失去活动能力等情况。

防治心脑血管疾病最重要的是保证血液循环通畅。冬季天气寒冷，室内外温差大，血管骤然收缩或舒张容易导致心脑血管疾病发作或复发；而且睡眠时人体神经系统处于抑制状态，晨练容易导致神经突然兴奋，从而诱发心脑血管疾病。因此，心脑血管疾病患者不宜在冬季进行晨练。

专家称，心脑血管疾病患者冬季锻炼最好在阳光充足时，外出活动要注意手脚、头部的保暖，不宜从事剧烈运动。

生物钟学说也告诉我们：人体生物钟大多是昼高夜低的，早晨，维持生命活动的各脏器的生物钟处于加快运动阶段，此时锻炼会使之快上加快，对健康不利。国外视早晨为上述多种疾病的"魔鬼时间"。

（二）下午锻炼最健身

行走运动的时间根据人体功能的适应能力、协调能力，医学保健专家最新研究，提出15:00～17:00是最佳的运动时间。根据生物钟的节律，傍晚时，人体功能最好，表现为体力旺盛、肌肉强度最高、身体最敏感，人体适应能力、动作的协调性和准确性都处于最佳状态，血压和心率都很稳定，体内的糖也增长到最高，人体生命活动的时钟调控此时也最好；从自然界来讲，这个时段，植物经过了一天的光合作用，使得空气中氧的含量比较充足，而且气温也较适宜。大步快走最好选择其中的一个固定时段进行，人体就会记忆下这种行为模式，这对控制血压、调节血脂、降低血糖、改变血液黏稠度及改善红血球的质量等都很有帮助。因此这一时段是锻炼身体的最佳黄金时段。

（三）不同人群的运动时间应区别对待

由于每个人的情况不同，不同季节的气温不同，要求所有的行走锻炼者都在最佳时段进行锻炼也是不可取的，所以专家们指出：对大多数不能在最佳时段锻炼的人，可以根据自己的情况，选择15:00～21:00中的任意时间段进行有氧锻炼，也是很不错的选择。

晚间行走，尤其是在明月当空，繁星闪烁，清风习习的夜晚，更会令你心旷神怡，倍加舒适和陶醉。

对有早起晨练习惯的老年人和由于家庭生活安排等原因适宜在清晨锻炼的人，选择晨练也并非不可，但要遵守"晨练原则"。

另外，在夏天，可在早晨太阳刚升起来，空气还有点凉意的时候外出行走锻炼；冬天则选择一天中温度最高的时候——中午行走，既可呼吸新鲜空气，使你下午更有精神，也可以借此时机晒太阳获得更多的维生素D。

但有一点值得注意的是：美国科学与健康顾问委员会前主席惠尔

兰博士在《癌症预防》一书中指出，城市空气污染物特别是汽车排放的化学污染物，可能导致癌症和其他呼吸系统疾病。基于这一原因，她提出建议：步行运动应避开汽车运行的高峰时间，这样才能使步行锻炼达到最佳健身效果。

最后还应说明的是，对一个健康人来说，什么时候你最想行走，那就是你应该行走的时间。

行走要掌握的三个原则

（一）有序，是指行走运动要循序渐进，量力而行

根据人体对刺激的适应规律，人体对运动负荷（运动量）的适应和承受能力的提高，要有一个渐进的过程。如果在行走过程中始终只限于一种运动量，就不能提高人体的工作能力和运动能力。如果行走一开始就采取快走、急走，心脏骤然加快跳动、血压上升等，可能引起危险。只有循序渐进地增加运动量，才能有效地增强体质，增进健康。所以，在行走运动开始和结束前的几分钟，步子要缓慢一些，使关节逐渐适应。任何机器在刚开始运转和结束运转之前，速度也是缓慢的。

据此，在行走运动前后必须按本书第二章内容，认真做好热身运动和放松运动。

中老年人的体质和健康状况个体差异很大，从事行走锻炼时，必须根据自身情况量力而行。

（二）有度，就是每次行走的运动量要适度

行走健身的效果如何，取决于如何科学掌握运动量，而合适的运动量，又取决于如何掌握合适的运动强度。运动强度应根据锻炼者所选择的行走项目来确定。

1. 运动适量适度是关键

行走强度是指在单位时间内所走的步数和步长（每步的长度），

步长以米来表示。

由于各人的年龄、性别、体质、健康状况和行走水平都不完全相同，因而即使是同样的运动量，对不同的对象所引起的生理反应也是不同的。测定即刻心率，就可以知道运动强度。行走健身以中等强度为宜。大步快走是中等运动量的有氧代谢运动，如果达不到"中等强度"，那么就难于收到明显的健身效果。

在行走运动学中，有个"超量恢复"的概念，意思是说，身体素质——无论是心肺功能还是力量的提高，前提都需要增加负荷，经过适当休息，在体质未恢复到原来的水平前，继续进行锻炼，就可以在已经提高的基础上再提高一步，这就叫"超量恢复"。由此可见，只有具备一定的运动强度和运动量，才能提高健身效果。行走锻炼，只有达到"中等强度"，才能达到"超量恢复"的目的。

可见，行走运动的强度与行走效果直接相关。练大步行走，正确的方法是每天应用相对固定的强度去进行锻炼，每次大步快走的时候不要一味求快，重要的是要讲究质量，尽量把步子迈出去，步子迈得越大，效果就越好。

另外，进行大步快走锻炼时，要根据适合身状况的运动强度，确定自己的运动量，每天走固定的时间或距离。用这种方法持续半小时以上，在行走中以感到呼吸加快、稍微有点喘，但还能与人正常交流为标准，这样会令你全身的骨骼、肌肉得到充分有效的锻炼，它给身体带来的刺激远远比那种随意地溜达两个小时更有效。

2. 如何衡量行走运动强度

衡量行走运动强度，现行大多以运动时的心率来表示，但也有其他多种方法可供参考，下面一一加以介绍：

（1）用心率表示运动强度：

心跳+年龄=170。比如：某人今年60岁，运动时心跳达到110次/分钟，70岁的老年人运动时达到的心跳是100次/分钟，40岁时运动时达到的心跳是130次/分钟。这个标准是一般正常人的平均值，只能作为一个参考标准。仍以 60 岁的人为例，身体特健康的可以是 170 次 / 分钟甚至是 180 次 / 分钟，而对一个心脏病患者来说 140 次 / 分钟就可以了。

在最适合运动心率概念的基础上，美国有氧代谢专家库泊博士提出了"适宜强度"，即依据年龄确定运动时的有效心率：20～40 岁的人运动心率为 140～160 次 / 分钟，41～60 岁的人运动心率应为 120～140 次 / 分钟，60 岁以上的老年人，运动心率应保持在 100～120 次 / 分钟。

日本池上教授通过研究认为，当运动心率在 110 次 / 分钟以下时，身体生理和生化指标无明显变化，健身效果不大；而运动心率升到 130～140 次 / 分钟最好，此时心脏的每分搏出量接近或达到最佳状态，健身效果明显。

其实，适当的脉搏次数并不都与年龄有关，脉搏的快慢决定于每个人心脏功能的高低，也可以说是决定于每个人可能达到的吸氧量水平的高低。随着年龄的增长，心脏功能会下降。经常运动的人，心脏功能高于不运动的人。健康状况不佳，特别是心血管系统的慢性疾病，如冠心病、高血压、高血脂、糖尿病以及体重超标等，会使心脏功能明显下降。特别要指出的是，有慢性病史的人群，由于病情不同，个体差异很大。

在目前情况下，要想知道确切的运动强度，简单的办法是，开始用较小的强度进行锻炼，根据适当的脉搏调节实际运动强度，这样就可以逐步确定用什么样的速度行走比较适合自己。

（2）用"有点累"来衡量行走强度：

人在运动过程中自我用力的感觉可分为 6 级：很轻松→轻松→稍累→累→很累→非常累。通过大量研究和实践证明，只要运动时自觉"稍累"时，就已经达到了有氧运动的强度水平。这种"稍累"就是运动中的"中等强度"或称之为"适度"，这就是达到增强体能目的的强度。

（3）观察行走运动后的身体表现：

一是行走锻炼后脸色微红。

二是行走锻炼后出汗，但不是大汗淋漓。冬、春季略有汗意，夏、秋季汗出湿衣即好。

三是行走锻炼稍感疲劳、微喘，有轻度的肌肉酸痛感，但很快恢复正常，不会影响正常生活。

四是行走运动后脉搏增加，锻炼后10分钟可恢复到接近正常的水平，30分钟后完全恢复正常。

五是参加行走锻炼后，全天精神好、心情愉快，全身感到轻松舒适，对行走产生极大的兴趣，还想继续出去行走锻炼。

六是睡眠改善，食欲有所增加，大小便正常。

（4）用五个标准来判断：

一是体重基本稳定：初始进行行走锻炼的人，一般在4～6周内体重不应增加或减少超过3公斤左右。如果运动后体重增加，这就需要调整运动量。如果运动4～6周后体重减少超过3公斤，那也不好。但是，那些希望通过高强度的运动来减肥的人可能会高兴地说："这不正好达到减肥目的了吗？"其实不然，通过大运动量迅速降低体重，这是要付出健康代价的，可能出现一系列的不适反应症状，如精神萎靡、食欲不振等。

二是饭量不大起大落：运动之后很多人胃口好了，吃饭自然也多了，如果在连续一周每日的进食量超过平常的3倍，或者少于平常的1/3，都应当视为运动过量，这就要找运动健身教练为你改改"运动处方"，减少一些运动量。

三是按时睡觉起床：正常睡觉时间每日保持在6～8个小时左右，参加行走运动后，每日能按时睡眠或起床，这说明现在的运动量正合适，应该保持下去。如果每日睡眠不足4～5个小时或嗜睡超过10个小时，可能都是身体的不良反应。

四是大小便有规律：基本按时大便，每日一次。如果连续三天每天次数超过4次，就不正常了。正常的昼夜排尿量在1500毫升，如果尿量变化多于2500毫升或少于500毫升，都应当看作不正常。

五是运动后精神好：运动过后，稍有疲劳感但是还有继续锻炼的兴趣，对日常工作、学习没有特别的影响，这就是适量。在初始锻炼中，如果发现无其他原因的倦怠，对你的工作、生活有影响，上班时经常犯困，可能就要在你的运动量上找问题，看看是否运动量过大了一些。

这5个标准适用于一般人在运动后自我检测。如果发现有其中的1条不正常，应当调整运动量；如果发现有2条不正常，应当减少运动量及时到医院进行身体检查；如果发现3条以上不正常，就应当停止运动及时检查是否患有疾病了。

以上4种衡量行走强度的方法，可以结合运动者的个人情况参考选用，也可以参考上述4种方法中的某项指标来判断自己的行走强度。

这里需要强调的是：如果行走运动强度过低，不仅对心脑和肌肉的刺激不够，而且对心肺功能和机体耐力的提高效果也不会明显；但如果运动强度过大，又可能发生过度疲劳，不仅达不到增强体能的目的，而且还容易损害身体，甚至还可能使机体免疫力下降。

这里还需强调的是：运动中休息片刻可提高脂肪消耗率。据日本和丹麦的一项联合研究显示，在运动过程中，插入小段的休息时间能够提高脂肪消耗的效率。该研究对多名身体健康的人进行测试，让他们以同样强度分别进行两次总时间一样的骑车运动，但一次是不停地骑，另一次则在运动中插入了休息。

随后，研究者测量了他们脂肪代谢的各项指标，结果发现：虽然两种方式的运动所消耗的热量是一样的，但插入休息的运动消耗的卡路里有77%来自于脂肪，而前一次则只有56%。

下面我们再来讨论一下与行走强度相关的出汗问题：大家知道，为了保持正常体温，人体就必须通过增加排汗量把多余的热量散发出来，因此，运动强度与排汗量呈正比关系。但不同的人进行同样的运动后，出汗多少并不相同。首先，汗液取决于汗腺的分泌，而汗腺的数量，不仅有性别差异，还有个体差异。另外，出汗多少还取决于体液含量。体液的多少由体脂的含量决定，因为脂肪组织含水量比较少，所以胖人的体液含量平均值相对比瘦人少。尽管运动时胖人出汗多，但耐受水分丢失的能力却比较差，常会因代谢失调而过早出现疲劳。

运动前是否饮水对出汗也有影响，如果运动前大量饮水，会导致体液增多而增加出汗量。另外，还要看个人的身体素质，体质强壮的人肌肉与运动器官都比较健康，即使进行强度较大的运动，出的汗也会很少；相反，体质差的人稍稍活动，就会大汗淋漓。因此，出汗越多并非锻炼效果越好。

（三）有恒，就是行走运动要持之以恒，不可间断

美国学者曾对一组40～50岁的锻炼者进行试验，让他们每周步行4次，每次30分钟，3个月后，他们的最大吸氧量增加了10%，但停止运动一个月后，他们的吸氧量已经降低到与锻炼前相差无几。由此可见，中老年人要想通过行走锻炼强身健体，预防疾病，必须持之以恒。这种持之以恒不仅是对毅力和信心的培养。行走带给身体的益处，有个"生理效应的时间窗"，大约在48～72小时左右。在这个时间范围内，坚持运动，健身效果就会累积叠加。反之，间断下来，健身效果又要从零开始，运动效果自然会大打折扣。即使是马拉松运动员，一旦停止锻炼，燃烧脂肪的能力也会随着时间的推移而逐渐减少，以至消失。要想保持好身体，就要保持燃烧脂肪的能力；而要保持这种能力，就要终身坚持有氧运动。

美国国务卿赖斯是一位学识渊博的女性，无论在精神方面，还是在身体方面，她始终保持着良好的状态。赖斯无论出访到世界上哪个国家，都坚持每天早晨出去锻炼。赖斯说："我非常感谢我有一位曾经是伟大运动员的父亲，是他将我引向了体育的道路。但他现在停止了锻炼，身上出现了各种各样的疾病，这对我来说是一个教训，这件事使我明白这样一个道理：'人的一生必须不停地锻炼'！"

据报道，有研究人员对36名肥胖女子进行观察，让她们参加为期

12周的快走与慢走相结合的运动，大多数受试者减轻了体重，但一年半以后复查，约有64%的人已经不再锻炼了，她们原来已减轻的体重又增加了上去。

大量事实证明，运动健身必须长期坚持，持之以恒，从不间断，如果"三天打鱼，两天晒网"就不可能达到强身健体、祛病延年的功效，甚至反而有害于身心健康。

运动不讲科学，危害身体健康

生命在于运动，运动要讲科学。

"生命在于运动"，"生命在于静养"，这两句都是名言，都是对的，但又都不全面，都不完整。全面、科学地去理解，应该说生命在于科学地动静结合，也就是说，"生命在于动静的平衡"，"生命在于科学地运动"。

（一）运动不足危害大

据世界卫生组织公布，全世界有3000万人因运动量不足而导致心脏病和脑中风死亡。前世界卫生组织事务总长哈林布雷瑞表示，运动量不足的人死亡率危险度高出一般人的两倍，但世界上有三分之二的人口皆运动不足。

运动不足是现代人的三大弊病之一，它会对体内循环器官和消化器官造成影响，使身体功能下降。首先，心肺功能退化，接着体力和耐久力跟着降低，而无法消耗的卡路里就成了肥胖的成因，尤其是血液里若堆积过多的脂肪，容易诱发动脉硬化症、心肌梗死、脑出血、脑梗死等致命疾病；其次，负责养分和二氧化碳素的交换以及供给营养素的微血管阻塞的话，就会引起高血压、狭心症等疾病，这是运动量不足的人猝死常见的原因。这种猝死症通常发生在30～40岁的男性身上，威胁着自认为年轻就忽视运动而过度工作的人的生命。

实验证明，一个人如一天不活动，他的体力丧失5%；一名会计在办公桌前工作一个月，没有参加任何运动，他的体力只有以前的60%；让20～30岁健康男子试验，卧床20天后，就会感到头晕目眩，肌力极度衰弱，心率加快，站立后血压下降，处于晕厥状态，经2～4天调整后都难以正常。古希腊思想家亚里士多德曾说过："最易使人衰竭，最易于损害一个人的，莫过于长期不从事体育（体力）活动。"

1996年，增氧健身法纵向研究中心在《美国医学会期刊》上刊登了一则报告，该报告指出："身体锻炼不足对健康的损害如同吸烟一样大，比高胆固醇症、高血压和肥胖症的危害还大。"报告又说："适量锻炼身体的吸烟者虽然血压和胆固醇都高，但比身体健康却久坐的非吸烟者活得还要长。"

缺乏运动会增加患下列疾病的危险：心血管病、糖尿病、肥胖症、结肠癌、高血压、骨质疏松、抑郁和焦虑症等等。

（二）剧烈运动缩短寿命

超强度运动不健身，还有损于健康。这是因为，超强度运动使得心脏代偿的舒张期缩短，心跳和呼吸频率显著加快，耗氧量增加，血液中氧和能量减少，代谢产物增多。这些会使人的生理功能失调，损害某些器官而引起疾病，甚至导致人的寿命缩短。过度运动还可导致缺铁性贫血、溃疡病等；过度运动使血压急剧升高、诱发身心衰竭，可能发生猝死。美国倡导慢跑健身者费克思，因冠心病死于慢跑途中。我国篮球运动员韩朋山因病毒性心肌炎死在赛场上，美国女排优秀运动员海曼死于马凡氏综合征。他们的猝死都与过度运动有关，因为在我们的人群中，有25%以上的人存在隐性冠心病，常常被忽视或是没有被检查出来。国外有一家保险公司调查了5000名已故运动员的生前状况发现，其中有些人四五十岁就患了心脏病，他们的健康状况还不如普通人。运动可以降低胆固醇，可以促进心脏侧支循环，对久坐的人，适当运动有助于防治冠心病。但是，如果不量力而行，不注意自己心脏功能状况，不顾及心肌缺血及心绞痛发作情况，盲目追求大运动量，就会事与愿违，出现心血管意外。

另据研究，长时间剧烈运动，会降低免疫力，会使你更容易受到疾病感染，过度运动还会使女性月经紊乱，甚至发生不育症。所以，过度运动者会未老先衰，长寿者极少。

（三）过频运动致失眠

科学研究证明，人体一次的科学锻炼时间为 1～1.5 小时（大众健身标准），过长时间的运动并不利于身体的恢复，并可影响下一次锻炼。过于频繁的锻炼还会使机体代谢率过高，人体始终处于恢复的负平衡状态，久而久之引起神经的持久性兴奋，便会导致失眠。

科学的健身方式应始终在身体可承受的范围内。每次锻炼后应给身体以充足的休息和恢复。

（四）过度静止功能退化

我国古代有养生家主张"生命在于静养"。

中医理论认为，动能生阳，静则养阴。安心养神，可以降低新陈代谢率，不但能生精津，使人精满神足，而且能养气血，使人气充血旺，改善内分泌功能，可以延缓衰老，恢复青春活力。据科学检测，当人入静后，提高了大脑兴奋与抑制的协调性，脑电图中电波能量增高明显，说明入静强化了大脑的功能。

以上所说的入静，实际上是相对的静，是外静内动，形体虽不动，但气血运行更加通畅了，特别是在盘坐时，下肢如拧毛巾状，使气血集中在胸腹腔中运行，调补了五脏六腑，提高了脏腑功能。而且，这种静养，是在日常活动以后的静养，而不是整日不动的静养。所以，这种静养是对一日工作学习活动的调节，是消除疲劳的最佳措施。

静养是生命力的加油站，是对生命的延续。但是，绝对的静，不利于血液循环和新陈代谢。人的生命规律是"用进废退"，完全静止不动，使功能退化，会影响健康。

（五）偶尔运动损害健康

当今，上班族由于工作忙，平时抽不出时间来锻炼。于是，不少人利用双休日进行集中式健身以弥补平日的锻炼不足。健身专家指出，懒得运动会伤身害体；偶尔运动更会害体伤身，无异于"暴饮暴食"。

现代医学研究发现，喜欢参加体育运动的人的死亡率为偶尔参加体力活动的人的一半。对于那些不能长期坚持运动的人们来说，偶尔运动一下，将会加重生命器官的磨损、组织功能的丧失而致寿命缩短。30岁后，人的各项生理功能以每年0.75%～1%的速率下降，而偶尔运动的人和坐着工作的人，生理功能退化的速率是经常锻炼者的两倍。运动和不运动者，同是35岁，其衰老程度可相差8年；到45岁彼此可相差20年，以后每过10年，差距递增两年。

周末集中健身者大多是一星期的前5天在办公室里坐着，基本没有运动，身体实际上已经适应了这种状态。周末突然拿出许多时间集中锻炼，反而打破了已经形成的生理水平和机体平衡，其后果比不运动更差。美国医学专家对哈佛大学的16936名毕业生进行了16年追踪调查，经研究发现，偶尔运动者所吸入体内的氧气比长期坚持适度运动的人要多，随着呼吸频率加快，各种组织代谢也随之加快、耗氧量骤增，容易破坏人体正常的新陈代谢过程，造成细胞的衰老而危害机体。经常进行适度的而不是偶尔的健身锻炼可以延长寿命，对心理健康也有积极的作用。专家认为，健身效果主要是锻炼痕迹不断积累的结果，所谓锻炼痕迹，即运动后留在健身者机体上的良性刺激。若健身时间间隔过长，在锻炼痕迹消失后才又进行锻炼，每一次锻炼都等于从头开始。

因此，科学有效的做法是每周锻炼3～5次。周末健身族由于时间限制，平日里虽不能像周末那样有充裕的时间，但完全可以选择适宜的项目，茶余饭后就地、就近进行适度的锻炼，就能使锻炼痕迹像链条一样连接起来。这样，锻炼才能真正获得提高体能、增进健康的效果。

（六）运动不当易造成肌肉损伤

当今，人们对运动有不少误解，认为只要运动就能健康，其实大错特错。运动不当会造成机体损伤，打网球可能造成肘部肌肉拉伤、疼痛；仰泳、蝶泳会造成肩痛甚至软组织发生炎症；健身房运动到大汗淋漓、痛快之极后的第二天却可能造成全身肌肉酸痛，动弹不得，而且在不合适的时间进行不合适的运动甚至会出人命。比如：高血压和心脑血管患者如果在大清早去爬山、跑步，就很可能引起猝死。因为早晨人体耗氧量最多，血液最黏稠，血压往往也偏高，这时运动易引发心脑血管病发作致残甚至死亡。

另据英国研究人员在研究一群老运动员的心脏健康问题时发现，长期运动会损害心脏。研究人员称，锻炼毫无疑问是有利于心脏健康的，但如果锻炼超出距离、强度、耐力的正常范围则将产生不良效果。

行走运动的自我监测

行走运动的自我监测主要是观察身体的功能状况，并做好记录。一般自我监测的内容包括两大部分，即：主观感觉，如自我感觉、健康状况、睡眠、食欲、运动情绪等；客观材料，如脉搏、体重、握力、臂力、出汗情况等。

（一）自我感觉

在运动过程中感觉精神饱满与否？是愉快、积极性高，还是疲乏无力、头昏、易激动？如只局部肌肉、关节有酸胀、无力或疼痛，是正常现象。进行自我感觉的观察对早期发现局部过劳、预防创伤及运动过度很有帮助。

(二）健康状况

美国科学家用 6 年时间，对 2700 名 70～79 岁的老人每天的行走情况进行跟踪测试后，最近总结出通过行走可自测健康状况的公式：如果能在 10 分钟内走完 1 公里，说明健康状况良好；如果能在 20 分钟内走完 2 公里，说明健康状况优秀；而如果能在 30 分钟内走完 3 公里，那么身体状况则与青壮年一样棒。

这项公式还表明，行走时的速度与寿命有关。行走速度最慢的 25% 的人群中，其死亡的危险程度比快行者高出 3 倍，需要强调的是，悠闲缓慢地散步，无论每天坚持走多长时间和多长距离，都对降低心脏病发病率无济于事。

（三）睡眠情况

躺下后能迅速入睡，睡得很熟，不做或很少做梦，早晨醒来感觉精神良好，全身有力量，说明运动量合适。如经常睡不熟、多梦、入睡困难，早醒或睡不醒、白天感到头昏无力，可能为运动过度。如减少了运动量即恢复正常就说明曾是运动过量。

（四）食欲

运动可使食欲增加。如食欲下降，可能为运动过度引起。

（五）运动情绪

运动后精神愉快、体力充沛、还想参加运动，说明运动适量。如果出现不愿进行运动，甚至对运动、运动场地、运动器材感到厌倦，应查明原因。

（六）体重

体重在运动中有较大变化。开始的几个星期内，由于代谢加强，体重可有所下降，以后可稍有回升，稳定在某一个水平上。如体重持续下降，应检查身体内是否有其他消耗性疾病。

（七）握力

运动适当，握力可增加。如过度疲劳，握力就会下降。

（八）出汗情况

一般来说，运动后都会出汗。随着运动时间的延长、体质不断提高，出汗可逐渐减少。

（九）脉搏

测脉搏时除注意频率即每分钟跳多少次外，还要注意节律性，脉搏节律与呼吸有关，吸气时加快，呼气时变慢属正常现象。一般节律不齐在运动后会消失，如运动后不消失或反而增加时，应调整运动量。检查脉搏最好在早晨起床之前进行比较准确。

第十二章
健康是生命的守护神

体育不但是人类塑造自身健康体格的手段,同时也是改造人格、塑造高尚道德品格的工具

面对那些被病魔煎熬的人们,我们只能发出这样的感叹:不要等到失去健康的时候才去珍惜健康;不要等到卧床孤独的时候才去寻求健康

我们每年差不多要消耗掉近2万亿元的医疗费,结果我们的病人还是越来越多。行走比医院就医更能从根本上改变我们的健康现状

健康概念包括的三个方面

世界卫生组织宪章指出：健康，乃是人在躯体上、精神上和社会上的完满状态，而不仅是没有疾病和衰弱状态。

具体地说，"健康"的概念包括生理、心理和社会三个方面：一是人的躯体和器官健康；二是身体健壮、无病、精神与智力正常；三是有良好的人际交往和社会适应能力。

世界卫生组织把"道德健康"纳入健康的范畴，强调一个人不仅要对自己的健康负责，而且要对他人的健康负责，道德观念和行为合乎社会规范，不以损害他人的利益来满足自己的需要。

WHO指出，全世界有60%以上的人处于亚健康状态，处于这种状态的人群身体虽无明显疾病，却呈现生命活力和免疫力降低，反应能力减退，适应能力下降等生理状态，主要表现为疲劳、乏力、头晕、腰酸背痛、易感染疾病等。预防和改善亚健康状态主要靠自我保健，要做到合理营养、适当锻炼、生活规律、情绪稳定、心理平衡、改善生活和工作环境、克服不良生活方式等。

健康是人生最宝贵的财富，人人渴望获得健康。有了健康才能更好地学习和工作，生活才能幸福、美满。

保证身体健康是最大的节约

当今，国家倡导建设节约型社会、构建和谐社会。如果我们每个公民都能保证自己的身体健康，降低国家对医疗费用的投入，就是最大的节约行为。

第十二章 健康是生命的守护神

从国家经济的角度看，缺失健康的代价是惊人的。根据卫生部公布的资料：2001年，中国卫生资源的总消耗为6140亿元人民币，占当年国内生产总值的6.4%；因病、伤、残及过早死亡损失7800亿元人民币，占当年国内生产总值的8.2%；两项相加，2001年我国因为健康资源消耗共损失13940亿元人民币，占国内生产总值的14.6%。13940亿元是个什么概念？南水北调东、中、西三条运河50年建设总投资才5000亿元人民币，可是健康资源消耗1年就损失13940亿。2004年，我国卫生资源消耗约为8000亿元人民币，因病、因伤、残、因过早死亡造成的损失也超过8000亿元，两者加起来共1.6万亿元，而长江三峡15年工程总投资不过2000亿元。

中国社科院发布的2007年社会保障绿皮书《中国社会保障发展报告》指出：1990～2004年，我国城镇居民医疗费支出增加了19倍，其增速比同期国民收入增长5.24倍；另据卫生部副部长王陇德透露，据卫生部的统计，从1980年到2005年的25年间居民到医院就诊的平均门诊费用和平均住院费用增长了77倍和116倍，而同期居民可支配收入仅仅增长了16倍。

王陇德说，居民的平均门诊费用和平均住院费用的增长与居民可支配收入的增长非常不匹配，所以群众"自然要说看病贵"。据此前中国社科院的调查显示，看病难、看病贵是城乡居民关注的第一热点，占了被调查人数的23.92%。我国医疗费用快速上升，使得居民的医药费负担越来越重，因而也带来了严重的经济和社会后果。

人的生命应该是有责任的，生命不仅属于自己，还属于国家、社会，属于父母、家人，因此每个人都应对自己的生命负责。关心自身健康，不仅是自强、自立、自尊、自信的具体表现，而且表现了一个公民对社会、对家庭的责任感和义务感。因为一个身心健康的人，比体弱多病的人可以更长久、更出色地为社会做出自己的贡献；而现代信息社会，知识爆炸、科技飞速发展，在这时间就是金钱、时间就是效率的时代，需要人们精力充沛、身手矫健、感知敏锐、思维清晰、反应迅速，一个不爱运动的人是很难做到这些的。

一个不注重健康的人，给家庭带来的损失可能是极其严重的：如果中年猝死，对配偶来说是中年丧偶，给配偶带来的死亡风险上升20%左右；对子女而言，是幼年丧父（母）；对老人而言是老年丧子，白发人送黑发人。死亡对死者本人的损失是微不足道的，但它会直接打击至少10个最亲近的人，几十个朋友，还有工作、事业的损失，等等，更是无法估计。

十三年前，有关方面对中关村从事高科技工作的硕士、博士进行了一个死亡岁数统计，发现平均不到53岁。另据报道，在近20年中，我国至少有1200多名企业家自杀身亡。如广东茂名永丰面粉厂厂长冯永明，因患重度抑郁症，割腕自杀，死时年仅29岁；山西运城鑫龙稀土瓷业集团有限公司董事长赵恩龙，是个亿万富豪，自杀身亡时只有52岁；陕西金花集团副董事长徐凯，也是个亿万富翁，也选择了自杀，终年55岁。另据对500多名企业家调查表明：他们一半以上处于巨大心理压力之下。在对千名企业家体检后发现，没有完全意义上的健康者。40%的企业家有不同程度的脂肪肝、高血压和高脂血症。硕士、博士本来是社会的精英、国家的栋梁、家庭的依靠，却一个个英年早逝，这对国家、社会、亲人是多么巨大的损失！由此可以看出，创建节约型社会、和谐社会，每个人都要从自己做起，从维护自己的健康做起！

健康是人生的第一财富

（一）21世纪是追求健康的世纪

那些经济发达的国家过去比肚子，看你吃得好不好，以后比财富，看你有多少美元，有多少别墅，你的汽车是什么牌子；现在是比健康、比长寿。在澳大利亚召开的世界老年会议上，人的财富概念全部重新排列：过去是金钱第一；现在是健康第一、知识第二、家庭第三、金钱排第四！为此，21世纪，先进国家已将行走视为维护健康、长寿和幸福的金钥匙。

没有健康就没有一切。确实是这样，尽管有些人现在还在追求金钱、追求享受、追求权力，但最终没有一个人不追求健康，这是人的本能要求。健康才是一切！没有健康就没有一切！

（二）21世纪的健康标准是什么样的

过去，人们认为健康是指身体肌肉、骨骼等灵活性如何，没有疾病等。事实上，健康的概念现已发生了很大的变化。专家认为，健康是指身体健康、心理平衡、社会适应能力和道德修养都处于一种完美的状态。综合起来就是身心健康。由此可见，健康已从一个单纯的生理指标上升到生理、心理和社会处事能力的多方面统一的概念。世界卫生组织提出健康有十大标准：如精力充沛、睡眠好、眼睛明亮、肌肉皮肤弹性好、体重标准、适应能力强、处事乐观等。

我国卫生部首席健康教育专家万承奎把"健康"的生理指标归纳为"五快"：吃得快、便得快、说得快、睡得快、走得快。"吃得快"是指凡是有营养的食物，什么都吃，不偏食、不挑食，而且什么都能吃得香；"便得快"是指每天大便1～2次，小便1天5～6次，这表明消化、排泄功能系统良好；"睡得快"表明神经系统运行良好；"说得快"则是指能在2～3分钟内将一件复杂的事说得有条不紊，表明其思维敏捷；"走得快"表明其肌肉、骨骼的能力很好。

洪昭光教授对21世纪健康的标准总结了几句话："健康快乐100岁，天天都有好心情，60岁以前没有病，健健康康离退休，80岁以前不衰老，轻轻松松100岁，高高兴兴一辈子。自己少受罪，儿女少受累，节省医药费，造福全社会！"

我国对心理健康也有八条：

一是有明确的人生奋斗目标；

二是有宽阔的心理容量；

三是有敏捷的思维；

四是有健全的个性；

五是有和谐的人际关系；

六是学习能力始终不衰；

七是有自知之明；

八是有高度的乐观主义精神。

美国对 80 岁以上的高龄老年人提出身体健康的七条标准是：

一是能走 1 公里路；

二是能爬一层楼（假如顺利爬上四层楼，一分钟脉搏跳动在 100～120 次以下，说明心脏功能好）；

三是能举 5 公斤的重量；

四是能弯腰下蹲、下跪；

五是保持标准体重；

六是没有糖尿病、关节病；

七是很少有需要治疗的疾病。

老年人如果能达到这七条，就是健康的。

什么叫不衰老？洪昭光教授总结道："外国人的标准：80 岁的老年人生活完全自理，30 分钟走 2 公里。中国的老年人由于历史原因，过去生活艰苦，80 岁的老人 30 分钟能走 1 公里就算不衰老了。"

据最新报告，我国人均寿命 2011 年达到了 76 岁，其中女性平均寿命 77 岁，男性是 74 岁。高于同等发展水平国家，甚至高于一些欧洲国家。但健康寿命只有 62.3 岁，健康寿命居世界第 81 位，而邻国日本，居世界首位，说明在我国老年人中衰老和疾病的比例是很大的。由此值得我们深思的是：我国人口寿命不断提高本身是一个值得向往的目标，然而这种寿命的提高如果没有伴随着病痛和伤残的折磨，那才是真正的提高。

（三）健康是人生的第一财富

21 世纪需要的是道德、才干、健康三位一体全面发展的新型人才。

世界卫生组织前总干事中岛宏博士说过:"未来不能交给那些没有接受过健康教育、本人不健康的人当领导。"所以,健康是个人的需要,是夫妻、家庭、工作、未来的需要。著名数学家张广厚49岁死于肝病,走之前他醒悟到:竞争的年代,谁能取得最后的胜利,就看你健康不健康! 47岁的优秀知识分子代表罗健夫也是这样,他生前渴望医生能给他1年时间,把自己未完成的事业完成,但他的愿望未能实现。东南亚有个大企业家在全世界有不少分公司,40岁得了肝癌,他说:"谁能给我1年时间,我给他1亿美金!"很多人就是这样:"不到得病的时候,不知道健康的重要;不到死亡的时候,不知道生命的可贵。"在这里我想纠正一个观念:我们的企业家、公务员,特别是高知阶层,不要带病工作,身体不舒服不要硬扛,一定要多参加运动。绷得太紧的弦总是要断的。长期以来,"忘我工作"者是全社会的楷模,却不知这种透支生命式的奋斗导致多少社会精英"英年早逝"。社会为此付出了多大的代价。所以千万不要忘记:只有健康的人,才是社会的真正财富;只有健康,才是人生的第一财富!

(四)加强锻炼增进健康

1. 我国城镇居民参加锻炼的现状

在我国,根据最近发布的《中国医疗卫生绿皮书》公布的数字,慢性病已成为国人的"头号杀手",每年死于慢性病的人数接近1000万人。《绿皮书》引用的数据显示,中国慢性病(慢性非传染性疾病)死亡人数占总死亡人数的比例,在2000年达到了80.9%,其中肺癌、肝癌、乳腺癌、脑血管病、冠心病、糖尿病的病死率均呈现上升趋势。

在患病率方面,慢性病也是"扶摇直上"。《绿皮书》指出,我国慢性病患者的数量已相当庞大,每10个人中即有1.3人患有医生明确诊断的慢性病(广大农村的慢性病患者因缺乏诊断可能大大高于这个数字)。其中,18岁以上成年人的高血压患病率约为18.8%,糖尿病患病率为11.6%,超重率为22.8%,肥胖率为7.1%。根据《绿皮书》

提供的数字，我国居民现在吸烟率为24%，饮酒率为21%，而参加锻炼的比例仅为14.1%，半数以上的人在工作中以坐和站立为主，行走时间很短，看电视等是他们闲暇时的主要内容；在经常锻炼的人群中，中青年人的比例最低。

2. 我国女性98%为亚健康，七成"奶油肚"

据某研究机构一项对我国1481名妇女体质监测报告显示，近三成女性比实际年龄"老"，九成女性亚健康，七成女性"奶油肚"，五成女性缺钙……基本处于良好健康状态的不足总测试人数的1/4。据专家分析，这可能与女性工作和生活压力增大，忽视身体锻炼有关。男性的健康状态可能更为糟糕。

何谓"亚健康"？"亚健康"是指机体虽无明显的疾病，却呈现出活力下降，生理功能减退，介于健康与疾病之间的一种灰色游移状态。

我国女性"亚健康"的绝大多数问题都在于新陈代谢水平下降、免疫力降低、胃肠功能减弱、呼吸道慢性炎症、妇科疾病、脊椎综合征以及疲劳综合征这些方面，而这些多与长期精神压力、过度劳累、不良生活习惯、环境污染以及慢性疾病等有关，但更重要的是运动普遍不足。

《绿皮书》和监测报告告诉我们，在这纷繁杂乱的世界上，我们每一个人必须十分重视自我保健，必须主宰自己的健康命运，而不要把一切都交给"专家"。因此，每一个人都应该掌握保持健康的技能，不断提高自己的健康水平和生活质量，充分享受人生的幸福生活。试想，有谁愿意病病歪歪地躺在病床上"享受"所谓的长寿生活呢？

（五）21世纪会吃、会喝才健康

21世纪需要什么样的健康？不是像过去的观念，身体好没有病就是健康。大量抽烟、大量喝酒、大量吃肉，都会影响健康。喝醉一次酒等于得一次急性肝炎！以前把肥胖视为富相，在而21世纪肥胖已成为世界难治之症。

日本不仅经济发展最快,而且多年来日本都是健康长寿的国家。日本人喜欢吃鱼,日本是生产鱼最多的国家,产量居世界第一,还从别的国家进口鱼,日本人每人每年平均吃鱼100公斤以上,现在世界风行吃富含不饱和脂肪酸的鱼,吃鱼的民族最聪明、最健康,吃鱼的民族最兴旺。中国人最爱吃猪肉,因为香,炸的最香、烤的最香,但是最爱吃的,却都是不健康的。那么除了吃鱼,还吃什么好呢?豆制品,日本的豆制品最丰富,日本人豆制品食用量是美国人的30倍;而日本人得前列腺癌的却是美国人的1/30～1/50。

(六)21世纪心理健康最重要

心理健康是最重要的健康。身体状况怎么样,心理状况怎么样,就看你能否做到不生气。很多人是生气死的,不是老死的,气出心脏病,气得血管出血。所以,一定要做到心理健康。要做到这一点,就要具有良好的社会交际能力,有和谐的人际关系、健全的个性、稳定的情绪。要提高生命质量,心理健康是系统工程。虽然你锻炼身体很对路,但是,你在单位跟同事生气,跟领导生气,一回到家又跟老婆生气,跟孩子生气,跟公婆生气,你照样要得癌症。因此要全方位综合治理。曾经有一个试验,人生气会产生毒素,这种毒素不到几分钟就可以毒死一只老鼠。所以,要乐观,不要生气,这样才能有利于健康长寿。

健康是金钱买不到的

现代健身走路的创始人法国医学博士范阿肯曾经说:"在我们这个社会只要有了钱,就可以买到你想要的一切,但只有一样东西你买不到,这就是健康。获得健康需要付出一定的代价——顽强的意志、克服贪图安逸的惰性,要进行艰苦地锻炼和流汗。"

健康的活着的责任是沉甸甸的。细想之,生命有时并不属于自己,而是属于别人的:少儿时属于父母,父母为了培育自己,付出了艰辛的劳动；上学时享受着受教育的权利，学校把知识施于你；有了工作，参与到社会中来，成了社会大家庭的一员，承担着工作的重任；结婚后你又属于妻子、子女的，他们需要你永远站在他们身边；离退休后，有了健康的身体，家人少为你操心，国家少负担医药费。就因为这些沉甸甸的责任，所以，我们每个人更应该好好地活着，健康地活着。

人生短暂，能到这个世界上走一趟确实不容易，因为没有回程表，每走一步全靠自己用心去把握。人活在世上，就像航行于海上，遭遇风浪，饱尝奔波，乃是人生的常态，谁都无法抗拒。生命的意义在于经历，成功也罢，失败也罢，正是一串串真实的脚印，最终汇成了我们每个人或长或短的人生。

你不能决定生命的长度，但你可以扩展它的宽度；你不能改变天生的容貌，但你可以时时展现笑容；你不能企盼控制别人，但你可以好好把握自己；你不能全然预知明天，但你可以充分利用今天；你不能要求事事顺利，但你可以做到事事尽心。

对于个人来说，生命只有一次，要为绚丽的退休生活喝彩，要争取最充分地享受人生。当然，人生的奥秘往往是难以穷尽的，这才值得人们不断去探索，用生命实践去寻找人生的真谛。无论它是怎样的情思，总还是春天的歌；其实，活着的快乐不仅仅在于你从哪个角度去欣赏它，更在于你从哪个角度去发现它、善待它，它就会诠释一种神奇和力量。

保持身体健康是一种人生责任

健身与责任是一种什么关系？我们健身、练体，让体格强壮起来，在以后的岁月里，多做工作，少得病。这是：一人健康，家庭幸福，社会受益。

健身的动力源于责任，责任源于爱，没有爱就没有责任。从某种意义上说，健身是人们完善自我，走向理想人格的途径与渠道；健身是煅造最佳生命质量的熔炉。正因为如此，我们每一个人都应长期坚持健身，一不怕苦，二不怕累，这是我们肩负的责任和义务，要把这种责任心落实到诸如毅力、顽强、热情、有恒的每一个环节中去。正如现代奥林匹克运动之父——顾拜旦在那首脍炙人口的散文诗《体育颂》中写的那样："体育不但是人类塑造自身健康体格的手段，同时也是改造人格、塑造高尚道德品格的工具。"

许多人都会说，我们也想运动，更想健康，但我们忙。今天的社会，正处在大发展时期，大家都很忙。其实，一个人运动不运动，跟时间没有丝毫关系，运动不运动是观念问题，不是时间问题。

你说你工作忙，现在谁工作不忙？你再忙，你敢说比邓小平老人生前还忙吗？邓小平老人生前还每天坚持走路，还经常游泳，还打桥牌，还能在家里抱抱孙子。你说你工作忙，你敢说你比前总统布什还忙吗？前总统布什每天运动一小时，还公开号召美国成年人每天至少运动一小时。他自己带头从白宫跑5000米，27分钟跑完，居第26名，前面的名次都是警卫员。你说你忙，你敢说你有新加坡总理吴作栋忙吗？吴作栋每天做操、每天跑步。有一次八国峰会，很有意思：早上布莱尔做操，布什跑步，普京打拳。怎么你一个白领就比人家世界级领袖还忙啊？我告诉你吧，你是没有运动观念，你有空就看电视、玩游戏机、嗑瓜子、聊天、去歌厅，因为你没有运动观念，你就是退了休也没有时间去运动。

下面介绍一个十分典型的事例：

有两个美籍华人律师，来中国从事一个国际合作项目，中方给了他们高工资。一个五十多岁，每小时3000多元；一个年轻点，每小时2000多元。但他们的身体都不好，因为忙，天天忙，没时间运动，冠心病、糖尿病都有。

年纪大的这位，一个电话打到美国，找美国的专家，坐飞机到美国去治病，还是治不好。最后来找洪昭光教授，洪教授对他说，你这个病为什么治不好，是因为生活太紧张，压力太大。你这边白天尽忙，到了夜晚，美国那边正好白天，还得忙。这位年纪大的律师说：我也没办法，你讲的话我都知道，但是我忙，我做不到。结果有一天早上起来，上洗手间，跌了一下，当时就因为心梗死了，一句话也没说。

平常也是不运动的那位年轻律师，听说他的同事猝死后，突然顿悟：原来生命这么脆弱，人说死就死了，死亡就在身边啊！他发现亿万富翁有时其实还不如乞丐呢。从第二天开始，他每天运动两小时。无论什么时间出差，羽毛球拍、游泳裤都带上，两小时运动雷打不动。试想，如果五十多岁的那位律师不死，这位年轻的律师也会永远忙啊忙的，永远没有时间运动。由此可见，运动不运动是观念问题，绝不是时间问题。

年逾八旬的全国人大常委会原副委员长吴阶平教授，一贯都是神采奕奕，思维敏捷，动作灵活，当有人问及他的养生经验时，他的回答是："我的活动能力和精神状态一直保持得很好，这主要是重视运动，发挥健身的主观能动性。""我一直把自我健身作为固有的生活习性，成为生活方式的自然组成部分，成为自觉的行为规范，把健身当成是一种责任。"

吴阶平教授说得好，今天，我们要的是健康，而不是疾病，但很多人至今只关心疾病，而不关心健康。为了完成领导交给的任务，经常熬夜；为了应酬，去星级饭店比喝酒、比抽烟，洗桑拿、泡歌厅，回到家里，倒头就睡。我们没有为健康去投资，我们却创造了所有生病的条件，我们不得病谁得病呢？西医把生病归咎于细菌、归罪于病毒，而我们自己却把它归罪于工作任务重，而从不去归罪于最大的罪魁——我们自己。

面对那些被病魔煎熬的人们，我们只能发出这样的感叹：不要等到失去健康的时候才去珍惜健康；不要等到生病卧床的时候才去寻求健康；不要借口忙，就无暇顾及身体。

进入21世纪，尽管我们的医学技术出现了惊人的进步，尽管人类创造了各种医学奇迹，尽管我们对基因和健康的了解每天都有突破性进展，但我们的主流医学仍然未能有效地为我们治疗最常见的慢性病，不能有效地改善人体素质。我们每年差不多要消耗掉 2 万亿元的健康资源费，但我们身边的病人越来越多，脑血管疾病、心血管疾病、老年痴呆、糖尿病、癌症等，有增无减地吞噬着我们身边许许多多人的生命，尤其是老年人。为什么？说到底，我们常把最简单的事情复杂化了，其实，最简单的动作会治愈人体最严重的疾病。改变生病前的生活方式——用行走去健身，你就可以不生病或者带病长寿。

我们每一个人都必须懂得：权力是暂时的，财富是子女的，荣誉是组织的，只有健康的身体是你自己的。我们每一个人只有十分重视自我保健，才能主宰自己的命运；绝对不能把你的健康交给"专家"，不能交给医院，不能交给药物，更不能交给保健品。因此，我们每一个人都应该掌握保持健康的技能，不断提高自己的健康水平和生活质量。我们健康地生活着，开心地迎接着每一个日出日落是多么幸福的事情！

是的，健身是一种责任。这责任是一种智慧，是一种力量，是一种境界，因为是责任，所以每个人都应该好好地去健身！

附 录

静可以给我们无比巨大的力量，令我们身心合一，静联通了自然之力，发掘出我们源源不断的潜能

"养生十六宜"，可因人因时因地制宜，对中老年人非常适合，而且防病治病、健身延年

自然静坐法

静坐可以给我们无比巨大的力量,令我们身心合一。它联通了自然之力,这种力量无坚不摧,无疾不除。它不损耗我们身体的能量,还发掘出我们固有的源源不断的潜能。

(一)自然静坐可以激发出我们身体内的健康潜能

养生不仅养身,更贵在养心。养生之道,以动养身,以静养神。静是让你意念集中,精神投入,可以达到忘我的境界。静则天地宽,情绪稳。生活中,养神重在绝视听,除杂念,达到无物无我的境界。

静坐是一种向内心自省的"调心"功夫,主张"去物欲以养形,致虚静以养神",只有形神合一,心胸开阔,才能提高免疫功能,增进身心健康,达到延年益寿的效果。这种功夫就是自然静坐法。

静坐不仅要求身体的入静,也要求精神思维活动的入静,从而使大脑皮质在一定的时间内达到休息放松的状态,能让左侧大脑从语言活动中解脱,处于休息状态,让右脑完全充分发挥其直观的形象思维能力,从而消除善于语言思维和用右手劳动者容易出现的左脑疲劳。

在自然放松的情况下静坐,身体的各部位机能得以充分调节与整合,改善各器官系统的功能,增强机体的免疫功能,达到祛病延年的功效。

通过调息入静,使肾中之精益固,元气自充,气血经络通畅,并能排除杂念,达到静心止虑之效。

静坐前最好做一些简单的运动,如四肢的屈伸,腰背的俯仰,颈部的旋转等，使血脉通畅，肌肉神经放松，头脑安定，有助于静坐。

（二）自然静坐的守则

1. 一切顺应自然，不守窍，不要求打通"奇经八脉"和通"三关"，不刻意追求"入定"、"开悟"等幻想。

2. 在睡眠不足、身心极度疲倦或生病时不宜静坐。

3. 在饮食方面，要食物清淡、营养均衡、吃 7 分饱；在饭后 1 小时内或饥饿时，不要静坐。

4. 静坐时如有头晕气闷、血气上冲、心胸疼痛、流汗不止或遗漏时，应立即停止静坐。

5. 房事后 1 小时内不能静坐。

6. 女性在经期内、怀孕或生产后一个月内不可静坐，平时静坐尤不可守下丹田（即脐下一寸三分处）。

7. 静坐时应排除一切外务，防止干扰。

8. 静坐时应避免直接吹风，双膝应覆毛巾或毯子以资保护。

9. 静坐要有恒心，不宜间断。三天打鱼，两天晒网，则毫无成效。

（三）静坐前的准备

1. 选择一个不会被别人或电话打扰的静室或地点。

2. 准备一个约 2 寸高、软硬适中的坐垫或蒲团。

3. 如果采用自然平坐法，须准备一张高度与大腿、膝盖平行，坐时两脚刚好能够平放在地上的椅子或木凳；如果采用自然盘坐法，则用坐垫在床上坐即可。

4. 准备一条毛巾被或毛毯（冬季用），以备保护膝盖。

5. 门窗宜关闭，但应保持室内空气流通，温度适宜。

6. 衣服须宽松，坐时须宽解衣带。

7. 静坐时须取下眼镜及手表。

（四）静坐的方法

1. 静坐的姿势

自然静坐的坐姿有许多种，为适应初学静坐的人或老年人不能双盘坐或单盘坐的需要，可采用较简单的"自然平坐法"或"自然盘坐法"。做"自然平坐法"坐在椅上、凳上、床上、郊外的石凳上都可以。它的坐法是：膝部、大腿、臀部与地面保持平行。膝以下下垂，两足平踏地面，座位高度须使臀部及大腿与地面保持平行，太高或太低都会影响坐姿。两脚间的距离自然适当。"自然盘坐法"是：以右脚置于左股下，再以左脚置于右股下，两小腿向后互相交叉。做此法时坐在床上、宽大的座椅上或用座垫坐在地板上均可。

2. 静坐姿势的共同要求

——调和气息，端正就坐。

——头宜正直，要不仰不俯。

——颈项自然竖直，并微收下颌。

——眼睛要微闭，眼神反视小腹间（意识的凝神内视）。

——鼻尖与肚脐如直线相对，不低不仰。

——开口，并使口唇和牙齿自然地微合，舌尖向上弯曲抵着上腭。

——两耳与两肩相对，双肩自然地微微放下。

——脊梁勿挺勿曲，腰部坚实，臀部微向后突，保持自然端正的状态。

——两手分开，手心向下，两手掌要放在双膝上。

——用意念配合呼吸，将横膈膜下降，做到腹实胸宽，全身自然放松，感到心平气和、安详自在，方为上乘。

——腹的下部应保持充实镇定和沉稳的状态，但仍应顺其自然，不宜着意用力，即所谓气沉丹田。

——如久坐觉得身体某部分紧张或有俯仰倾斜，以及两脚麻木难忍，可随时轻轻地矫正。

3. 静坐时的呼吸

——自然静坐时采取腹式呼吸法。在吸气时胸部横膈膜下降，使胸部空松，腹部充气外突；在呼气时腹部收缩上提，使胸部肺内气体充盈，并随之将废气排出。

——自然静坐法时的呼吸不可用力，要顺其自然，逐渐使出入息先轻细、均匀、深长地深入下腹部，再由鼻腔排出；要连自己也听不到出入息的声音，才符合标准。

4. 自然静坐法如何制止杂念妄想

——初学静坐，往往杂念妄想纷起，难以消除。首先，可自己挑选一个帮助注意力集中的词，如"健康长寿"之类。总之，是一个你认为对你具有重要意义与价值的词。在杂念妄想兴起时，你配合呼吸的节奏反复地默念这个词，并想象吸气时发的声音是"健康"，呼气时是"长寿"，慢慢地会使你的精神集中，杂念妄想逐渐地消除。

——如果你觉得上列方法无效或对你不适合，你也可以采用"数息法"。一呼一吸为一息。在静坐时，你如杂念妄想纷起，你可从一息在心中默数至五息，或至十息，并自存一信念，在此五息或十息中，不得起其他杂念妄想；如果仍被杂念妄想所干扰，则从头再数，务须一念到底，数完一遍再数一遍，待纯熟后可增至数十息，直至杂念妄想止息，则可停数。

5. 静坐的时间

——静坐的时间不必刻意求长，每次坐20～30分钟，日久即能产生效果。

——每天以早晨起床、夜晚就寝时各做一次为宜。

——如果因为事繁，时间不敷支配，则每天早晨起床时做一次亦可。

——静坐日久，功力深厚，身心健康了，可以延长静坐的时间和次数。

（五）静坐完毕后注意事项

1. 静坐完毕，不要马上起立，可先微睁双眼，然后用两手掌摩擦生热后，依序按摩脸部、手臂、上下腹部、大腿、膝盖、小腿及双脚，再徐徐起身。

2. 如身体发热出汗，必须将汗擦干，等身体退热后再外出，以免风寒入侵。

3. 起坐后，最好在庭院或走廊散步15～20分钟，活动全身，以收动静合一、增进松弛、保持心灵平静之效。

祛病延年的养生十六宜

"养生十六宜"是一套失传的中国古代养生术。

"养生十六宜"根据明朝年逾150岁的养生家冷谦所著的《修龄要旨》而来，这套养生术历史悠久、方法简单，不分季节和气候变化，于晨起或晚睡前，在寝室端坐床上或一张凳子上练，可因人因时因地制宜，对中老年人非常适合，而且确有防病治病、健身延年的功效。

练"养生十六宜"费时不多，全套练完后最多只需30分钟。

在练功过程中务须保持心境平静，轻松愉快，放松肢体，松静自然，面带微笑，口微闭，舌尖轻舔上腭，并将思想高度集中，排除一切妄想杂念，宁静地去体验全身的活动。

练"养生十六宜"前，采静坐姿势，如自由坐姿（如图1），或采盘坐姿势，凡坐要竖起脊梁，腰不可软，两手握拳，置于膝上，自然呼吸，意守中丹田（如图2），待身稳、息调、心静即可行功。

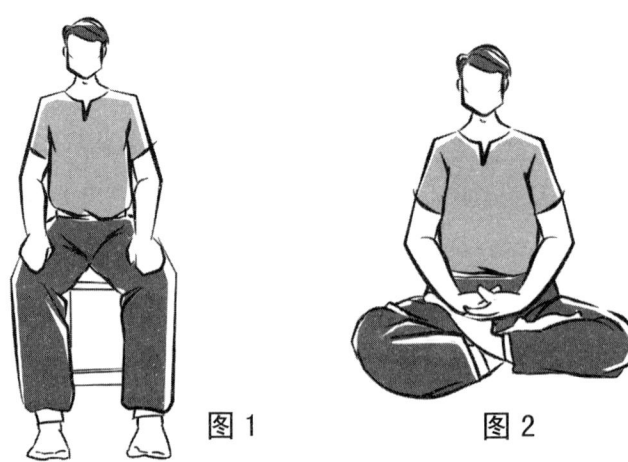

图1　　　　　图2

养生十六宜行功的方法和健身效果

（一）发宜常梳

发宜常梳。古人倡导"栉发"，现代人叫作梳发。梳发的方法可用发梳或以双手十指代替发梳。指梳的方法是：先将两手掌擦热，将双手十指分开，用指端由前额开始上梳，经后脑梳回颈部；从两侧起，梳到头顶，先左后右，各梳理50～100次以上。梳发时动作要轻柔（如图3、4）。

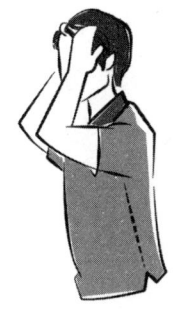 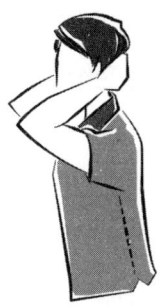

图 3　　　　　　　图 4

中医认为，"发为血之余"，轻柔地爬梳搓揉，可以刺激头皮和毛根，使血液流通旺盛，供给毛发足够的营养，并且可使毛发伸展舒顺，不易脱落；甚至使落发重生、白发变黑。同时，经常地轻柔爬梳，既能疏散过多的充血，明目去风，有助于防止脑溢血（中风），又能缓慢引血上升，克服贫血。

（二）面宜多擦

擦面，古人称为"浴面"，现代人叫作脸部按摩。摩擦面部的方法是：先将两手掌摩擦至高度发热，随即用手掌覆面，以热气涂面，连做三次。开始时以左右手两中指沿着鼻子的两侧自下而上，再从两侧自上至下，后从正面到两侧，搓至两手无热气，再将两手掌用力运气搓至高度发热，再擦面，连做三次，以感觉全身发热为度。擦面时只宜直擦，不宜横擦。

搓手时注意力集中于劳宫穴和十个指头上（如图5、6）。

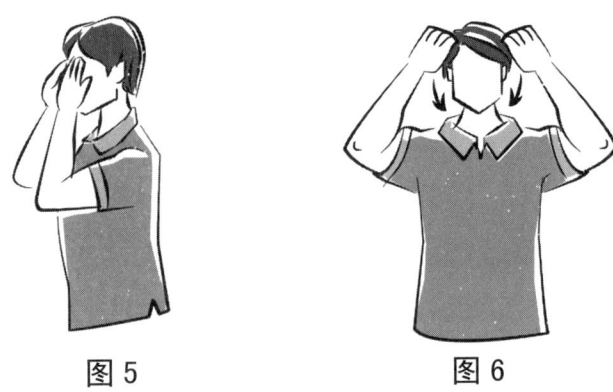

图5　　　　　　　　图6

摩擦脸部的功用，最主要的是使脸部肌肉活动，血液流畅，并将血液彻底压进每条毛细血管，供给面部组织充分的氧气，同时把面部组织排泄的废物带走，经常擦面能够促进新陈代谢。因此，它可以醒脑、降血压、减少脸上的皱纹，并使之容光焕发、绽放青春的气息。

（三）齿宜常叩

齿宜常叩。古人倡导"叩齿"。这是一种有益的物理刺激。叩齿的方法很简单，早晨起床或临睡时，自然地盘坐床上，将双手放于下丹田（肚脐下三指处）心静神凝，内视玄关（上丹田）反照口内，将口轻闭，使上下牙齿相互轻缓地叩三十六次，叩齿时要铿锵有声，但不可过重过急。如果日常能吃些粗糙的高纤维食物，并养成细嚼慢咽的习惯，则更有效益。

中医认为，"齿为骨之余"，牙齿和筋骨有直接的关系，而且与胃、肠、肾、肝等内脏活动也有密切联系。因此，经常做叩齿功夫，锻炼牙床，即可固齿生津，不蛀、不动摇，并能预防牙龈炎、牙周病等牙疾及促进消化系统的功能。

（四）舌宜舔腭

舌宜舔腭。古人倡导"舌抵天庭"。其作用在使任督二脉交流。

古代养生术认为任脉乃阴海,督脉乃阳海,舌抵上腭即可沟通阴阳二海的交流。行此功有两种做法:一用舌尖轻抵上腭;一用舌尖轻轻地搅动上腭,此时舌下部位的津液(唾液)会慢慢地增多,接着做"(五)津宜数咽"中的咽津。上列两种方法,任选一种均可。"舌宜舔腭"的功效与"津宜数咽"相同。

(五)津宜数咽

津宜数咽。古人倡导"咽津",也称"胎食"。做舌舔腭时,舌下部位可产生大量津液,待津液增至满口时,鼓漱三十六次,分一口或是数口咽下;咽下时,喉部汩汩有声,并以意念送至下丹田。初练时可能津液不多,久练则自会增加。

"舌宜舔腭"与"津宜数咽"的作用,就是用舌尖刺激唾液腺,增加唾液中的酶。古人对口中唾液非常重视,称之为"金浆"、"玉醴",认为是人身之宝。现代医学也早已证明,唾液中的酶具有生津解毒,增加免疫和促进消化的功能;同时,咽下的唾液,可灌溉五脏六腑,滋润肢节毛发,有强化脾胃、增长丹田元气的效益,对增进健康极有助益。

(六)目宜常运

目宜常运。古人倡导"运睛",即现代人的眼部按摩运动。首先,用摩擦生热的手掌心轻轻地捂按眼睛五次,每捂按一次,须先将两掌心搓热,并将双眼闭起;然后,手心离开双眼,张开双眼,眼睛由左向右运转八次;最后,双眼向上再向下各展合八次,眼球左右运转及上下展合时,速度要缓慢,然后紧闭一下,再忽然将眼睛张大睁开。然后再用大拇指及食指捏压两眼内角之间的鼻梁根部"睛明穴"五十次(如图7、8、9)。

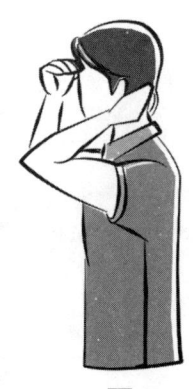

图7

运睛可刺激视神经、眼肌以及与脸部有关的经穴。因此，经常运睛及捏压"睛明穴"，可以防治眼睛疲劳、见风流泪、夜盲症、视神经炎、视神经萎缩及白内障等眼疾，兼能矫正近视和乱视，对眼睛有良好的保健作用。

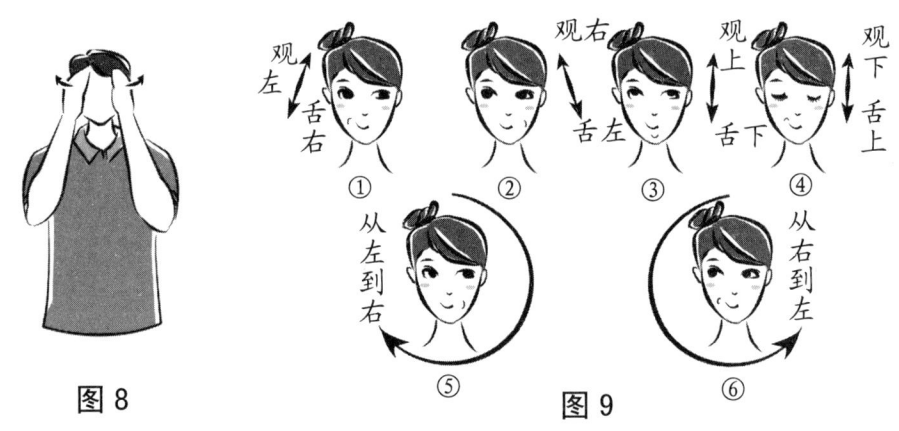

图8　　　　　　　　图9

（七）耳宜常弹

耳宜常弹。古人倡导"鸣天鼓"。系用两手掌心紧按着两耳孔，然后以双手食指压在中指上，再用食指在后脑的枕骨左右各弹三十六次，共七十二次，听到咚咚的响声，才算正确。最后如能用双掌手心前后摩擦两耳八次，则效果更佳。只是必须注意，双手往后顺擦两耳时使力可以稍强，但往前反摩时则用力要轻（如图10、11）。

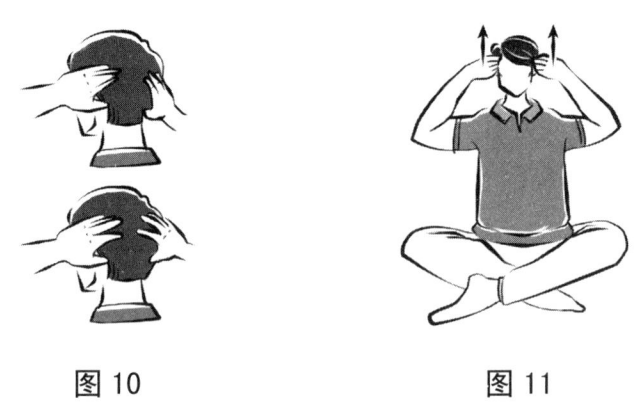

图10　　　　　　　　图11

行此功时，要求呼吸自然，气沉中丹田，意守中丹田。

最近中外医学界研究针灸及其经穴,都认定在我们的耳壳就有一百二十个经穴。只要用手摩擦耳壳的经穴,并作"鸣天鼓"法,就能够对内脏和手足有集中的刺激作用。因此,"鸣天鼓"及搓摩两耳鼓,其功效都能防治头晕、耳鸣、中耳炎、重听等耳症,并有醒脑、增强记忆力及补益下丹田、延缓听觉老化的作用。

(八)胸宜常护

胸宜常护,即胸部按摩。其行功方法,先用右手掌从左胸经过肚脐,一直按摩到右腰;接着再用左手从右胸经过肚脐,一直按摩到左腰,左右交互按摩三十六次,而且要使劲用力(如图12、13)。

心、肺等内脏都在胸腔。胸部按摩,对强化心脏、肺脏的效果甚大,能防治肺结核、气喘、心律不齐以及肋间神经痛等病症。

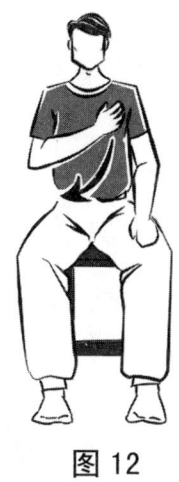 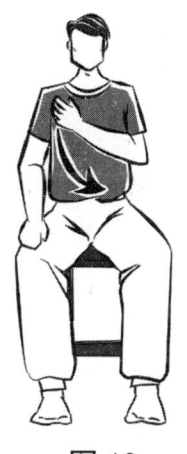

图 12　　　　　图 13

(九)腹宜常摩

摩腹,古人称为"摩脐轮"或"摩生门"。摩腹的方法:将两手心搓热,先用右手掌以肚脐为中心,贴着腹部肌肤,由右向左顺时针的方向,分为小圈、中圈、大圈,转摩一百下;再由左向右逆时针的方向,分为小圈、中圈、大圈转摩一百次(如图14、15)。

按摩吸气时,要提肛、缩阴、收腹;呼气时松腹松肛。

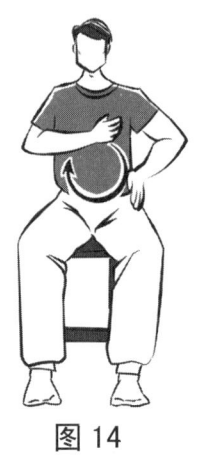
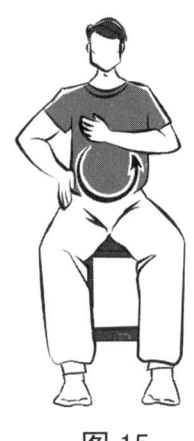

图 14　　　　　图 15

经常做腹部按摩，可促使胃肠蠕动，使气血顺畅，强化肝脏及增进消化功能，对防治肝炎、胃肠功能障碍及便秘等，有一定的效益。

行此术时，一定要澄心闭息，与调身、调心、调息相结合，切不可心猿意马。

（十）腰宜常搓

腰宜常搓。古人倡导"擦命门"，又称"搓腰眼"。其法是：端坐于椅或正直站立，垂足解衣，以鼻吸气，闭息，舌抵上腭，目视顶门、提肛，如存大便状；将两手对搓发热，贴在后背腰部的"命门"两侧（又称"肾俞穴"，即"肾上腺"部位），用力上下摩擦，每做五十次将两手心搓热再摩擦，共做两百次以上，直至周身发热津液满口，并有微汗，全身舒畅为止（如图16）。

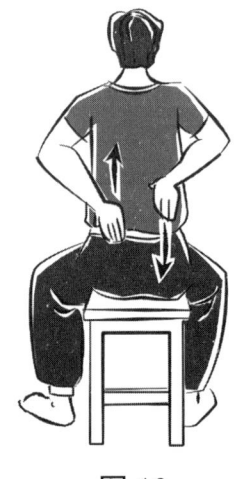

图 16

肾上腺皮质分泌的激素，分为三大类，共有三四十种之多，其中有数种是维持生命所必需的。

经常搓摩"命门"，可以增强肾上腺，有刺激脊髓中枢神经反射的治疗作用，不仅对心、肝、肺、脾、胃、肾和生殖功能，以及皮肤、循环系统与血压等都有重大而良好的影响,而且能生精、壮阳、治腰痛。终生行此功不辍,可保祛病延年,老当益壮。

(十一)浊宜常呵

浊宜常呵。古人倡导为"鼓呵"。用以排出人体内的废气,吸收新鲜的氧,亦称"吐故纳新"。行功之法,是将口齿紧闭,用力吸气,直到胸部和腹部气满时,即稍抬头缓慢地将浊气呵出,共做五至七次。

"浊宜常呵",是取自中国气功"吐纳六字诀"。此法能使人在练功过程中吸收丰富的氧气,以供全身血脉的需要;且能向外排出多量的"二氧化碳"。所以,常行此功可将积聚在肺脏和胃肠内的秽浊之气吐出,使得胸膈舒坦,气血流畅。同时,吸入多量新鲜的氧,也可以强化心、肺功能,防治气喘及胸腹部胀闷郁痛。

(十二)肢节宜常摇

肢节宜常摇。古人倡导"舒展四肢",即四肢的关节要常常摇动运转。先用双手带动两肩,像风车一样轮番地转动,左右各二十四次(如图17、18)。然后平坐,提起左脚向前缓缓地伸直,脚尖向上;当要伸直时,脚跟稍稍用力向前下方蹬出,共计五次,再换右脚以同样方

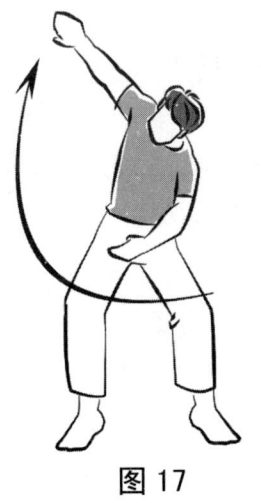

图17

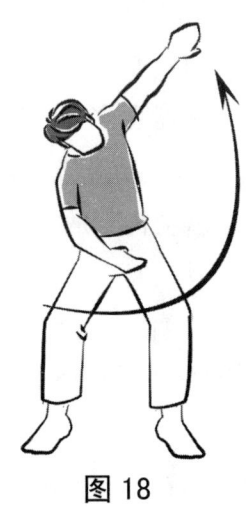

图18

法做五次。另外,两手放在两膝盖上,左右来回地旋转揉搓三十次(如图19、20)。

舒展四肢可使血液循环无阻,经脉贯通滑润,对防止关节发炎、僵硬,治疗神经痛、关节炎、风湿症,以及增加臂力和脚力,强化内脏功能,延缓老化,颇具效益。

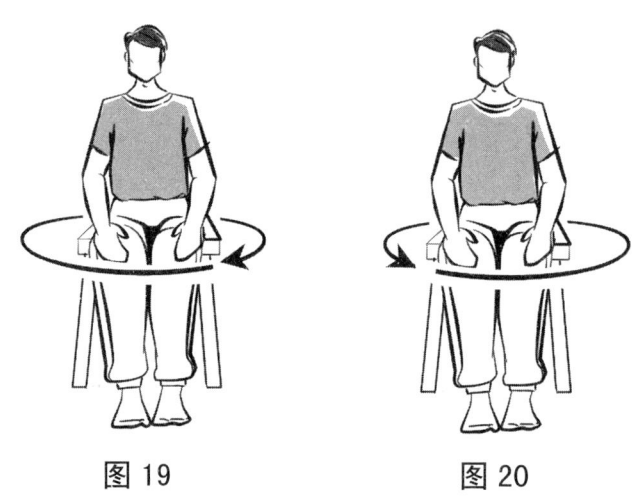

图19　　　　　　　图20

(十三)谷道宜常提

谷道宜常提。谷道即肛门。古人倡导"提肛"。提肛的方法很简单,无论是站、立、坐、卧都可以做。首先目视顶门,吸气时肚脐内收,紧腰,同时提升会阴、肛门及尾骨,如存大便状,闭气数秒钟,直至不能忍受,然后缓缓呼气,同时放松尾骨、肛门及会阴,如小便状。这种使肛门收缩、放松的功夫,要想发挥强有力的效果,则必须和呼吸配合。收缩时,把舌头抵住上腭,由鼻吸气,肛门就会同时收缩;放松时,将舌头贴在下腭,肛门就会向下放松。一提一松为一次提肛运动,共做120次。这项"提肛"功夫是少林派练功的至宝。

提肛法是一种极大的深呼吸。深呼吸有把氧气循环到全身各个角落的功能,因此就大大地促进了新陈代谢的作用。提肛法具有强化输精管及泌尿系统,使局部肌肉发达的效果,所以,谷道常提有防治痔疮、脱肛的作用,并有强固输精管、膀胱及预防前列腺肥大的功效。另外,由于提肛呼吸法能提升元阳之气,所以能增强老年人的体力,祛病延年。

坚持提肛运动应注意以下几点:

1. 晚睡和晨起前,躺在床上提肛,不少于 50 次;

2. 每次大小便后应提肛 10 余次;

3. 性生活后提肛更为重要,因为性兴奋时前列腺过度充血,流体分泌液大量增加,收缩肛门能使前列腺液及时地排出。

4. 在做提肛运动时,两手可同时搓擦肾俞;

5. 收缩肛门必须用力,提肛运动后要及时排尿。

(十四)大小便宜禁口勿言

大小便宜禁口勿言,古人称为"阴阳脉海交集"。人体前后有两条经脉运行:在后背正中线运行的经脉名为"督脉",称为阳脉之海;前胸正中线运行的经脉名为"任脉",称为阴脉之海。这两条经脉的运行,关系精气的盛衰。大小便时紧闭口齿,两目上视,则可使精气不随大小便而外泄。

"精"是人的体能与生命的根源,"气"是人与万物生化之本,"神"是人生命活动的主宰,三者相互协调,道家称之为"人身三宝"。大小便禁口勿言,其作用在能聚精、调气、养神。精满则气旺,气旺则神足;精满、气旺、神足,则生命力充沛,强身益寿。

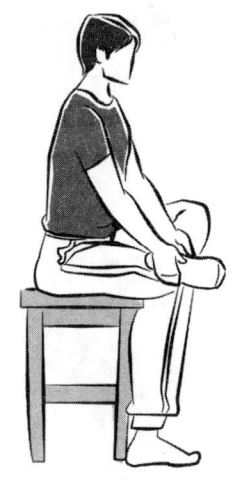

图 21

(十五)足心宜常搓

足心宜常搓。古人倡导"擦涌泉"。"涌泉穴"是前足心(脚底前三分之一处)的穴位。摩擦"涌泉穴"的方法是:端正坐着,先将右脚架在左腿上,以右手握着右脚趾,用左手掌摩擦右脚心涌泉穴部位,不用计数,至足心发热为止;再将左脚架在右腿上,以左手握左脚趾,用右手掌摩擦左脚心涌泉穴部位,也是至足心发热为止。洗脚时,也可做此功夫(如图21)。

涌泉穴是肾经的最初经穴。摩擦涌泉穴,能稳定情绪、调节心脏跳动,导引脑部血液下行,治疗头晕目眩。同时能使以肾脏为中心的功能活跃,固肾暖足,使心肾相交,可收安眠、舒肝明目的效果。摩擦"涌泉穴",对女性的寒冷症也有效用。

(十六)皮肤宜常干

皮肤宜常干,即皮肤宜常干擦,古人称为"干浴"。干浴的方法和次序:首先是"浴手",两手先合掌搓热,然后两手手掌和手臂互相用力摩擦二十次(如图22)。第二是"浴头",先用两手掌心紧按前额用力向下擦至下颏,再翻向头后的两耳旁,轻轻擦过头顶,回到前额,这是一次,共擦十次(如图23、24、25、26、27)。第三是"浴眼",先将两手掌心搓热,覆按在两眼上。并将两眼紧闭,约三十秒后,再轻轻分擦两眼皮各十次,接着用两手中指及无名指分按两侧太阳穴旋转十次,然后再以相反的方向旋揉十次(如图28、

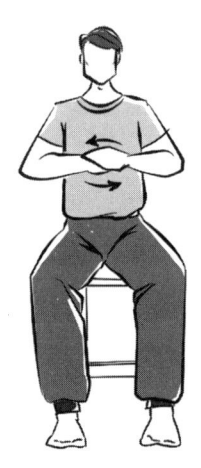

图22

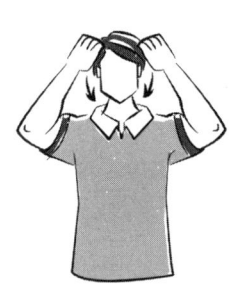

图23

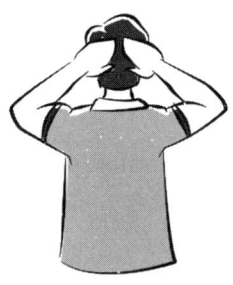

图24

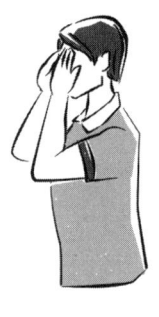

图25

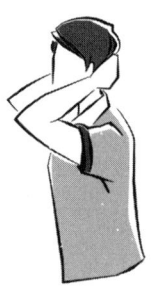

图26

附 录

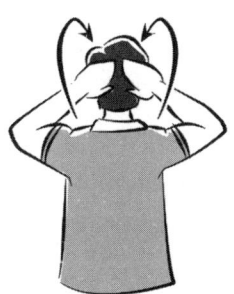
图 27

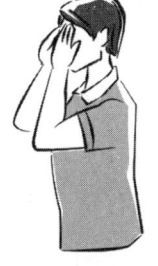
图 28

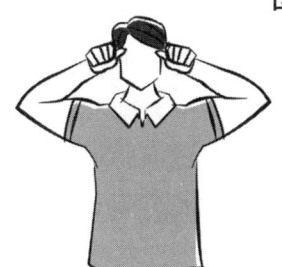
图 29

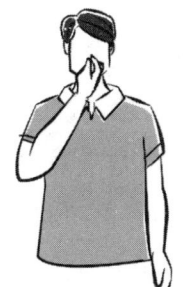
图 30

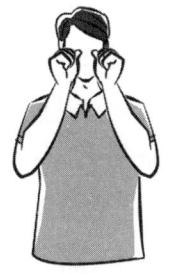
图 31

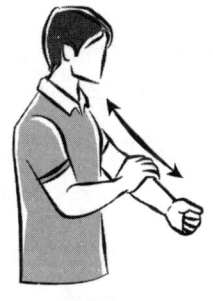
图 32

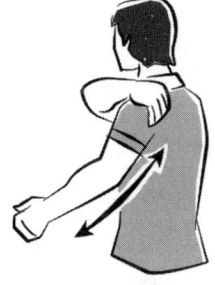
图 33

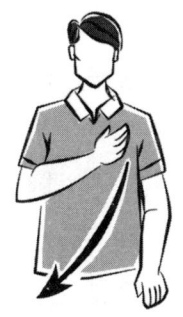
图 34

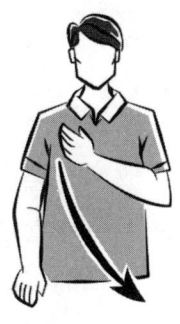
图 35

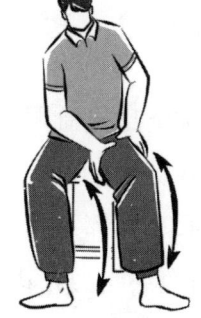
图 36

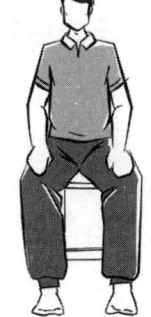
图 37

· 297 ·

29、30）。第四是"浴鼻"，用两手中指在鼻首两侧一上一下用力摩擦三十六次，冬季或天气寒冷时可增至一百次（如图31）。第五是"浴臂"，将右手掌先紧按左手腕里边，然后用力沿手臂内侧向上擦到肩膀，再翻过肩膀，由手臂外侧向下擦到左手腕外面，如此往返共擦十次；再换左手同上法擦右臂十次（如图32、33）。第六是"浴胸"，先用右手按在左乳部上方用力推按到右大腿根处，然后左手按在右乳部上方用力推按到左大腿根处，如此左、右手交互进行各推按十次（如图34、35）。第七是"浴腿"，两手先紧抱左大腿根，用力向下擦到足踝，再擦回大腿根，如此上下来回共擦十次。浴右腿的方法和擦左腿同，也是共擦十次（如图36）。第八是"浴膝"，用两手掌心分别紧按两膝上，先齐向左旋转五十次，然后再向右旋转五十次（如图37）。

干浴的功效："浴手"能调和手上气血，使经络畅通，十指灵活。"浴头"能促进百脉调和，气血不衰，至老面色红润，不生皱纹。"浴眼"可使眼肌功能活泼，有助于防止眼疾，视力不减。"浴鼻"能使鼻腔血流通畅，温度增高，有助于鼻黏膜和肺脏抵抗冷空气刺激，可防止鼻炎，免除感冒、咳嗽。"浴臂"能促使关节灵活，通经活络，防止手病。"浴胸"可使胸腹内部各器官活动加强，代谢功能旺盛，从而使心脏、肺脏、胃肠和肝脏功能加强。"浴腿"可使关节灵活，腿肌力量增强，有助于防止各种腿疾。"浴膝"可增高膝部温度，驱除风寒，灵活筋骨，从而增强膝部功能，有助于防止关节炎等难治的病症。

运动与锻炼的异同

运动指的是能够使人体全身气血顺畅运行的活动，也就是为了锻炼体力以及增进健康的"身体律动"。如快走、慢跑、散步、爬山、游泳、打球、跳舞、练武术等等都是体育运动。运动最大的特点是能持续进行1小时以上，费力而不吃力。其主要作用是活跃人体的气血，提高体内几十种激素和几百种酶的活性。所以，运动后人会感到全身舒爽，吃得香，睡得沉，少生病痛。

体育锻炼指的是能够增强人体肌肉、骨骼、肌腱力量的活动。如俯卧撑、引体向上、仰卧起坐、举哑（杠）铃、团队拔河等等都叫作体育锻炼。体育锻炼的最大特点是持续时间不会很长，一般只能坚持10～30分钟，费力而又吃力，其主要作用是增强人体肌肉、骨骼、肌腱的力量，以及坚韧度、耐受力等。锻炼时人体的血压不会大幅度升高，呼吸、心跳频率也不会大幅度加快，锻炼后用力部位的肌肉会酸痛、麻木，甚至会肿胀、僵硬，如若锻炼得适度，这些现象会在3天左右自然缓解，逐渐恢复正常。

运动与锻炼是相互依赖、相互促进的关系。经常运动就能够增强锻炼的能力，而锻炼能力增强了，反过来又促进运动能力的提高。但无论做什么运动，搞什么锻炼，都应该注意协调好运动与锻炼的关系，使我们的运动、锻炼达到科学而合理，尤其是中老年人，更应该把握好运动锻炼的时间和强度，常年坚持做微汗状态下的运动——即有氧运动，少做过于吃力的锻炼，避免做吃力而又费力的超量锻炼。这样，才能避免因运动、锻炼而引发的疾病和痛苦，也才能达到强身健体、延年益寿的预期目标和效果。

增强肌力，能有效预防多种慢性疾病

如今，无论在哪个年龄段，肌肉紧实的人越来越少了。女人不肯多运动，说是害怕肌肉感影响女性的柔美；男人没时间运动，把更多的时间耗费在酒饭桌上，在为日益突出的腹部而得意洋洋之时，肥胖会带来糖尿病和冠心病等。多种慢性病也就悄悄潜入我们的机体。

（一）肌肉松弛易患糖尿病

只有胖人会得糖尿病和冠心病吗？体重超标带来慢性病的发生，还是代谢失调才导致肥胖的发生呢？什么才是预防慢性病的最根本措施呢？这些问题一直没有确切答案。

直到 2007 年，美国国家科学院的一篇研究报告揭示了一个惊人的事实：骨骼肌的胰岛素抵抗问题才是肥胖、代谢综合征等糖尿病的根本原因。

研究者把体重正常的年轻受试者分为两组：一组人胰岛素敏感性正常；另一组存在胰岛素抵抗，但没有患上任何慢性疾病。两组受试者摄入同样的含碳水化合物的混合膳食。研究者发现，他们的生理反应大不一样。

与胰岛素正常的人相比，胰岛素抵抗者的净肌糖原合成数量低了 60%，而在他们的肝脏当中，脂肪的合成量却达到 2 倍以上。同时，他们的血浆甘油三酯要高 60%，而高密度脂蛋白胆固醇（HDL）却低了 20%。

研究者得出结论：吃同样的东西，对胰岛素敏感的人和胰岛素抵抗的人来说，代谢效果大不相同。前者把大部分碳水化合物用来变成肌肉活动的能量；而后者却把它们用来合成脂肪，从而导致甘油三酯的上升、血脂谱的不利变化和动脉硬化的发生。由于这种变化发生在腹部肥胖和全身肥胖之前，研究者相信，骨骼肌当中发生的这种变化，可能是代谢综合征、肥胖、糖尿病和冠心病的早期阶段。

那么，怎样才能预防骨骼肌对胰岛素的不敏感呢？如何才能增强肌糖原的产生呢？研究者给出了一个极度简洁的答案：足够的体力活动。

专业人士指出，由于没有足够的体力活动，骨骼肌的能量利用下降，导致了胰岛素不敏感问题，并直接带来脂肪合成增强和血脂上升的结果。即使一个人尚在中青年阶段，由于运动不足，肌肉功能的下降，会逐渐导致体能/脂肪比例的上升，最终导致慢性疾病的发生。

专家揭示，对于体力活动很少、肌肉软塌无力的人来说，即使体重没有超标、糖尿病和心脏病的危险照样会上升。每天给自己充足的活动机会，让肌肉始终处于健康有力的状态，不论男女，不仅是保持潇洒体形的要诀，更是预防肥胖和多种慢性疾病的最根本措施之一。

（二）练肌肉就能护心脏

目前，美国心脏学会和运动医学院联合发布了最新健身指南，新指南指出，成年人应该增加肌肉力量和耐力的训练，尤其是使用大肌肉群比如胳膊、腿部、胸部等部位的肌肉，一周两次或三次做8～10种不同的力量练习，包括举重、爬楼梯等类似的对抗性练习。

肌肉锻炼能增加年轻人的骨密度，减缓中年人的骨质流失，对提高生活质量很有帮助。美国心脏病学会特别重视肌肉的"唧筒"作用。

"唧筒"原是一种简易的往复式活塞泵。所谓肌肉的"唧筒"作用就是通过肌肉节律性收缩，像唧筒一样压缩静脉血管，使血液不断地由静脉回流至心脏。肌肉越发达血液循环就越快，从而提高新陈代谢率，预防心血管等疾病。比如：经常站立的售货员，容易患静脉曲张；如果经常做肌肉锻炼就能预防和治疗早期的静脉曲张。

即使年龄在65岁以上的老年人，也可以练习举重以加强肌肉力量，每周2～3次、8～10种不同的力量练习，同时还要每周进行两次每次至少10分钟的身体柔韧性和平衡练习。

（三）肌肉无力老得快

肌肉力量是人体活动的动力，必须使肌肉收缩、牵动骨骼，才能使身体各部分运动起来。走、跑、跳、投掷需要肌肉力量来完成，举胳膊、抬腿、骑车，以及上街买菜提东西、做家务等，都需要肌肉力量来完成。人若肌肉无力，肩不能挑，手不能提，很难有高质量的生活。

常言道："人老腿先老。"原因之一就是肌肉力量的减弱。从30～40岁开始，人体的肌肉力量逐渐减弱，若腿部肌肉长期得不到锻炼，自然"衰老"得更快；如果加强腿部力量的锻炼，则可大大延缓衰老的进程。经常锻炼的老年人，往往比不锻炼的年轻人更有力量。增强肌肉力量练习，不但可以加快新陈代谢，提高心血管的功能，还能预防骨质疏松，使体形健美。因此，要从年轻时开始锻炼肌肉力量，增加力量贮备。

（四）如何增强肌力

增强肌肉力量有很多方法。按肌肉收缩的形式有：等长收缩、等张收缩、等动收缩和超等长收缩（指身体的肌肉在拉长、缩短过程中表现出的力量）。按阻力的形式有：徒手练习（即无阻力、不负重）和有阻力练习。

久坐少动者多做徒手练习，锻炼身体各关节部位肌肉的力量，如俯卧撑、引体向上、仰卧起坐、跑步、跳绳、跳健身舞、登山、打球等增强肌肉力量。

一些有阻力的练习，如使用哑铃、实心球、沙袋、沙绑腿和皮条等器械，可以增强阻力和负重的力，提高各种增强关节肌肉力量的动作难度。也可以在教练指导下使用各种力量练习器，如健身房中的杠铃、力量练习器、等速力量练习器等，每周练习2～3次即可。

长时间静坐者，要抓紧时间利用一切机会，把一天的力量练习化整为零，分散完成，可以快走或跑步上下班。快走，是要以120步/分钟左右的速度走30分钟或更多；跑步，是要以100米/分钟左右的速度跑5～20分钟。还可以选择工间操，或是做颈、肩、腰、髋、膝和足等关节的活动。另外，上下楼不坐电梯而爬楼梯，午休时结伴走步等，既可缓解精神紧张与大脑的疲劳，又进行了力量锻炼。

总之，当工作一天下来，感觉很疲劳时，最好的休息方式并不是卧床。卧床是消极的休息，消除疲劳的效果不一定好。最积极的休息，即参加体育锻炼，练习肌肉力量，这才能达到强身健体的作用。

如何运动才全面

运动必须包括三大类，即心脏运动、关节运动和肌肉运动，才能拥有真正健全的体格，少了其中一项都美中不足。

比如，一天到晚在家打理家务的家庭主妇，和从早到晚进行体力劳动的工人，以活动量来说算是足够了，但他们的运动却局限于心脏功能的锻炼，而肌肉和关节的运动，就略显不足了。

同样的道理，高龄人士如果只是走走路也是不够的。专家指出，许多高龄人士以为自己年纪大了，就不必锻炼肌肉和关节，其实恰恰相反，因为这两项锻炼能使肌肉结实、关节灵活，间接地使老人家的生活更自立。

现代人生活紧张繁忙，面对电脑工作的人越来越多，这些人平时很少活动。可能很多人会说，生活这么忙，哪来时间运动？何况运动还要特别的装备和器材，太麻烦了。这里专家就介绍几套可以在家做的运动。

在家运动的灵活性很大，没有时间和场地限制，只要是饭前1小时或饭后2小时做就行了，你甚至可以分段做，在任何你认为舒服的地方，客厅、睡房都行；你不必换上特别的服装，也不必购买什么器材。这下你再也找不到不运动的借口了吧？

（一）心脏锻炼运动

1. 步行运动

随时随地可进行，持续时间从10分钟到1小时不等，每天进行。速度可慢可快，但不是散步；不要穿高跟鞋，穿运动鞋最理想，也可穿适宜步行的鞋子。

热身准备：慢走5分钟，再加快速度走。

2. 爬楼梯运动

比较激烈，运动前要注意自己的健康状况。

热身准备：以慢速度开始。

（二）关节伸展运动

关节伸展运动是为提高身体的柔软度。

可伸展的部位很多，其中包括有：颈项、肩膀、胸部、背部、腰部、大腿和小腿。在锻炼时，每个动作持续10秒。伸展运动也可作为肌肉运动前的热身运动。

1. 颈项

双手垂直站立地上,头左倾、右倾、前倾,还原。

2. 肩膀

双手下垂站立地上,左手前平举,右手弯曲,托住左臂。还原后,换边做。

3. 胸部

双手下垂站立地上,挺胸,双臂左右打开,尽量向后张,还原。

4. 背部

双手下垂站立地上,挺胸,双手向前伸直齐肩高,手掌交叉向外,尽量向前拉,还原。

5. 腰部

仰躺于垫子上,双腿弯曲尽量贴于胸前,双手环抱双腿,还原。

6. 大腿

双手下垂站立地上,左脚向前伸直,脚跟触地,右腿稍微向前下弯,双掌重叠,压在左腿膝盖上。还原后,换边做。

7. 小腿

双手下垂站立地上,左脚向后伸直,脚板贴地,右腿向前下弯,双掌重叠,压在右腿膝盖上。还原后,换边做。

(三)肌肉锻炼运动

肌肉锻炼包括的部位很多,其中重要部位包括:胸部、手臂、背部、大腿和小腿。每星期做 1～3 次,隔天做,以便肌肉充分休息。每个动作做 10～20 次,每下持续时间 1～2 秒。

热身准备:步行 5 分钟,并做些伸展运动。

1. 大腿

双脚分开与肩膀齐宽,双手叉腰,膝部前弯至半蹲姿势,还原。

2. 胸部

男：双臂伸直撑在地上，双腿往后伸直，脚趾触地，弯曲双臂，使身体接近地面，还原。

女：双臂伸直压撑地上，双膝触地，小腿离地，弯曲双臂，使身体接近地面，还原。做动作时可在膝盖处加一软垫。

3. 上臂后部

男：坐在凳子边缘，双手向后，掌心向下按在凳子上，双脚向前伸直搁在另一把凳子上，手臂支撑起身体，臀部离凳悬空，还原。

女：坐在凳子边缘，双手向后，掌心向下按在凳子上，双膝弯曲，脚板贴地，手臂支撑起身体，臀部离凳悬空，还原。

4. 上臂前部

站立地面，身体前俯，左手伸直，掌心向下按在凳子上，右手提起5公斤的重物（女2公斤），至手臂呈90度角为止。还原后，换边做，各10至20下。

5. 手臂

双脚分开与肩齐宽站立地面，两手各提起5公斤的重物（女各2公斤），在胸前弯曲至手臂呈90度角为止，还原。

6. 肩膀

双脚分开与肩齐宽站立地面，两手各提起5公斤的重物（女各2公斤），向左右高提，还原。

7. 腹部

躺于垫子上，双脚作倒"V"字形弯曲，脚板贴地，双手放脑后，以腹部的力量做上半身离地，还原。可在腰部加一薄软垫。

走得更远、更快的力量训练

如果你想在每天平淡无奇的行走中注入一些活力，如果你想加大你的步幅，增加你的行程，或者，你想征服陡峭的山坡。

能够使你走得更快、更远，并且使你的行走更有活力的秘诀就在于拥有一个强壮有力、柔软、灵活的身体。这种力量和灵活性还可以减轻胫骨受到的伤痛,同时可以降低走路时给髋部和后背带来的疲劳。

那么怎样才能为自己塑造一个强壮有力的身体呢?答案很简单,那就是在你的日常锻炼中增加一些简单的力量练习。这些力量练习是一套适合大众的并且十分有效的方法。通过这些练习,你会发现你的日常走路的效率得到了很大的提高。这些练习方法最主要的特点就是在练习过程中,你不需要任何负重和装备,或许唯一可以被称为"装备"的,就是练习者为保持平衡所需要撑扶的树木或者立柱。

你可以用一种自己喜欢的方式把这些练习方法组合起来进行锻炼。你既可以同时做几种练习,也可以把走路分成若干时间段,在每个时间段里只做一种练习,比如在走路的前10分钟里做一种练习,在第二个10分钟里做另一种练习等等。如果你能够在做站立伸展练习的同时闭上眼睛,你将会发现在身体力量得到提高的同时,你的平衡能力也会有很大改进。

为了避免肌肉伤痛,在开始阶段你可以进行运动量较小的练习,之后再逐步地增加训练量。请注意,这里所提到的练习数量仅仅作为参考。如果你在开始阶段需要更少的数量进行练习,那也是完全可以的。总之,以你的身体承受力来指导你的练习。

锻炼你的胫骨以提高走路速度

当你努力想提高前进的速度,而你却感到胫骨十分疼痛,仿佛向你高声抗议时,你应当立即放慢脚步。选择下面两种方法中的任何一种,融入你的日常走路中进行练习。除非你有足够的时间和兴趣,否则不必同时进行这两种练习。

脚跟—脚尖重心移动练习。首先将身体的重心放在两脚之间,使两脚受力均匀。膝盖弯曲,身体向后慢慢倾斜,使身体重

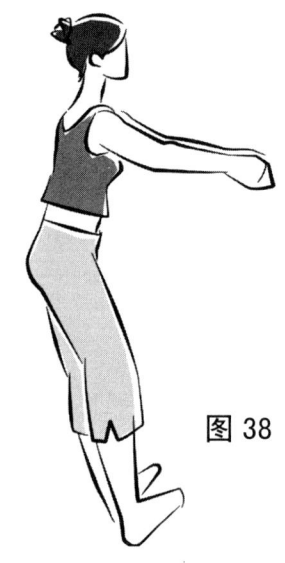

图38

心落在脚跟上,同时将脚尖抬离地面。然后,身体慢慢前倾,使重心通过脚底平稳地向前移动,落到脚尖。用全身的肌肉控制你的动作,保证动作的平稳和流畅,以整个脚跟—脚尖重心移动动作为一次练习,反复进行12～15次(如图38)。

停顿走路练习。首先,像正常走路一样向前迈出一步,但是当迈出脚的脚跟落地之前暂停你的动作,此时保证你的脚离地面3英寸高,同时脚尖抬起指向天空。慢慢地从一数到三,同时尽量使脚尖保持向后钩的姿势。重复这一练习1分钟,然后再正常走路1分钟。以两分钟的停顿—走路为一循环,每次练习不能少于两个循环(如图39)。

锻炼你的髋部以增强身体力量

强壮、灵活的髋部屈肌组织能够在增大你的步幅的同时使你步态优雅,并给你的走路增加动力。下面所要介绍的两种练习方法能够使你的髋关节变得更加柔软,以增加你的动作幅度。同时,你还会发现,这两种练习能大大减轻由于长时间静坐所带来的身体僵硬。

"8"字形站立练习。单腿站立,并用同侧手扶住立柱或树木作为支撑。用另一只脚在空中画平躺着的"8"字,使"8"字的上半圈在身体之前,下半圈在身体之后。然后,逐渐增加动作的幅度,使"8"字越画越大。这样做可以使髋关节得到充分的旋转,增加髋关节的灵活性。每条腿各做10～20次练习(如图40)。

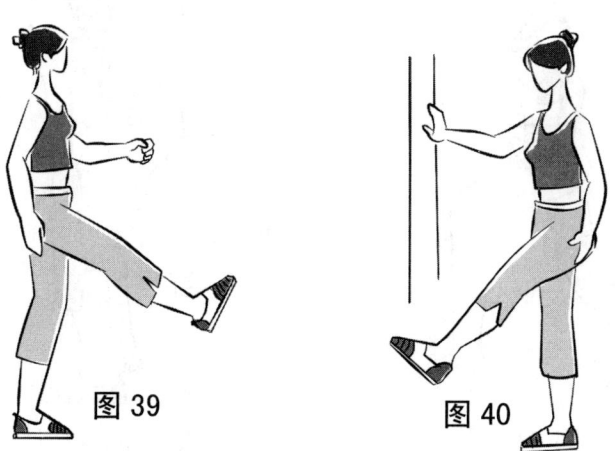

图39　　　　　图40

髋关节伸展练习。这种伸展练习不仅对走路的人十分有益，同时对那些在一天里长时间静坐的人也是很有好处的。首先，笔直站立，保证背部直立。然后右腿向前迈出一步，同时保证左脚不离开地面。右腿膝盖弯曲成90°角，并不断向前拉抻你的髋关节，直到你的左侧关节感到有很大的拉力。在这一过程中，你必须始终保持左脚脚跟不离开地面。保持这个姿势，并慢慢地从一数到五，然后收回右腿。右腿反复进行这一练习不少于两次，之后再迈出左腿锻炼你的右侧髋关节（如图41）。

收紧你的腹肌以增加耐力

腹部肌肉缺乏力量常常会导致一个人体态不雅或背部凹陷，从而造成背部不适。特别是在长途跋涉之后，这种不适感会愈加明显，以下介绍两种身体收缩练习将会帮助你增强自身的腹部肌肉，并且减轻背部承受的压力。另外，你不要躺在潮湿的草地上来进行练习。

站立式收缩练习。首先，将手掌平放在大腿上，向前弯腰使背部曲线变圆，同时收紧腹部肌肉。在收缩身体的过程中，双手沿大腿下滑直至膝盖，并在这一方向上施加一定的压力，这样做可以使你的腹肌加大收缩。做完这一动作后再放松。反复进行12～15次练习（如图42）。

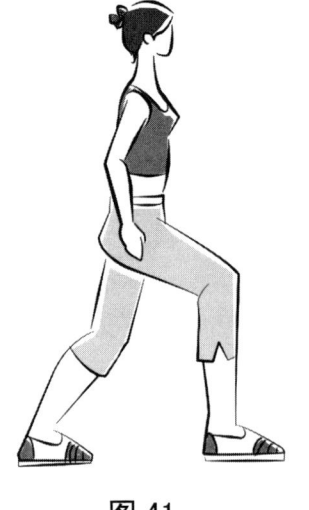

图 41

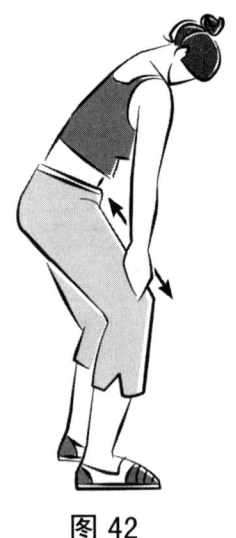

图 42

扭身收腹练习。将你的右手手掌放在左侧大腿上，然后向左下方扭动身体，从而使你的背部弯曲、腹部肌肉得到收缩。在身体收缩过程中，用右手在左侧大腿上施加一定的压力，从而使腹肌得到更大程度的收缩。做 12 次练习，然后换到另一侧。

强化大腿肌肉以征服山坡

如果你大多数时间是在平坦的路面上走路的话，那么或许山坡会对你的走路能力带来一定的挑战。因为你大腿前部的四头肌不够发达，不能适应山地条件。用下面的这些方法进行锻炼，你将能很快征服山地。

四头肌练习（第一部分）。这种练习是通过控制腿部肌肉来进行下蹲的，由于练习具有一定的难度，所以你必须慢慢进行。首先，两脚分开站立与肩部同宽，慢慢地从一数到五，同时下蹲，膝盖处的角度不要超过 90°。在这个过程中，你要保证始终感到身体舒适。保证膝盖一直在脚尖的正上方，但是膝盖不要超过脚尖。然后从一数到二，同时站起来。如果你在站起来的时候向上举起双臂，那么在做这个下蹲练习的同时，你的腰部和胸腔也得到了伸展。进行 15～20 次练习，并且每次练习都要配合四头肌练习的第二部分共同进行（如图 43）。

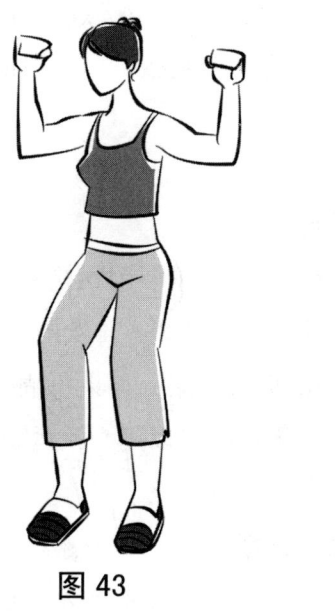

图 43

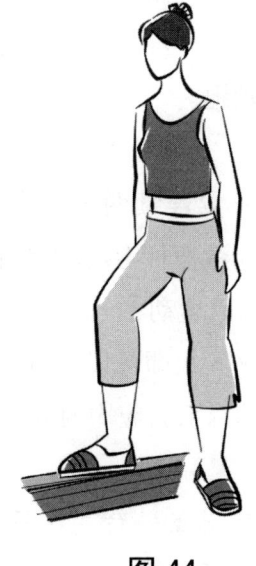

图 44

四头肌练习（第二部分）。一只脚站在路沿上，另一脚在路沿下。两只脚平行站立，使路沿下的脚刚好在另一只脚的下方。将你全身的重量都压在路沿下的那只脚上，然后慢慢下蹲，并从一数到二，之后再站起来。每次下蹲膝盖弯曲的角度都不要超过90°。练习时你相当于将整个身体作为负重压在了一条腿上。每条腿做10～15次练习（如图44）。

怎样让行走运动持之以恒

做任何事，如能做到"持之以恒"，就会收到意想不到的效果，行走运动尤其如此。但在现实生活中，一般人似乎很难让自己的行走运动"持之以恒"。

要想把行走运动持之以恒保持下去，以下几点可以借鉴：

（一）把行走视为生活的一部分

每日做行走运动当成自己生活方式的组成部分，视作吃饭、睡觉一样不可或缺。经常运动的人体质基础就好；运动是一种正向累积的体能运动，2～3天以后，如果没有运动的刺激，前一段时间的运动效果就会逐渐消退。

（二）不要连续两天不去做行走运动

一个人能否把行走运动坚持下去，一个重要因素是取决于行走运动的频率。每周只运动1～2次的人比每周运动3～4次的人更容易放弃；每周运动3～5天即可以收到较好的健身效果；如果每周只能抽出3天时间进行运动，那么应均匀分配这3天，即可以隔一天运动一次。

（三）应准备一套"抗干扰"方案

当你一旦遇到家中来亲友，工作加班，亲人身体不适需要照顾，自己身体不佳等问题而影响行走健身时，你大可不必因为错过一两次运动而心存不安，从而放弃整个行走运动。你不妨坦然接受眼前的事实，用今天错过了，明天更加努力的决心，有了决心，则会主动克服困难，知难而进。

如果确实有一段时间都很忙，你可以尝试每天抽出 10～20 分钟来运动，或者少睡一会儿觉，到外面走一会儿，让身心处于一个良好的状态。有研究指出：每天见缝插针进行健身的人，和那些坚持每天进行常规的 45 分钟运动的人相比，能积累更多的健身时间。

（四）要从运动已取得的成效中找出坚持行走运动的动力

科学的运动是使运动效果呈螺旋式上升的保障。当你经过一段时间的运动后，你的健康、减肥、疾病康复等短期目标的实现，都应成为你坚持运动的加油站，相信坚持运动会使自己明天更健康。

（五）要让行走"上瘾"

首先要提高对行走作用的认识，对健身要有紧迫感，从观念上切实重视运动。要培养自己像本书中所介绍的湖南梅溪村 102 岁的那位老人所说的，"一天不走脚就发抖，两天不走便成老朽，三天不走，就活不了多久"那样的信念，让行走作为一种自觉的行为准则，让行走"上瘾"。

外出健身带瓶橄榄油

外出行走，皮肤要经受干燥空气的考验。要保护好你的皮肤，橄榄油可帮你解决问题。

橄榄油是一种可食用的保健油，所含热量大大低于其他油种。橄榄油不仅富含不饱和脂肪酸，还含有有助于预防心血管疾病的角鲨烯、谷固醇和维生素 E。

橄榄油含丰富的维生素和油酸，其中：维生素A能滋润干燥的皮肤，防止皮肤起屑；维生素D能促进人体代谢；维生素E能促使血液循环畅通，抑制皮肤吸收皮下多余脂肪。它不仅可以帮助消化，还能预防便秘，所以每天早上锻炼前，空腹饮用8ml～16ml橄榄油，或调入牛奶、酸奶、蜂蜜和果汁等一齐服用，能配合健身，达到控制体重的效果。

橄榄油中所含的维生素E和其他抗氧化剂，能够抑制太阳光中的活跃因子带来的伤害。特别是在做外出行走等运动之前，在有太阳但阳光不很强烈的情况下，可在护肤品中加入一滴橄榄油，避免皮肤被紫外线伤害，导致红肿。

在干燥的秋季，可防止暴露在外的皮肤皴裂及皮脂分泌过少引起的瘙痒。由于运动会造成大量水分排出，手关节、脚关节等部位容易干燥和产生皱纹，经常使用橄榄油，便能防止干裂。平时可每星期擦三次，特别干燥的日子里可每天擦一次。

很多在春季做户外运动的人都有体会，嘴唇特别容易干裂。在出发运动前，应用热毛巾先敷一下嘴唇，再用橄榄油涂抹嘴唇，用手指轻轻地按摩数分钟，坚持几天便可收到良好效果。

手背上的皮脂腺很少，运动时又暴露在外，需要经常地补充水分与油分，否则，很容易裂口子。随身准备一瓶橄榄油，在洗手或是感到干燥时抹点儿，可以保持双手的滋润。每星期给双手进行一次特殊的护理，用少量的磨砂膏按摩双手10～15分钟，去除手部死皮，然后在温热的橄榄油中浸泡5分钟。

运动后，先用温水把脸上的油污洗净，用干毛巾轻轻拭去水分，再用棉球蘸橄榄油，遍抹于脸。橄榄油渗透越多，效果越好，所以要用双手轻轻地按摩脸部，目的是增加橄榄油的渗透力。经过10～15分钟后，再用热毛巾敷面，最后以干毛巾轻轻擦拭，能彻底洗净运动后随汗液排出的污垢，及粘在皮肤上的灰尘。

参考文献

1. ［英］威廉·伯德博士 维罗妮卡·雷诺著；王莹、张鹏、王敬群译，《有氧健行 走出健康来》，山东科学技术出版社，2006年版。
2. 焦耐芳著，《让"胰岛"动起来：我是这样战胜糖尿病的》，科学出版社，2007年版。
3. 刑小泉主编，《6000步与健康零距离》，吉林科学技术出版社，2008年版。
4. 张弛著，《好身体是走出来的》，鹭江出版社，2007年版。
5. 李志端著，《走出运动健康的误区》，中国轻工业出版社，2008年版。
6. 胡建夫编著，《走出一个好身体》，中国轻工业出版社，2009年版。
7. 成箕洪著；林虹均译，《行走革命530——像马萨伊族一样行走》，稻田出版，2004年版。
8. 马士维编著，《这样走路不得病》，吉林文史出版社，2007年版。
9. 秦爽主编，《行走更健康》，中国建材工业出版社，2005年版。
10. 张清华、罗伟凡主编，《运动养生》，中国社会出版社，2007年版。
11. ［德］史劳斯·博思著；毛捷译，《轻松步行》，中华工商联出版社，2000年版。
12. ［日］福永哲夫著；刘朝莉译，《走出健康来：80种愉快的步行秘方》，河南科技出版社，2004年版。
13. 高勇安主编，《运动健身的误区》，中国三峡出版社，2004年版。
14. ［日］野泽秀雄著；何阳译，《特效运动保健处方》，人民体育出版社，2004年版。
15. ［日］今野广隆著，《快步走年轻10岁》，台湾成阳出版股份有限公司，2000年版。
16. ［日］有吉正博著，《健身跑：唤醒身体的潜能》，人民体育出版社，2004年版。
17. ［韩］盛基洪著；权五金、王金华译，《行走革命530》，北京出版社，2004年版。
18. 万里/谢英彪主编，《运动健身宜与忌》，人民军医出版社，2007年版。
19. 李澍晔、刘燕华著，《健康是走出来的》，清华大学出版社，2010年版。
20. 邓镇坚编著，《健康走跑》，台湾奥诺诗出版社，2006年版。
21. 东北著，《走路的秘密》，台湾橡树林，2004年版。